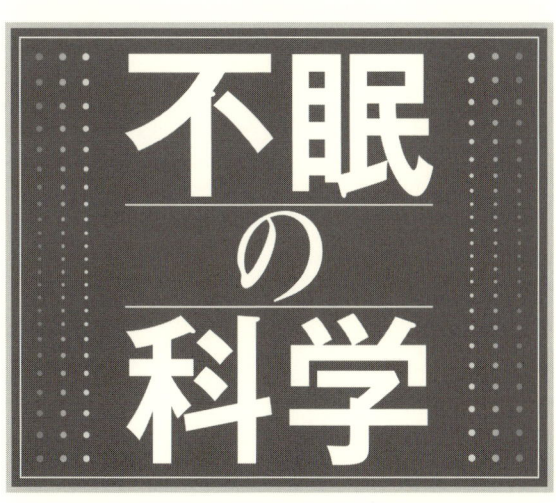

井上雄一
岡島　義
【編】

朝倉書店

序

　近年，国民の睡眠健康への関心は確実に高まり，雑誌・新聞，テレビなどで睡眠に関する特集記事を目にしない週がないほどになってきています．睡眠障害の中で最も頻度の高い不眠症は，社会生活に支障をきたし，ひいては心身に多大な悪影響を及ぼす（特にうつ病やメタボリックシンドロームの発現リスクを高める）ことがわかっています．また，昨年の東日本大震災後に不眠に悩む方が著明に増加したとの指摘もあります．このような中で，不眠治療の主体となる睡眠薬の使用法が適切でないケースが多いとの見解がある反面，数多くのサプリメントをはじめとする代替療法が登場してきたものの，どれも有効性・安全性に関するエビデンスが十分でないという問題点も存在します．また，不眠に関する一般書はかなり多いものの，入門書や個人の主観が強くエビデンスの水準が十分でないものが多く，安易な知識・間違った解釈が横行しがちであったように思います．

　本書は，このような背景を考慮して作成された，不眠の総合的な専門書です．第1章には，不眠のメカニズムを知るうえで必要な睡眠・生体リズムの基礎知識を，第2章には不眠症状の心身・社会生活への影響，不眠が社会学，医学の中でどのように取り上げられてきたかを詳解したうえで，不眠の診断と症状評価，メカニズムについての説明を加えました．また，睡眠薬治療の進め方と展望，今後不眠治療に大きなウエートを占めていくことが予想される認知行動療法には特に注力し，後者については本書に収載しきれなかった実際的なマニュアルをWeb上に公開しました（朝倉書店ホームページ http://www.asakura.co.jp/ 中『不眠の科学』のページよりダウンロードできます）．さらに，OTCやサプリメントとの正しい付き合い方にも言及しました．第3章では，不眠が一様なものでなく，年齢や性別の影響を強く受けること，特定の状況・身体要因によって起こりやすくなることに注目し，これらについての各論的な知識をクローズアップしました．

　本書の執筆は，日本睡眠学会で活躍中の各方面のエキスパートの先生方にお願いし，各項目で熱筆を振るっていただきました．最新の知識を収載したために，

部分的に難しい箇所もあるかもしれませんが，不眠症を知る・治す・予防するうえで必要な知識はほぼ網羅できたものと自負しています．本書が，医学・心理学・科学・看護学・薬学などの領域のお役に立てることを強く祈念するとともに，今後ますます一般の方々の不眠の認知度と理解が向上することを望んで止みません．

2012 年 5 月

井 上 雄 一

● 編集者 ●

井上 雄一　東京医科大学睡眠学講座・神経研究所附属睡眠学センター・睡眠総合ケアクリニック代々木
岡島 義　　東京医科大学睡眠学講座・神経研究所附属睡眠学センター・睡眠総合ケアクリニック代々木

● 執筆者 ●（執筆順）

阿部 高志　　神経研究所附属睡眠学センター
井上 雄一　　東京医科大学睡眠学講座・神経研究所附属睡眠学センター・睡眠総合ケアクリニック代々木
駒田 陽子　　東京医科大学睡眠学講座・神経研究所附属睡眠学センター・睡眠総合ケアクリニック代々木
小林 敏孝　　足利工業大学工学部人間情報工学研究室
土屋 晶子　　藤田保健衛生大学医学部精神神経科学講座
北島 剛司　　藤田保健衛生大学医学部精神神経科学講座
水野 康　　　東北福祉大学子ども科学部子ども教育学科
大川 匡子　　滋賀医科大学睡眠学講座
碓氷 章　　　睡眠総合ケアクリニック代々木・神経研究所附属睡眠学センター・文京学院大学
増山里枝子　　文京学院大学保健医療技術学部臨床検査学科
岡島 義　　　東京医科大学睡眠学講座・神経研究所附属睡眠学センター・睡眠総合ケアクリニック代々木
中島 俊　　　東京医科大学睡眠学講座・神経研究所附属睡眠学センター・睡眠総合ケアクリニック代々木
池田 真紀　　日本大学医学部社会医学系
兼板 佳孝　　日本大学医学部社会医学系
原田 大輔　　東京慈恵会医科大学精神医学講座
大渕 敬太　　東京慈恵会医科大学精神医学講座
伊藤 洋　　　東京慈恵会医科大学葛飾医療センター
清水 徹男　　秋田大学大学院医学系研究科精神科学講座
石郷岡 純　　東京女子医科大学精神医学教室
中村 真樹　　東京医科大学睡眠学講座・神経研究所附属睡眠学センター・睡眠総合ケアクリニック代々木
青木 亮　　　東京慈恵会医科大学精神医学講座
小曽根基裕　　東京慈恵会医科大学精神医学講座
本間 裕士　　国立病院機構帯広病院精神科神経科
亀井 雄一　　国立精神・神経医療研究センター病院臨床検査部
岩垂 喜貴　　国立国際医療研究センター国府台病院児童精神科

三島和夫	国立精神・神経医療研究センター精神保健研究所精神生理研究部
渡辺範雄	名古屋市立大学大学院医学研究科精神・認知・行動医学
河野公範	島根大学医学部精神医学講座
永井道明	自治医科大学循環器内科
苅尾七臣	自治医科大学循環器内科
田ヶ谷浩邦	北里大学医療衛生学部健康科学科
村山憲男	北里大学医療衛生学部健康科学科
袴田優子	北里大学医療衛生学部健康科学科
金野倫子	日本大学医学部精神医学系
内山　真	日本大学医学部精神医学系
小林美奈	東京医科大学睡眠学講座・神経研究所附属睡眠センター・睡眠総合ケアクリニック代々木
鈴木圭輔	獨協医科大学内科学（神経）講座
宮本雅之	獨協医科大学内科学（神経）講座
宮本智之	獨協医科大学越谷病院神経内科
平田幸一	獨協医科大学内科学（神経）講座
今井　眞	滋賀医科大学精神医学講座
村上純一	滋賀医科大学精神医学講座
山田尚登	滋賀医科大学精神医学講座
浅岡章一	東京医科大学睡眠学講座
山寺　亘	東京慈恵会医科大学葛飾医療センター精神科
栗山健一	国立精神・神経医療研究センター精神保健研究所成人精神保健研究部

目 次

1. 睡眠の基礎知識

1.1 睡眠の構造と機能 〔阿部高志・井上雄一〕— *1*
1.1.1 睡眠の構造／1.1.2 睡眠の恒常性と概日リズム／1.1.3 睡眠の機能

1.2 発達・老化・性差と睡眠 〔駒田陽子・井上雄一〕— *8*
1.2.1 発達と睡眠／1.2.2 老化と睡眠／1.2.3 性差と睡眠

1.3 環境と睡眠 〔小林敏孝〕— *13*
1.3.1 温熱環境と睡眠／1.3.2 光環境と睡眠／1.3.3 24時間社会と睡眠

1.4 生体リズムと睡眠 〔土屋晶子・北島剛司〕— *20*
1.4.1 生物と生物時計／1.4.2 概日リズム：フリーランと内的脱同調／1.4.3 睡眠調節と生体リズムの発現機構：2つの仮説／1.4.4 リズム同調と位相反応／1.4.5 メラトニンとその他のホルモン／1.4.6 時計遺伝子と睡眠

1.5 睡眠衛生を考える 〔水野 康〕— *26*
1.5.1 睡眠衛生の重要性／1.5.2 必要な睡眠時間／1.5.3 子どもの睡眠衛生／1.5.4 高齢者の睡眠衛生

コラム1 眠れないのか，眠らないのか？ 〔駒田陽子〕— *33*

2. 不眠総論

2.1 不眠症研究の歴史 〔大川匡子〕— *34*
2.1.1 古代から近世までの不眠／2.1.2 科学としての睡眠研究の発展／2.1.3 ヒト脳波の発見とその周辺／2.1.4 睡眠医療の発展

2.2 不眠症の診断と評価 〔碓氷 章・増山里枝子〕— *39*
2.2.1 不眠の診断／2.2.2 不眠の評価

コラム2 不眠の自記式評価尺度 〔岡島 義・中島 俊〕— *45*

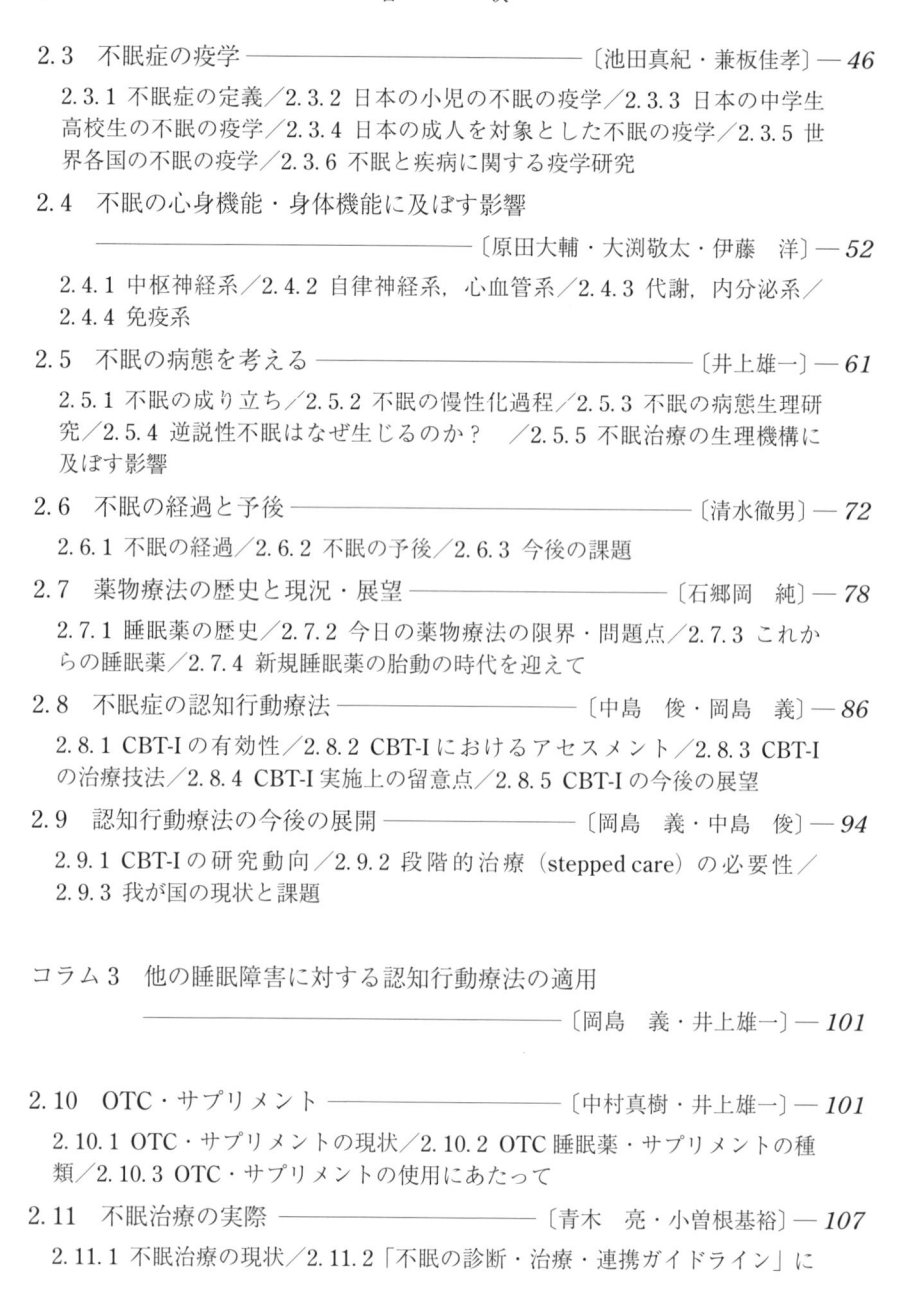

2.3 不眠症の疫学 ────────────────〔池田真紀・兼板佳孝〕— 46
　2.3.1 不眠症の定義／2.3.2 日本の小児の不眠の疫学／2.3.3 日本の中学生高校生の不眠の疫学／2.3.4 日本の成人を対象とした不眠の疫学／2.3.5 世界各国の不眠の疫学／2.3.6 不眠と疾病に関する疫学研究

2.4 不眠の心身機能・身体機能に及ぼす影響
　────────────────〔原田大輔・大渕敬太・伊藤　洋〕— 52
　2.4.1 中枢神経系／2.4.2 自律神経系，心血管系／2.4.3 代謝，内分泌系／2.4.4 免疫系

2.5 不眠の病態を考える ────────────────〔井上雄一〕— 61
　2.5.1 不眠の成り立ち／2.5.2 不眠の慢性化過程／2.5.3 不眠の病態生理研究／2.5.4 逆説性不眠はなぜ生じるのか？／2.5.5 不眠治療の生理機構に及ぼす影響

2.6 不眠の経過と予後 ────────────────〔清水徹男〕— 72
　2.6.1 不眠の経過／2.6.2 不眠の予後／2.6.3 今後の課題

2.7 薬物療法の歴史と現況・展望 ─────────〔石郷岡　純〕— 78
　2.7.1 睡眠薬の歴史／2.7.2 今日の薬物療法の限界・問題点／2.7.3 これからの睡眠薬／2.7.4 新規睡眠薬の胎動の時代を迎えて

2.8 不眠症の認知行動療法 ─────────〔中島　俊・岡島　義〕— 86
　2.8.1 CBT-I の有効性／2.8.2 CBT-I におけるアセスメント／2.8.3 CBT-I の治療技法／2.8.4 CBT-I 実施上の留意点／2.8.5 CBT-I の今後の展望

2.9 認知行動療法の今後の展開 ─────────〔岡島　義・中島　俊〕— 94
　2.9.1 CBT-I の研究動向／2.9.2 段階的治療（stepped care）の必要性／2.9.3 我が国の現状と課題

コラム 3　他の睡眠障害に対する認知行動療法の適用
　────────────────────〔岡島　義・井上雄一〕— 101

2.10 OTC・サプリメント ─────────〔中村真樹・井上雄一〕— 101
　2.10.1 OTC・サプリメントの現状／2.10.2 OTC 睡眠薬・サプリメントの種類／2.10.3 OTC・サプリメントの使用にあたって

2.11 不眠治療の実際 ────────────〔青木　亮・小曽根基裕〕— 107
　2.11.1 不眠治療の現状／2.11.2「不眠の診断・治療・連携ガイドライン」に

ついて／2.11.3「一般診療における不眠マネジメントに関するコンセンサスレポート」

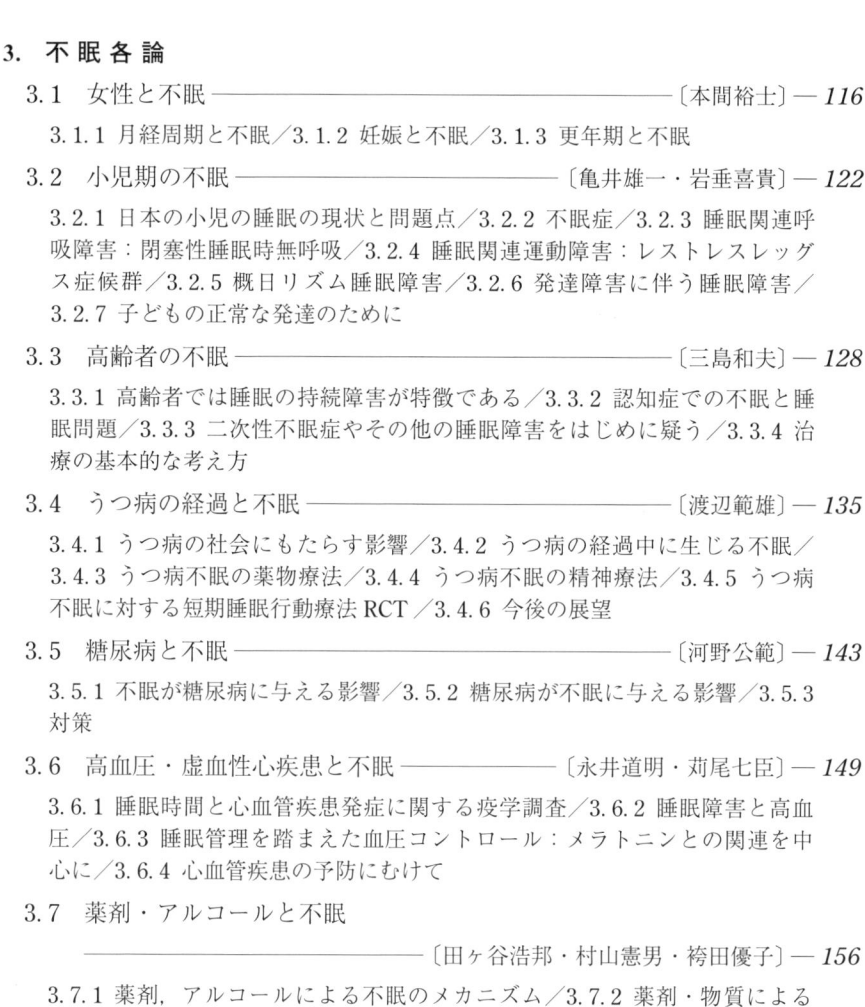

3. 不眠各論

3.1 女性と不眠 ―――――――――――――――――〔本間裕士〕― *116*
3.1.1 月経周期と不眠／3.1.2 妊娠と不眠／3.1.3 更年期と不眠

3.2 小児期の不眠 ―――――――――――〔亀井雄一・岩垂喜貴〕― *122*
3.2.1 日本の小児の睡眠の現状と問題点／3.2.2 不眠症／3.2.3 睡眠関連呼吸障害：閉塞性睡眠時無呼吸／3.2.4 睡眠関連運動障害：レストレスレッグス症候群／3.2.5 概日リズム睡眠障害／3.2.6 発達障害に伴う睡眠障害／3.2.7 子どもの正常な発達のために

3.3 高齢者の不眠 ――――――――――――――――〔三島和夫〕― *128*
3.3.1 高齢者では睡眠の持続障害が特徴である／3.3.2 認知症での不眠と睡眠問題／3.3.3 二次性不眠症やその他の睡眠障害をはじめに疑う／3.3.4 治療の基本的な考え方

3.4 うつ病の経過と不眠 ―――――――――――――〔渡辺範雄〕― *135*
3.4.1 うつ病の社会にもたらす影響／3.4.2 うつ病の経過中に生じる不眠／3.4.3 うつ病不眠の薬物療法／3.4.4 うつ病不眠の精神療法／3.4.5 うつ病不眠に対する短期睡眠行動療法 RCT／3.4.6 今後の展望

3.5 糖尿病と不眠 ――――――――――――――――〔河野公範〕― *143*
3.5.1 不眠が糖尿病に与える影響／3.5.2 糖尿病が不眠に与える影響／3.5.3 対策

3.6 高血圧・虚血性心疾患と不眠 ―――――――〔永井道明・苅尾七臣〕― *149*
3.6.1 睡眠時間と心血管疾患発症に関する疫学調査／3.6.2 睡眠障害と高血圧／3.6.3 睡眠管理を踏まえた血圧コントロール：メラトニンとの関連を中心に／3.6.4 心血管疾患の予防にむけて

3.7 薬剤・アルコールと不眠
―――――――――――〔田ヶ谷浩邦・村山憲男・袴田優子〕― *156*
3.7.1 薬剤，アルコールによる不眠のメカニズム／3.7.2 薬剤・物質による睡眠障害／3.7.3 アルコール（エタノール）による睡眠障害／3.7.4 睡眠関連呼吸障害を誘発・悪化させる薬剤・物質／3.7.5 睡眠関連運動障害を誘発・悪化させる薬剤・物質／3.7.6 睡眠時随伴症を誘発・悪化させる薬剤／3.7.7 不眠に対して用いられる薬剤による「不眠」

3.8　悪性腫瘍と不眠 ─────────────〔金野倫子・内山　真〕— *164*
　　3.8.1　疫学的側面／3.8.2　悪性腫瘍患者における不眠の関連要因／3.8.3　悪性腫瘍患者における不眠の治療／3.8.4　今後の課題
3.9　疼痛と不眠 ──────────────〔小林美奈・井上雄一〕— *170*
　　3.9.1　疼痛と不眠の関連／3.9.2　痛みと睡眠／3.9.3　睡眠が慢性疼痛に与える影響／3.9.4　併存疾患による影響／3.9.5　線維筋痛症と睡眠障害／3.9.6　がん性疼痛と睡眠障害／3.9.7　疼痛に随伴する睡眠障害の対処方法／3.9.8　慢性疼痛による不眠に対する認知行動療法／3.9.9　不眠と疼痛の管理のあり方
3.10　不眠をきたすその他の睡眠障害
　　 ──────────〔鈴木圭輔・宮本雅之・宮本智之・平田幸一〕— *177*
　　3.10.1　睡眠時無呼吸症候群（SAS）／3.10.2　レストレスレッグス症候群（RLS）／3.10.3　周期性四肢運動障害（PLMD）／3.10.4　神経疾患と不眠
3.11　不眠と生体リズム ──────〔今井　眞・村上純一・山田尚登〕— *183*
　　3.11.1　不眠症における概日リズム／3.11.2　概日リズム睡眠障害での不眠／3.11.3　睡眠相後退障害の診断での問題点
3.12　交代勤務・時差と不眠 ──────────〔浅岡章一・井上雄一〕— *188*
　　3.12.1　交代勤務・交代勤務障害／3.12.2　時差・時差障害／3.12.3　交代勤務障害，時差障害への対策と対応／3.12.4　今後の課題
3.13　夜間排尿と不眠 ───────────────────〔山寺　亘〕— *193*
　　3.13.1　夜間頻尿の原因と鑑別／3.13.2　夜間頻尿が睡眠やQOLに与える影響とその診断／3.13.3　夜間頻尿にかかわる不眠症状への対応／3.13.4　夜間頻尿と不眠症状
3.14　災害・ストレスと不眠 ─────────────〔栗山健一〕— *198*
　　3.14.1　大規模災害後の不眠／3.14.2　災害後の不眠の原因と対処／3.14.3　不眠の慢性化／3.14.4　精神健康への影響と精神疾患の発症／3.14.5　災害と不眠

付録1　不眠関連尺度
　ISI／AIS／DBAS／FIRST／ピッツバーグ睡眠質問票・ピッツバーグ睡眠質問票の総合得点算出方法 ──────────────────── *205*
付録2　不眠の認知行動療法実践マニュアル──治療者ガイド
　　　　────────────────────────〔岡島　義〕— *213*

索　　引 ───────────────────────────── *241*

chapter 1 睡眠の基礎知識

1.1 睡眠の構造と機能

　睡眠中には様々な生命現象が生じており，それらの現象は脳機能・身体機能の恒常性を維持するとともに記憶の固定に関与している．本節では健常成人の睡眠の構造と機能について，不眠の病態生理を理解するための基礎知識を提供したい．

1.1.1　睡眠の構造
a. 睡眠の記録法と1晩の睡眠経過

　近年，米国睡眠医学会（American Academy of Sleep Medicine）が新しい睡眠段階判定法を提案しているが[1]，本節では多くの知見が蓄積されているRechtschaffen and Kales（1968）[2]による国際判定基準に基づいて説明する．睡眠ポリグラムの記録に必要な電極配置を図1.1(a)に示した．脳波，眼電図，頤筋電図を総合する睡眠ポリグラフ検査（polysomnography：PSG）により，覚醒と各睡眠段階が判定される．

　1晩の睡眠経過図を図1.1(b)に示した[3]．睡眠はレム睡眠とノンレム睡眠という2つの主な状態に分類され，さらにノンレム睡眠は睡眠段階1から睡眠段階4の4段階に分類される．入眠後は，睡眠段階1から睡眠段階4へと徐々に睡眠が深くなっていく．睡眠段階3と4は合わせて徐波睡眠とも呼ばれる．入眠から約1時間半から2時間が経過すると，レム睡眠へと移行する．睡眠段階1の脳波には比較的低振幅で様々な周波数の脳波が混在するが，睡眠段階2および徐波睡眠中には睡眠紡錘波やK複合，徐波が出現する．判定区間の20%以上を徐波が占めると徐波睡眠と呼ばれる．レム睡眠中の脳波は，覚醒中と同レベルまで低振

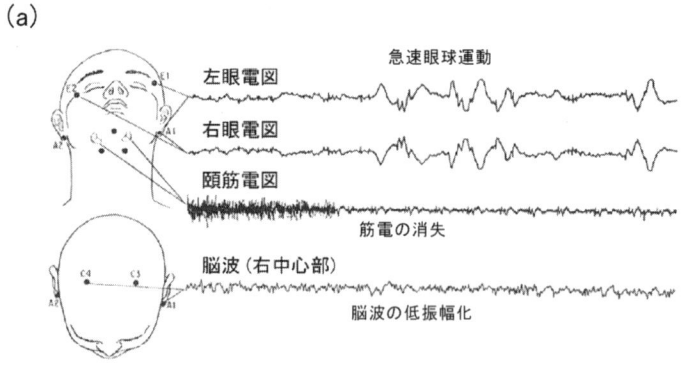

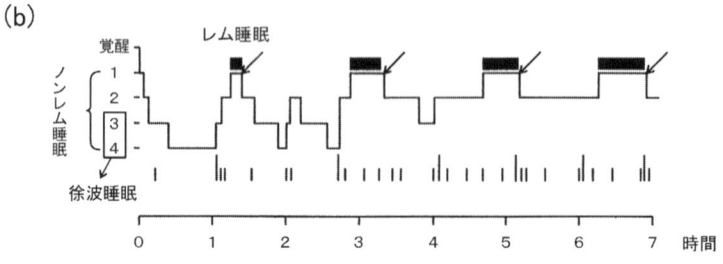

図 1.1　睡眠の記録法と 1 晩の睡眠経過
(a) 睡眠ポリグラフィ（PSG）と電極配置[2])；(b) 1 晩の睡眠経過図[3]）：図中の黒帯はレム睡眠を示している．下段の長い縦棒は粗体動を，短い縦棒は局所的な体動を示している．矢印は睡眠周期の終了時点を示している．

幅化するとともに，急速眼球運動が生じる．また，レム睡眠に入ると，抗重力筋の脱力が生じ，筋電位のレベルはすべての睡眠段階の中で最低振幅を示す．レム睡眠中に被験者を起こして夢見体験を聴取すると 80% 以上という高い確率で夢見報告が得られる．レム睡眠中の夢は視覚的に鮮明で，情動的要素が豊かである．ただし，ノンレム睡眠中にも夢見を報告することがある．

　ノンレム睡眠中は覚醒中と比較して，交感神経系活動が低下し，副交感神経系が優位となるため，心拍数，血圧，呼吸数が低下する．一方，それらの活動はレム睡眠になると増加するとともに激しく動揺するので，レム睡眠中のこのような状態は「自律神経系の嵐」と呼ばれる．

b．健常若年成人の睡眠構造

　通常の睡眠覚醒スケジュールで生活し，睡眠に対する愁訴を有さない健常若年

成人の睡眠はノンレム睡眠から開始し，ノンレム睡眠とレム睡眠は約 90 分周期で交互に出現する．また，徐波睡眠は，睡眠の前半に多く出現し，睡眠の時間経過につれて，その持続時間が短縮する．一方，レム睡眠は睡眠の後半に多く出現し，睡眠の前半から後半にかけて持続時間が徐々に増加する．各睡眠段階は睡眠段階 1 が 2～5%，睡眠段階 2 が 45～55%，睡眠段階 3 が 3～8%，睡眠段階 4 が 10～15%，レム睡眠が 20～25% の割合で出現する．発達と老化，断眠，概日リズム（サーカディアンリズム，circadian rhythm），気温，中枢神経作用性の薬物摂取，睡眠障害（不眠，過眠症，睡眠時無呼吸症等）や精神疾患を含む各種疾患は睡眠段階の割合を変化させる要因である．

c. 睡眠中の脳活動

脳機能イメージング法を用いてヒトの睡眠中の脳活動が調べられている[4]．覚醒中と比較して，ノンレム睡眠中の脳代謝量は睡眠段階 2 では約 5～10%，徐波睡眠では約 25～40% 減少する．ノンレム睡眠中は橋背側部，中脳，視床，大脳基底核，前脳基底部，視床下部前部，前頭前野，前帯状回，楔前部の脳代謝量が低下する．脳幹や視床，大脳基底部，視床下部はノンレム睡眠や紡錘波・徐波の発生に関与している．前頭前野や頭頂皮質は覚醒時に最も活動している領域なので，局所的に睡眠圧が高まることで前頭前野や頭頂皮質の徐波が増大し，それに伴ってこれらの脳領域の血流量が顕著に減少すると考えられている．

レム睡眠中の脳代謝量は覚醒中とほぼ同水準を示し，顕著に活性化する脳部位は橋被蓋，視床，前脳基底部，扁桃体，海馬，前帯状回，側頭・後頭部である．一方，背外側前頭前野，帯状回後部，楔前部，下頭頂小葉の活動は低下する．橋被蓋や視床，前脳基底部はレム睡眠の発生や維持に関与する脳部位である．レム睡眠中の後頭皮質，扁桃体，海馬の活動は，視覚や情動，記憶などの脳機能がレム睡眠中に働いていることを示唆しているとともに，視覚的で情動的なレム睡眠の夢の発現過程を説明し得るものである．

1.1.2 睡眠の恒常性と概日リズム

Borbély[5]は睡眠制御の 2 プロセス仮説（二過程モデル）を提唱し，プロセス S（process S，S 過程）とプロセス C（process C，C 過程）の 2 つの過程が睡眠の開始と終了を決定すると提案している（図 1.2[6]）．プロセス S は睡眠の恒常性（sleep homeostasis）を示しており，この過程は覚醒中に上昇し，睡眠中

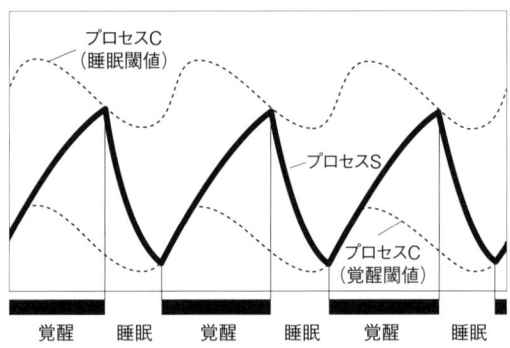

図 1.2 睡眠制御の 2 プロセス仮説（Daan et al., 1984）[6]
プロセス S は睡眠の恒常性（sleep homeostasis）を示しており，プロセス C は約 24 時間の概日リズムを示している．

に減少する．プロセス C は約 24 時間の概日リズムを示しており，睡眠閾値と覚醒閾値とで構成されている．覚醒中にプロセス S が増加し，プロセス C の睡眠閾値に達した時点で睡眠が生じる．睡眠に入るとプロセス S は減少に転じ，プロセス C の覚醒閾値に達すると覚醒が生じる．ノンレム睡眠中に記録される徐波活動（slow wave activity：SWA，0.5〜4.5 Hz）はプロセス S を反映する生理学的な指標であり，先行する覚醒期間が長くなるほど，睡眠中の SWA の値が大きくなる一方で，視床下部にある視交叉上核が，時計中枢としてプロセス C を制御している．

　2 プロセス仮説が示しているように，睡眠は概日リズムのある一定の位相で出現しやすいが，睡眠相を強制的にずらして概日リズムの様々な位相で出現する睡眠を調べることで，睡眠構造に及ぼす概日リズムと睡眠経過の要因を分離して検討することができる[7]．図 1.3(a) に示しているように，睡眠潜時は概日リズムの影響を受け，最低体温の時間帯に睡眠潜時が最も短く，体温が最高体温から低下に転じる前の時間帯で睡眠潜時が最も長くなる．この時間帯（19 時前後）は眠ろうとしてもほとんど眠れないので，睡眠禁止帯と呼ばれる．図 1.3(b) に概日リズムおよび睡眠経過に依存した睡眠構造の変化を示している．覚醒時間は最低体温の時間帯に最も少なくなる．また，消灯直後は入眠潜時の影響を受けて覚醒時間が長くなるが，入眠後は睡眠経過とともに覚醒時間が少しずつ増加する．レム睡眠は概日リズムからの強い影響を受けており，最低体温の時間帯に出現率

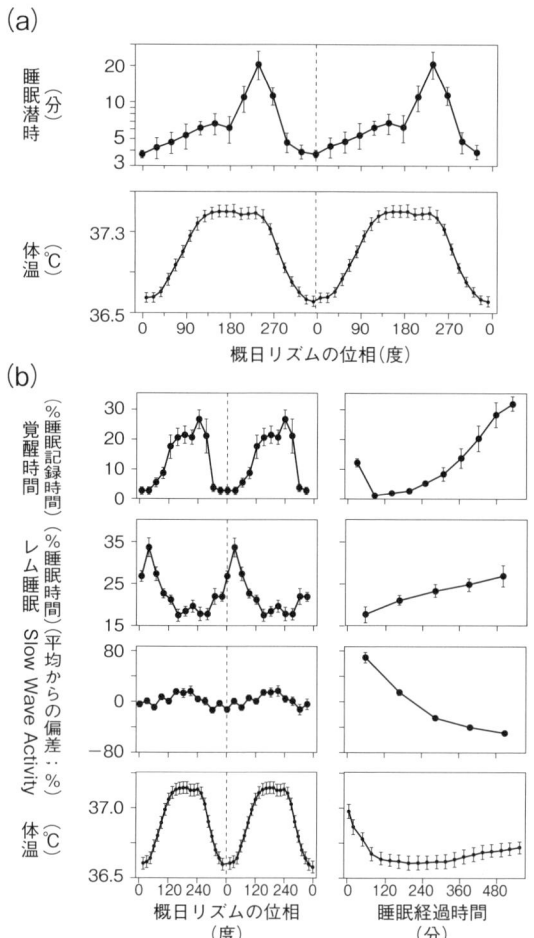

図 1.3 睡眠構造に及ぼす概日リズムと睡眠経過の影響[7]
(a) 概日リズムと睡眠潜時との関係, (b) 概日リズム依存成分と睡眠依存成分に分離した睡眠構造の変化.

が最大となる．また，SWAは睡眠経過時間の影響を強く受け，睡眠後半に向けてその量が減少する．

1.1.3 睡眠の機能
a. 断眠が脳機能・身体機能に及ぼす影響

全断眠後には覚醒水準，注意，認知，学習・記憶，運動，情動・感情等の脳機能が低下する．24時間の断眠後は全脳の代謝量が約8%減少し，特に前頭前野，頭頂皮質と視床の活動が低下する[8]．これらの脳部位の活動低下は断眠による覚醒水準や注意，高次認知機能の低下の生理学的基盤を担っていると考えられる．

全断眠後だけではなく，部分断眠後にも注意，作業記憶，認知処理量等の脳機能が悪化する[9]．4時間睡眠および6時間睡眠を続けた者は，psychomotor vigilance test（PVT）中のlapse（500 ms以上の反応潜時を示す反応遅延）の数が14日間の間に増加し，最終日には6時間睡眠を続けた被験者は1晩の全断眠と同程度まで悪化し，4時間睡眠を続けた被験者は2晩の全断眠と同程度まで悪化する．一方，日を追うごとに自覚的眠気の増加のペースは減少するとともに，6時間睡眠と4時間睡眠を続けた被験者の眠気のレベルに差を認めない．これは，部分断眠中の自覚的眠気は過小評価されやすいことを示している．短時間睡眠を続けると認知機能が低下するが[9]，脳機能に及ぼす睡眠不足への脆弱性には個人差が存在する．しかし，この個人差が生じる原因はまだ充分わかっていない．

全断眠や部分断眠は脳機能だけではなく身体機能にも悪影響を及ぼす[10]．血圧や心拍変動で交感神経系活動を検討した研究では，全断眠後や部分断眠後は，交感神経系活動が亢進することが明らかにされている．断眠による交感神経系活動の亢進は，循環器疾患だけでなく，レプチンの産出抑制による肥満や，インスリン抵抗性および糖尿病へと進展する機序を担うと考えられている．事実，部分断眠後は睡眠延長後と比較して，摂食抑制作用を有するレプチン量が減少し，摂食促進作用を有するグレリン量が増加することで，摂食調節ホルモンの分泌は食欲が増大するほうに傾く．また，睡眠を充分とった後と比べて連続部分断眠後では同内容の食事を摂取していても血糖値の増加とインスリン抵抗性を認める．全断眠や部分断眠を行うと，夕刻の時間帯におけるコルチゾール量が増加するが，コルチゾールの過剰分泌もインスリン抵抗性につながる．さらに全断眠や部分断眠による炎症性サイトカインの増加がインスリン抵抗性を促進する可能性も指摘されている．

b. 睡眠による記憶固定機能

　睡眠は日中に獲得した記憶を永続的な記憶へと固定させる働きがある．この機能を検討するために様々な学習課題が用いられており，それらの研究によって宣言的記憶，手続き的記憶，情動記憶の固定に学習後の睡眠が関与していることが明らかになった．各睡眠段階はそれぞれ別々の記憶カテゴリーの固定に関与するという説が提案されている．例えば，徐波睡眠は海馬が関与する宣言的記憶の固定に関与し，レム睡眠は海馬を必要としない非宣言的記憶の固定に関与すると提案されている（二重過程仮説，dual process hypothesis）[11]．一方，各睡眠段階がある記憶カテゴリーの固定に協同して関与しており，ノンレム睡眠の後にレム睡眠が出現するという順序が重要であるという連続処理仮説（sequential hypothesis）も提案されている．例えば，視覚弁別学習では，記憶固定が徐波睡眠に伴って開始し，その後のレム睡眠が課題成績をさらに向上させると考えられている[12]．記憶固定の神経機構の仮説の1つとして，覚醒中に獲得した記憶痕跡が睡眠中にオフラインで再活性化されることで，記憶が固定されるという説が提案されている[13]．その他の記憶固定メカニズムとしてシナプス恒常性仮説（synaptic homeostasis hypothesis）が提唱されている[14]．ある神経細胞に接続しているシナプス強度の総和は覚醒中に増加するが，脳内で維持できるエネルギーとスペースには限界があるので，シナプス強度の総和を減らす必要がある．その働きは睡眠中の徐波が担っており，徐波に伴って全シナプスの強度が一様に減らされることで，強い強度を有していたシナプスの信号対雑音比が睡眠前と比較して相対的に向上するので，記憶が強化されるという説である．睡眠が記憶を固定する機序はまだ充分解明されていない点が多いので，今後の研究の展開が期待される．

〔阿部高志・井上雄一〕

● 文　献

1) American Academy of Sleep Medicine: *The AASM Manual for the Scoring of Sleep and Associated Events: Rules, Terminology and Technical Specifications*, American Academy of Sleep Medicine, 2007.
2) Rechtschaffen A, Kales A: *A Manual of Standardized Terminology, Techniques and Scoring System for Sleep Stages of Human Subjects*. Public Health Service, U.S. Government Printing Office, 1968.
3) Dement W, Kleitman N: Cyclic variations in EEG during sleep and their relation to eye movements, body motility, and dreaming. *Electroencephalogr Clin Neurophysiol*, **9**(4): 673-690, 1957.
4) Nofzinger EA, Maquet P: What brain imaging reveals about sleep generation and maintenance. *Principles and Practice of Sleep Medicine*, 5th ed. (Kryger MH, Roth T, Dement WC eds.), pp. 201-

214, Saunders, 2010.
5) Borbély AA: A two process model of sleep regulation. *Hum Neurobiol*, 1(3): 195-204, 1982.
6) Daan S et al.: Timing of human sleep: recovery process gated by a circadian pacemaker. *Am J Physiol*, 246(2 Pt 2): R161-183, 1984.
7) Dijk DJ, Czeisler CA: Contribution of the circadian pacemaker and the sleep homeostat to sleep propensity, sleep structure, electroencephalographic slow waves, and sleep spindle activity in humans. *J Neurosci*, 15(5): 3526-3538, 1995.
8) Thomas M et al.: Neural basis of alertness and cognitive performance impairments during sleepiness. I. Effects of 24 h of sleep deprivation on waking human regional brain activity. *J Sleep Res*, 9(4): 335-352, 2000.
9) Van Dongen HP et al.: The cumulative cost of additional wakefulness: dose-response effects on neurobehavioral functions and sleep physiology from chronic sleep restriction and total sleep deprivation. *Sleep*, 26(2): 117-126, 2003.
10) Knutson KL et al.: The metabolic consequences of sleep deprivation. *Sleep Med Rev*, 11(3): 163-178, 2007.
11) Plihal W, Born J: Effects of early and late nocturnal sleep on declarative and procedural memory. *J Cogn Neurosci*, 9(4): 534-547, 1997.
12) Stickgold R et al.: Visual discrimination task improvement: a multi-step process occurring during sleep. *J Cogn Neurosci*, 12(2): 246-254, 2000.
13) Wilson MA, McNaughton BL: Reactivation of hippocampal ensemble memories during sleep. *Science*, 265(5172): 676-679, 1994.
14) Tononi G, Cirelli C: Sleep and synaptic homeostasis: a hypothesis. *Brain Res Bull*, 62(2): 143-150, 2003.

1.2 発達・老化・性差と睡眠

1.2.1 発達と睡眠

　子どもはその発達に伴い，睡眠覚醒パターンや睡眠構造が変化する．生まれたばかりの新生児は，睡眠と覚醒の時刻が定まらず1日の大半を眠って過ごす．生後5週頃までは，3～4時間眠ってはお乳を飲み，また3～4時間眠るという多相性の睡眠を示す．生後7週頃より，昼と夜のメリハリが生まれ，昼は起きている時間が長くなり，夜にまとめて眠れるようになる．生後10週頃からまとまった眠りと覚醒が24時間より長いリズム（25時間）で現れる．昼夜リズムとかかわりなく，約25時間周期で進行するこの現象は，生物時計が外界リズムに同調できるようになるまで続く．生後17週頃から，生物時計は環境の昼夜リズムや周囲の人々との接触をもとに，外界リズムに同調できるようになり，24時間周期のリズムを示すようになる[1]．

　生後半年から1年くらいたつと，夜の眠りはかなりまとまり，夜にはあまり起

1.2 発達・老化・性差と睡眠

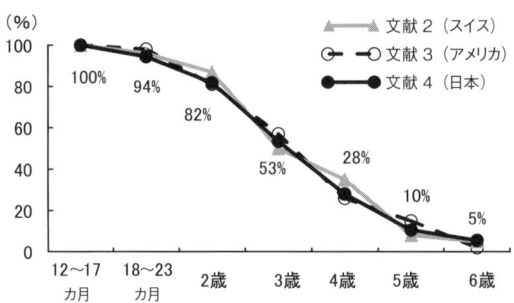

図 1.4 昼寝をとる子どもの割合（年齢別推移）
文献 2〜4 のデータを統合して作成.
図中の数値は，文献 4 の割合を記載した.
12〜17 カ月：いずれも 100%，18〜23 カ月：94%，98%，96%，2 歳：82%，81%，87%，3 歳：53%，57%，50%，4 歳：28%，26%，35%，5 歳：10%，15%，8%，6 歳：5%，2%，5%（日本，アメリカ，スイスの順）.

きなくなる．夜間に 9〜12 時間眠り，日中に 1〜4 回の 30 分〜2 時間の昼寝をとる．1 日に必要とする睡眠時間は，子どもによってかなり異なる．

　幼児期の 3 歳から 5 歳まで，夜の就床時刻，朝の起床時刻，夜間の睡眠量はほぼ一定である[2,3]．夜の眠りがほとんど変わらないのに対して，昼間の眠り，つまり昼寝は顕著に変化する．1 日 3 回以上の昼寝をする子どもの割合は，生後半年までは 5 割を超えるが，生後半年になると 3 割に減少し，6 割の子どもが 1 日 2 回の昼寝となる．1 歳になると 6 割の子どもで，また 1 歳半を過ぎると 9 割の子どもで午前の昼寝が消失し，午後 1 回のみの昼寝になる．2 歳までは，ほぼすべての子どもに昼寝がみられるが，発達とともに昼寝をとる子どもの割合が減少する．昼寝をとらない子どもの割合は，3 歳でおよそ半数，4 歳で約 7 割，5 歳で 8 割を超え，6 歳ではほとんどの子どもが昼寝をとらなくなる（図 1.4）[2〜4]．

　睡眠覚醒パターンだけでなく，睡眠構造も発達に伴い変化する．新生児の睡眠は，脳波ではノンレム睡眠とレム睡眠に分類できないため，ノンレム睡眠の特徴をもった静睡眠と，レム睡眠に類似した生理的な状態を示す動睡眠とに分類される．生まれたばかりの頃は，レム睡眠（動睡眠）が睡眠全体の半分を占める．睡眠覚醒リズムの確立する生後 3 カ月以降になると，脳波からノンレム睡眠とレム睡眠とに分類できるようになる．レム睡眠が睡眠に占める割合は，2〜3 歳頃に若年成人とほぼ同じ 20〜25% になる．睡眠周期は，大人であれば 90〜100 分程

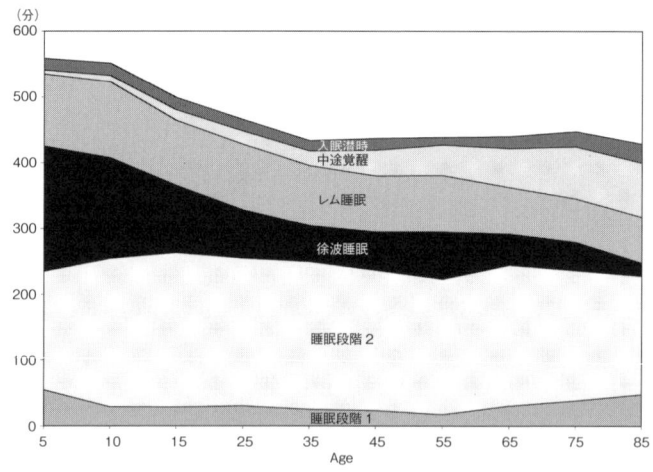

図 1.5 年齢に伴う睡眠構造の変化[6]

度であるが，新生児では 50～60 分である．

徐波睡眠量は幼児の時期に最大であり，年齢とともに顕著に減少する．幼児の徐波睡眠は質的にも量的にも，成人のものと異なる（図 1.5）．

夜間の血中メラトニン濃度は，生後 3 カ月までは低値であり，昼と夜の分泌量に差が認められない．生後 3 カ月頃より分泌量が増加し，小児期（1～3 歳）の時期に最も高値を示す．小児期から青年期（15～20 歳）にかけて徐々に低下し，青年期での平均分泌量は小児期の 20% 程度になる（図 1.6）[5]．

1.2.2 老化と睡眠

睡眠構造は，加齢に伴い変化する．Ohayon ら[6]のメタ解析によると，年齢とともに総睡眠時間は減少し，睡眠効率は低下する．睡眠効率の低下は 40 歳代以降で顕著であり，10 年ごとに約 3% 低下する．また高齢者では，徐波睡眠の減少および中途覚醒の増加が明らかである．一方，睡眠段階 1 および睡眠段階 2 の総出現量は加齢によって増加するものの，その増加幅は小さい．また，入眠潜時も加齢とともに延長するがその変化はごく小さく，20 歳代と 80 歳代を比較しても延長幅は 10 分に満たない．レム睡眠の出現率は，青年期以降 60 歳まではほぼ一定であるが，その後は減少する（図 1.5）．

加齢による概日リズムへの影響に関しては，睡眠覚醒リズムや深部体温，ホル

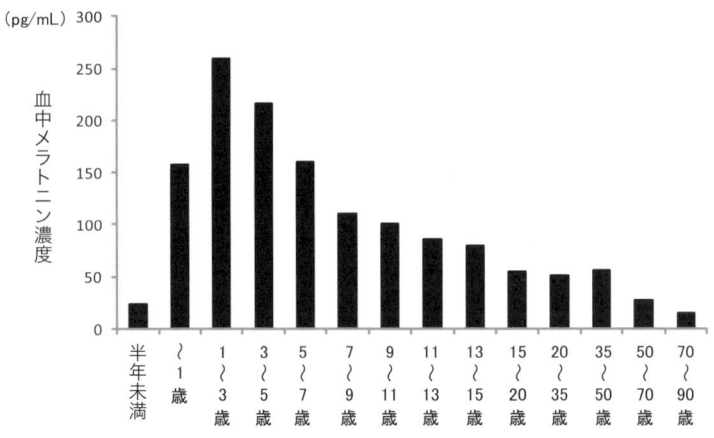

図 1.6 夜間血中メラトニン濃度の年齢別推移[5]

モン分泌の振幅の低下が報告されている[7]．高齢者では，睡眠覚醒パターンの位相が前進する．しかしながら，こうした高齢者の睡眠覚醒のタイミングは，メラトニン分泌のピークに対応させると，前進というよりはむしろ後退していることがコンスタントルーチン実験から示されており，高齢者における睡眠覚醒パターンの位相前進は恒常性維持の機能低下に基づく可能性が示唆されている[7]．

夜間の血中メラトニン濃度は，20～35 歳と比べて 70～90 歳では，有意に低下する[5]．しかし低下幅は，子どもで測定される量の 10% 程度にすぎない（図 1.6）．

1.2.3 性差と睡眠

Baker ら[8]は，20 歳代前半の男女を対象として睡眠ポリグラフ検査（PSG：polysomnography）を行い，睡眠の性差を検討している．黄体期，卵胞期，経口避妊薬服用中の女性ならびに男性の 4 群を比べると，黄体期の女性で徐波睡眠潜時が短縮していた．また卵胞期の女性は，男性よりも徐波睡眠出現量が多い傾向であった．その他の項目については，明らかな性差はなかった．

過去の研究から，女性では，女性ホルモンの分泌変動が睡眠に影響していることが示されている．Driver ら[9]は，月経前症候群のない健康な女性 9 人を対象として体温とホルモン量を測定して排卵周期を確認したうえで，主観評価，PSG

を測定し，排卵周期による睡眠の変動について検討した．睡眠の質や気分に関する主観的評価，PSG による総睡眠時間，睡眠効率，入眠潜時，レム睡眠量，徐波睡眠量，徐波睡眠パワー値はいずれも排卵周期による有意な変化は認められなかったが，黄体期において睡眠紡錘波帯域（14.25～15.0 Hz）のパワー値が増大していた．

Shibui ら[10]は 8 人の健康女性を対象として，基礎体温測定により確認された卵胞期と黄体期において，24 時間断眠後 26 時間にわたる 10～20 分超短時間睡眠覚醒スケジュール法を実施した．その結果，黄体期には，深部体温，メラトニン，コルチゾール，甲状腺刺激ホルモンリズムの振幅が低下していた．また夜間帯（17:00～8:30）の睡眠は卵胞期と黄体期の間で有意な差はなかったが，黄体期の日中（9:00～16:30）に主観的眠気ならびに徐波睡眠を含む試行が有意に増加していた．多くの女性が黄体期に強い眠気を経験することはよく知られているが，黄体期における日中の眠気の増加は夜間睡眠の変化による二次的なものではなく，徐波睡眠を制御するメカニズムが性ホルモンの影響を受けていることを示唆するものである．月経周期や妊娠・出産などの女性のライフイベントにおいて，女性ホルモンの分泌量は著しく変化する．女性に特有な排卵周期，妊娠，更年期に伴う不眠については，3.1 節「女性と不眠」を参照されたい．

睡眠の加齢変化の過程には性差が認められる．徐波睡眠は，思春期前から思春期の成熟に向けて減少していくが，特に男性で顕著である[11]．また徐波睡眠は，加齢に伴い出現量が低下するが，男性で低下傾向が高い．女性は男性に比べて，高齢期において徐波睡眠の出現が維持される[11]．加齢に伴い，睡眠覚醒のタイミングが前方にシフトするが，これは女性のほうが顕著である[12]．

〔駒田陽子・井上雄一〕

● 文 献

1) Kleitman N: *Sleep and Wakefulness*, 2nd ed., University of Chicago Press, 1963.
2) Iglowstein I et al.: Sleep duration from infancy to adolescence: reference values and generational trends. *Pediatrics*, 111: 302-307, 2003.
3) National Sleep Foundation: The 2004 sleep in America poll., www.sleepfoundation.org., 2004.
4) Komada Y et al.: Relationship between napping pattern and nocturnal sleep among Japanese nursery school children. *Sleep Med*, 13: 107-110, 2011.
5) Waldhauser F et al.: Alterations in nocturnal serum melatonin levels in humans with growth and aging. *J Clin Endocrinol Metab*, 66: 648-652, 1988.

6) Ohayon MM et al.: Meta-analysis of quantitative sleep parameters from childhood to old age in healthy individuals: developing normative sleep values across the human lifespan. *Sleep*, **27**: 1255-1273, 2004.
7) Bliwise DL.: Normal aging. *Principles and Practice of Sleep Medicine*, 5th ed. (Kryger MH, Roth T, Dement WC eds.), pp. 27-41, Saunders, 2010.
8) Baker FC et al.: Sleep and 24 hour body temperatures: a comparison in young men, naturally cycling women and women taking hormonal contraceptives. *J Physiol*, **530**: 565-574, 2001.
9) Driver HS et al.: Sleep and the sleep electroencephalogram across the menstrual cycle in young healthy women. *J Clin Endocrinol Metab*, **81**: 728-735, 1996.
10) Shibui K et al.: Diurnal fluctuation of sleep propensity across the menstrual cycle. *Psychiatry Clin Neurosci*, **53**: 207-209, 1999.
11) Carskadon MA, Dement WC: Normal human sleep. *Principles and Practice of Sleep Medicine*, 5th ed. (Kryger M, Roth T, Dement WC eds.), pp. 16-26, Saunders, 2010.
12) Reyner LA et al.: Gender- and age-related differences in sleep determined by home-recorded sleep logs and actimetry from 400 adults. *Sleep*, **18**: 127-134, 1995.

1.3 環境と睡眠

　現代は不眠の時代といわれ，睡眠に悩みを抱えている人が激増している．そこで，「よい眠りをどのようにつくり出すか」という観点から，我々の睡眠を取り巻く環境とその諸問題について考えてみよう．

　人間を取り巻く広い意味での「環境」とは自然環境と人為的環境の2種類から構成されている．自然環境には人間の感覚器への刺激としての光環境，温熱環境，音環境などがあり，人為的環境には人間社会がつくり出す様々な物理的環境と社会・文化的環境などがある．環境と睡眠の関係を考えることは，基本的には環境と脳の相互作用を考えることになる．環境は，脳神経系の感覚入力系から脳に外界の情報として取り入れられる．睡眠は環境に対する脳の反応として論じることができる．

　そこで，睡眠に影響を及ぼす自然環境として，温熱環境と光環境を，人為的環境として24時間型社会を取り上げ，これらの環境が睡眠に及ぼす影響について述べる．

1.3.1　温熱環境と睡眠

　冬に寒い部屋で寝ると寝つきが悪くよく目が覚める．また夏の蒸し暑い夜は寝苦しい．このように人間を取り巻く温熱環境は我々の睡眠を大きく左右する．

　睡眠という生理現象は脳のエネルギー代謝と密接に関係しており，脳のエネル

ギー代謝は深部体温に反映されるので，睡眠と深部体温は相互作用の関係にある．この深部体温の調節に温熱環境が深くかかわっているので，結果的には睡眠の調節は温熱環境に大きく依存することになる．

そもそも，深部体温は体内時計の制御を受けており，早朝から夕方にかけて上昇し，夜間から早朝にかけて下降する概日リズムを呈している．この上昇位相では熱を体内で産生する産熱過程が優勢であり，下降位相では体内の熱を体外に放出する熱放散過程が優勢となる．産熱過程は細胞のエネルギー代謝から熱を産生するのに対して，熱放散過程は身体の末梢器官からの放熱で営まれている．体温調節の中枢である視床下部には，脳の温度を感知する温度センサーがあり，中枢の温度情報（中枢温）と身体表面にある温度センサーからの末梢の温度情報（末梢温）を統合して体温調節が行われている．したがって，中枢温と同じように，身体，四肢等の温度センサーからの温度情報は体温調節にとって非常に重要である．特に，深部体温が37℃で皮膚温が34℃の安静状態ではヒトの深部体温は主に末梢の皮膚の血流量によって制御されるので[1]，胴，腕や大腿部，足等の熱放散過程に関与する身体末梢の部位の温熱環境は非常に重要である．人間の衣服や睡眠中の布団などの寝具が深部体温を調節するために重要な理由がここにある．

では，体温調節と睡眠にはどのような関係があるのであろうか．最初に，睡眠を維持するための温熱環境について考えてみよう．動物でもヒトでも最低のエネルギー消費率で安定して生存できる環境温の範囲が必ず存在し，それを中性温域（thermo neutral zone）という[2]．人間の場合の中性温域は25～31℃であり，この温域から離れると徐波睡眠もレム睡眠も減少する．つまり，環境温が中性温域にあると睡眠は安定して出現し，中性温域の中間温である28℃付近で睡眠量は最大となるといわれている[3]．睡眠段階2の浅い睡眠は冷温環境下（21℃）では半減し，逆に高温環境（34～37℃）では減少しないことが報告されている[2]．したがって，快適な睡眠をつくり出すための温熱環境としては，環境温をこの中性温域内に設定しておくことが肝要である．これを実現するための具体的な方法として，寝室の温度管理，寝衣，寝具の温熱生理的工夫が必要となる．

次に入眠を促進する温熱環境について考えてみよう．入眠が最も生じやすいのは深部体温が低下する熱放散過程にあるときである[4]．それは就床する前後の数時間の深部体温と足などの末梢皮膚温を同時に記録するとよく理解できる．入眠

潜時が短く寝つきがよい人が就床すると，末梢皮膚温が急速に上昇すると同時に深部体温が急速に低下して，その後に多量の徐波睡眠が出現して睡眠が深くなる．これに対して，入眠潜時が長く寝つきが悪い人が就床しても，末梢皮膚温の上昇が鈍く深部体温の下降も鈍い．そしてその後の徐波睡眠への移行にも時間を要し，睡眠がなかなか深くならない．このように就床から入眠にかけて皮膚温の急速な上昇は，手足の末梢血管の拡張によって体内の熱がうまく放散され，その結果として深部体温が低下するので睡眠が誘発されるのである．図 1.7 は入眠前後の数時間の間に観察される，深部体温，末梢皮膚温，主観的眠気，メラトニン，心拍数等の変化を示したものである[5]．図 1.7 にみるように，入眠の数時間前から末梢皮膚温（distal skin temperature）が上昇し始めて，深部体温（CBT：core body temperature）が低下する熱放散過程が生じていることがわかる．こ

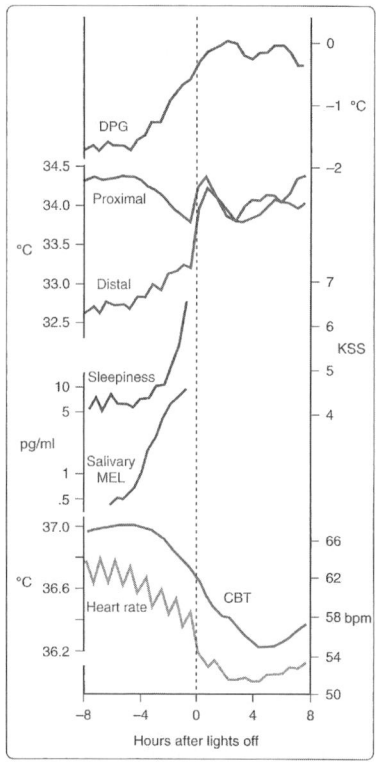

図 1.7 入眠前後の体温，心拍，眠気，メラトニンの相関関係[5]

コンスタントルーチン（恒常条件）下でみられる入眠前後の心拍数（heart rate），深部体温（core body temperature：CBT），唾液中のメラトニン（salivary melatonin：MEL），眠気（sleepiness），体幹皮膚温（proximal skin temperature），手足の末梢皮膚温（distal skin temperature），体幹皮膚温と手足の末梢皮膚温の温度差（DPG）の経時的変化．

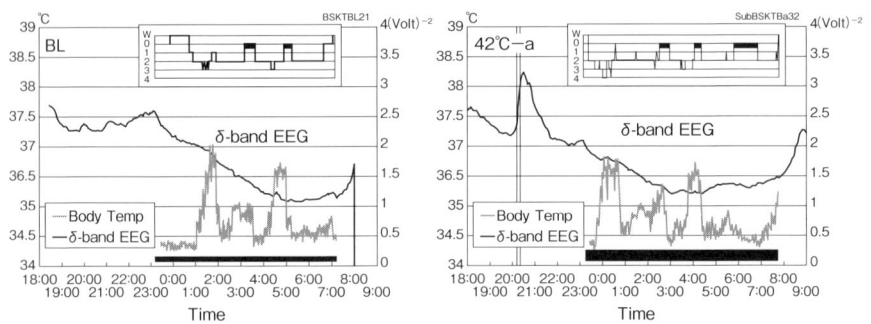

図 1.8 温熱環境の調節による睡眠の改善（入浴の場合）[6]

就床 3 時間前の入浴（42℃，10 分間の半身浴）の夜間睡眠への影響．左は基準夜（BL）入眠潜時が 2 時間を超えており，徐波睡眠（δ-band EEG）が全体的に少ない．これに対して右は入浴条件下の夜間睡眠で，入眠潜時が 15 分と短縮されて，徐波睡眠が睡眠前半に集中して出現している．

のときに，メラトニンの分泌量が徐々に多くなり，心拍数が減少して，主観的な眠気が増大してくる．そしてこの熱放散過程は就床によってさらに大きくなり，入眠となるのである．これは入眠時刻の前に熱放散過程をうまく誘発できるような工夫をすれば，入眠が改善できる可能性を示している．その一例を図 1.8 に示した[6]．この例は，睡眠潜時がいつも 30 分～1 時間かかるような寝つきが悪い若年成人に，就床 3 時間前に入浴（42℃ の 10 分の半身浴）で中枢温を一過性に上昇させて，その後に起こる中枢温の低下にみられるような熱放散過程を形成することで，入眠過程を改善したものである．同図右にみられるように，入浴によって，就床する前からすでに深部体温は大きな温度傾斜で低下しており，このときに被験者は大きな眠気を感じている．そして就床して 15 分ほどで入眠し，その後に徐波睡眠が睡眠前半に大量に出現している．

この例にみるように，入眠を改善するには，就床前に熱放散過程を促進できるような環境を設けることが重要である．日常生活の中での具体的な方法として，手足を加温して直接末梢温を高めることや，精神的なリラクゼーションを高めるような香りや，身体マッサージなどは，自律神経系を副交感神経系優位な状態を伴って熱放散過程の促進に寄与しているものと考えられる[6]．

1.3.2 光環境と睡眠

人間の活動は昼間活動し，夜間は休むという約 24 時間周期の睡眠覚醒リズム

によって営まれており，この概日リズムは視交叉上核（SCN：suprachiasmatic nucleus）にある体内時計によって制御されている．この SCN にある時計機構に最も大きな影響を与える外界からの刺激として光があり，目から入る光刺激によって SCN の時計機構は管理されている．したがって，光環境は睡眠覚醒リズムに直接影響を与える[7]．

光による体内時計の時刻調整作用は個体がもつ位相反応曲線に従って変化する[7]．我々は朝の光で体内時計を位相前進させて，外界の 24 時間の明暗周期に同調している．昼間の光では体内時計の位相（時刻）は変化しないが，深部体温やメラトニンの概日リズムはリズムの振幅が増大する[8]．つまり昼間光を浴びると深部体温やメラトニン分泌の昼と夜のメリハリが大きくなり，これが昼間の覚醒をより活性化し，夜間の睡眠をより安定化させることになる．逆に，夜間に覚醒して光を浴びてしまうと概日リズムの振幅が低下するので，昼間の覚醒レベルは低下し，夜間の睡眠は不安定となる．さらに，図 1.9 に示したように，これらの概日リズムの振幅は人間の感情面とも密接に関連しており，振幅の低下はうつ傾向を助長する[9]．深部体温が脳代謝を間接的に反映しているので，深部体温の概日リズムの振幅の低下は脳代謝の昼夜のメリハリの低下を意味する．これは，昼間の脳代謝が十分に高くならないので，覚醒レベルが低下し，陰性気分が高くなる．そのうえに夜間には脳代謝が十分に低くならないので睡眠が不安定になるものと考えられる．このように概日リズムの振幅の低下は，睡眠と覚醒の質をともに悪化させる．

光の非視覚的生理作用には波長特異性がある．概日リズムの再同調（resynchronization）に重要な働きをするメラトニンの分泌は夜間に促進され，昼間の光で抑制される[8]．このメラトニン分泌の抑制に光の波長依存性があり，同じ光でも波長が 460〜470 nm 付近の青色波長の光がメラトニン分泌を最も大きく抑制する[10]．青色波長付近の光を夜間暴露すると発光のエネルギーが低くても，メラトニン分泌が抑制されるので，夜間にもかかわらず深部体温の下降が悪くなり，覚醒水準が増大する[10,11]．実は，この青色波長の光が蛍光灯や LED 照明などに多く含まれるので，これらを夜間照明として使用すると，夜間のメラトニン分泌が抑制されることになる．我々の日常生活に置き換えて考えてみると，夕方から就床時刻までの室内照明や TV 画面からの光刺激は夜間のメラトニン分泌を抑制している可能性が高く，深部体温や睡眠覚醒の概日リズムの位相を後退

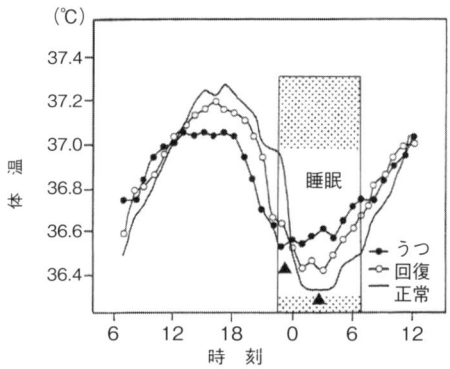

図1.9 体温リズムの振幅とうつ傾向の関係[9]
うつ病患者の病状に関連して変化する体温リズム，実線が健康な人の体温リズム，白丸○が回復期の，黒丸●がうつ期の体温リズム．

させて，睡眠を障害している可能性が高い[12]．一方で，この青色波長の光はメラトニン分泌を抑制し，覚醒効果を促すので，昼間の室内照明に利用することでビジランスを高め，作業の能率や安全性を高めることにも寄与する．

このように，光環境は人間の睡眠覚醒リズムに大きく影響するので，光環境の適切な選択が夜間の睡眠を改善し昼間の作業の効率や安全性を高めることになる．しかし，選択を間違えると睡眠の不調や作業能率の低下を招き，最悪の場合には大きな事故の誘発につながりかねない．光環境は人間の健康にとって重要であると同時に，作業の効率と安全性という社会活動にとっても重要である．

1.3.3 24時間社会と睡眠

人類の約4万年の進化の歴史の中で獲得された概日リズムの時計機構がここ数十年の社会環境の激変によって窮地に追い込まれている．

人間は本来昼間に活動して夜間は休むという活動パターンを24時間周期で繰り返す休止・活動リズムで生活してきた．しかし，19世紀後半の人工照明（エジソンによる電灯の発明）の誕生に端を発して，20世紀後半のインターネット・携帯電話に象徴される高度情報化，社会活動のグローバル化へと変遷していく中で，我々のライフスタイルは大きく変化した．本来活動すべき時間帯が昼間だけでなく夜間にも及ぶような時代となり，24時間型社会ができ上がりつつある．

このような環境で生活すると，進化の過程で遺伝的に定着した昼間は活動し夜間は休むという概日リズムが社会の活動リズムと同期がとれなくなり（脱同期状態，desynchronization），概日リズムの位相の後退と振幅の低下というリズム障害を起こす．リズム障害を起こすリスクが高いものとしては交代勤務，海外旅行などで生じる時差障害，子どもから若者によくみられる夜更かし朝寝坊という生活習慣の夜型化と短眠化である．このような概日リズムの変調や障害に長期間さらされると，心身に種々の疾患を発症させる．最近の多くの疫学研究で，24時間型社会では概日性睡眠障害，気分障害，高血圧，肥満，タイプⅡ糖尿病，がんなどの発症率が高くなることが報告されている[8]．社会現象としては就学期の子どもの不登校や引きこもり青年の増加も概日リズムの変調との関連が指摘されている[13]．さらに24時間型社会が問題なのは，乳幼児期の子どもにも影響が及んでいることである[14]．このような社会の病理現象は社会全体の活力を低下させるだろう．

以上のように，人間を取り巻く環境は我々の睡眠に大きな影響を与えている．それは温熱環境や光環境といった物理環境ばかりではなく，現代の社会構造も睡眠に間接的な影響を与えている．このような睡眠の問題は産業界では居眠りによる事故，教育現場では不登校や学力低下児童の増加となって社会問題化している．また，分子生物学の発展で遺伝子の発現に環境要因が深くかかわっていることも明らかにされようとしている[15]．近年，睡眠に直接的にまた間接的に影響する環境要因が多彩であることがわかってきた． 〔小林敏孝〕

●文　献

1) Brooks EM, Morgan AL, Pierga JM, Wladkowski SL, Gorman JT, Derr JA, Kenney WL: Chronic hormone replacement therapy alters thermoregulatory and vasomotor function in postmenopausal women. *J Appl Physiol*, **83**: 477-484, 1997.
2) Haskell EH, Palca JW, Walker JM et al.: The effects of high and low ambient temperature on human sleep stages. *Electroencephalogr Clin Neurophysiol*, **51**: 494-501, 1981.
3) 中尾光之：睡眠と体温調節．睡眠学（日本睡眠学会編），pp.140-144，朝倉書店，2010.
4) Zulley J, Wever R, Aschoff J: The dependence of onset and duration of sleep on circadian rhythm of rectal temperature. *Pflugers Arch*, **391**: 314-318, 1981.
5) Krauchi K, Boer T: Body temperature, sleep, and hibernation. *Principles and Practice of Sleep Medicine*, 5th ed., pp. 323-334, 2011.
6) 小林敏孝：日中の行動と温度調節（入浴，運動，頭部冷却，局所温熱制御）．睡眠学（日本睡眠学会編），pp. 428-429，朝倉書店，2010.
7) Mistlberger R, Rusak B: Circadian rhythms in mammals: formal properties and environmental

influences. *Priciples and Practice of Sleep Medicine*, 5th ed., pp. 363-375, 2011.
8) Lemaitre B, Salva A: Melatonin and the regulation of sleep and circadian rhythms. *Principles and Practice of Sleep Medicine,* 5th ed., pp. 420-430, 2011.
9) Souetre E, Salvati E, Belugou I et al.: Circadian rhythms in depression and recovery: evidence for blunted amplitude as the main chronobiological abnormality. *Psychiatry Research*, 28: 263-278, 1989.
10) Brainard GC, Hanifin JP, Greeson JM et al.: Action spectrum for melatonin regulation in humans: evidence for a novel circadian photoreceptor. *J Neurosci*, 15(16): 6405-6412, 2001.
11) 小山恵美：光環境．時間生物学辞典（石田直理雄・本間研一編），pp. 282-283, 朝倉書店, 2008.
12) Wright HR, Lack LC: Effects of light wavelength on suppression and phase delay of the melatonin rhythm. *Chronobiology International,* 18(5): 801-808, 2001.
13) 三池輝久：不登校— School phobia（with interactive sleep disorder）．睡眠学（日本睡眠学会編），pp. 290-291, 朝倉書店, 2010.
14) 原田哲夫：24時間型社会—24 hours society. 時間生物学辞典（石田直理雄・本間研一編），pp. 286-289, 朝倉書店, 2008.
15) Bird A: Perceptions of epigenetics. *Nature,* 447(24): 396-398, 2007.

1.4 生体リズムと睡眠

1.4.1 生物と生物時計

　地球上のすべての生物は自然環境の周期的な変化とともに生きており，それに適応するため生物自身の中に生体リズムをもっている．生体リズムはその周期によっていくつかに分類されるが，そのうち約24時間周期のものを概日リズムという．我々人間を含めた動物において，睡眠は単にその時々の環境や活動状況の都合だけで生じるのではなく，かなりの部分をこの概日リズムによって支配されている．哺乳類では睡眠覚醒以外にも体温，血圧，ホルモン分泌など様々な生理機能や活動に概日リズムがみられ，人間においてはさらに認知機能などの高次機能にも概日リズムの影響がみられる[1]．

　生体リズムを駆動し，環境周期に同調することによって周期的に変動する環境条件に対応して生体機能の最適化をはかっているのは生物時計である．生物時計はバクテリアや植物なども含めて多くの生物種に認められるが，人間を含めた哺乳類の生物時計の中枢は視床下部の中の視交叉上核（suprachiasmatic nucleus：SCN）に存在する（中枢時計）．中枢時計が破壊された動物は睡眠覚醒リズムをはじめとする概日リズムが失われることが示されている[2]．生物時計はさらに肝臓や心臓など末梢の組織にも存在し，それぞれが概日リズムを駆動していることが近年見いだされているが（末梢時計），それらは様々なホルモンなどの液性因

子や神経系を介して中枢時計である SCN による調節を受けていると考えられている[3]．

1.4.2　概日リズム：フリーランと内的脱同調

　人間を昼夜変化や時間の手がかりがない環境下で生活させると，睡眠，メラトニン分泌，体温などのリズム位相は日々後退し，24 時間よりやや長い周期を示すようになる．これを概日リズムのフリーランという．フリーランリズムの周期，つまり生物時計により駆動される人間本来の概日リズム周期は，平均 24.18 時間であると報告されている[4]．したがって，そのままでは外界の周期と内因性周期の間に差が生じることになるが，実際には同調因子（Zeitgebers, time cue）によって生物時計を日々調節することにより，我々は 24 時間周期に合わせて社会生活を送っている．概日リズムを外界の環境に同調させる因子として最も重要なものは光であり，このほか食事・運動・社会的接触などが重要な因子として知られている．

　生物時計が昼夜変化に同調（entrain）しているとき，睡眠覚醒リズムと体温リズム，あるいは血中メラトニンやコルチゾールなどの内分泌リズムには一定の位相関係が確立され，1 日の中で活動に適した状態と休息に適した状態がつくり出されている．人間は本来，昼行性の行動リズムをもっていると考えられ，日中覚醒し活動するのに適した状態が保たれ体温は夕方最高に達する．その後，松果体からのメラトニン分泌が始まり四肢末端からの放熱が促進され，体温の下降に一致して睡眠が始まり，明け方体温が最下点から上昇するにつれて目覚める．一方，メラトニンの血中濃度は体温とは反対に夜間睡眠中高値を示す（後述）．

　一方，上記のように体内リズムがフリーランしている状況では，睡眠覚醒リズムと体温リズムが異なる周期を示すようになり，2 つのリズムの間に一定の位相関係が認められなくなることがある[5]．これを内的脱同調という．また内的脱同調は，睡眠覚醒リズムと体温リズムとの間だけでなく，睡眠覚醒リズムと血中メラトニンリズムや血中コルチゾールリズムの間にも生じることが認められており，これは生体機能の時間的秩序が崩れた状態と考えることができる[5]．時差症候群，交替勤務睡眠障害あるいは睡眠相後退症候群などの概日リズム睡眠障害などではこうした内的脱同調が生体内に生じるため眠気や倦怠感などの心身の不調が生じると考えられている．

1.4.3 睡眠調節と生体リズムの発現機構：2つの仮説

生体リズムに内的脱同調が生じることから，人間の生物時計には少なくとも2つの異なる振動機構が存在していることが想定される．つまり，表現型リズムである睡眠覚醒リズムと，内的脱同調を起こしても24時間に近い周期を維持する体温やメラトニンリズムを駆動している振動体とは異なる振動体の影響下にあると考えられる[5]．

生物時計による睡眠調節の代表的なモデルとして，睡眠覚醒リズムを駆動する振動機構に，自律的な振動体を想定する2振動体仮説（自律振動仮説）[6]と，砂時計型のホメオスタシス機構を想定する2プロセス仮説（two process model）とがある[7]．

2振動体仮説では，生物時計は相互に作用し合う2つの自律振動体，強い振動体（振動体I）と弱い振動体（振動体II）からなり，両者は通常1つの振動体のように振る舞い生体リズムを制御しているとモデル化される（図1.10）[6]．振動体Iの生理学的実体はSCNであると考えられ，網膜を介する光刺激によって調節され，メラトニンやコルチゾールなどのホルモン分泌リズム，深部体温リズム，レム睡眠などを駆動する．一方，振動体IIは主に社会的同調因子と強い振動子の調節を受け，睡眠覚醒リズムを駆動するとされるが，その実体および局在ははっきりしていない[6]．

一方の2プロセス仮説は，経験的にも明らかな，覚醒の時間が続くと次第に眠

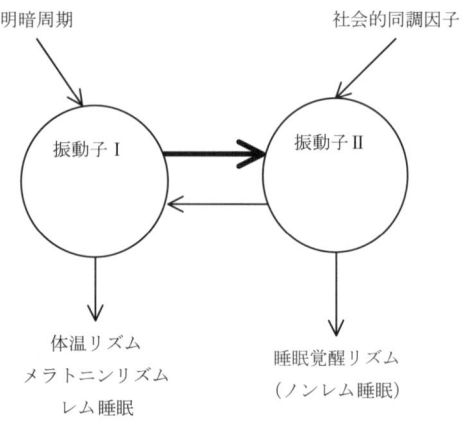

図1.10 2振動体仮説の模式図[6]

1.4 生体リズムと睡眠

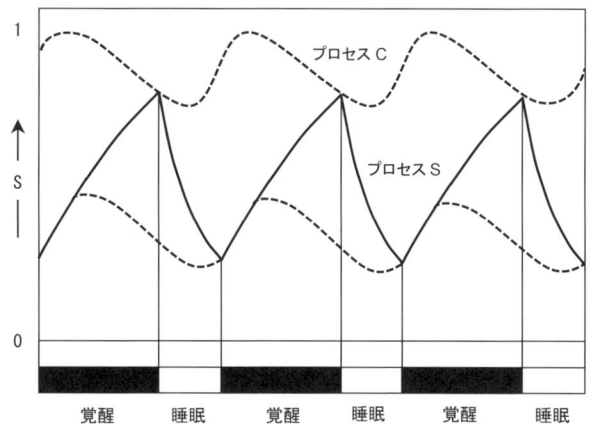

図 1.11 2プロセス仮説（文献7より改変引用）
睡眠と覚醒のタイミングは，恒常性に相当するプロセスSと，概日リズムを持つプロセスCの相互関係によって決まる．覚醒時間の延長に伴ってプロセスSが上昇し，プロセスCにより規定される睡眠閾値に到達すると睡眠が開始し，睡眠によってプロセスSが指数関数的に減少し，プロセスCの覚醒閾値に到達すると目覚める．

たくなるという睡眠に向かう恒常性維持機能からの駆動を想定したモデルである．眠気（睡眠圧）は覚醒時間の長さに伴って増大し，直前の断眠時間とその後の睡眠の長さや質に負の相関関係がみられる．これをプロセスS（homeostatic process）とする．プロセスSは睡眠により減少するが，他方で徹夜をした場合に眠気のピークを超えるとその後眠気が軽減することを経験するように，同時に概日リズムによる調節も受けていると考えられる．これをプロセスC（circadian process）とする．睡眠覚醒のタイミングはプロセスCとプロセスSの相互関係により規定されると考えられる（図1.11）[7]．

1.4.4 リズム同調と位相反応

生物時計により駆動される24時間とは異なる概日リズムを，外界の昼夜変化に合わせて調節し，環境周期と生体リズム位相に特定の時間的関係を確立することをリズム同調という．概日リズムを外界の環境に同調させる因子として最も強力なものは光であり，我々は毎朝太陽光を浴びることによって生物時計をリセットし，1日24時間の生活に適応している．

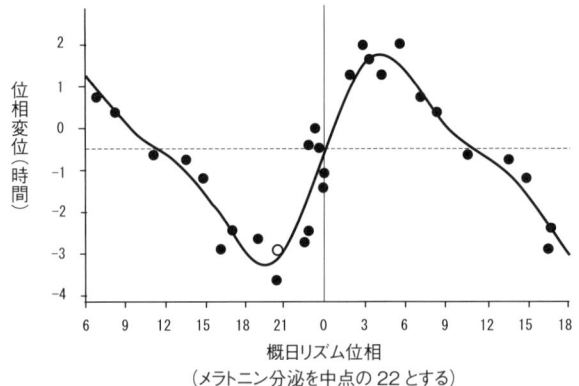

図 1.12 光に対する人間の位相反応曲線[8]
光刺激によるメラトニン分泌リズム位相反応．横軸は深部体温の最低点を 0 とした光の照射位相．縦軸に光刺激によって生じる位相変位の幅を，位相前進を正，位相後退を負として示す．

網膜を通して知覚された光は，網膜視床下部神経伝達路を通して SCN に伝えられ，ある時間特性に従って生物時計位相をシフトさせる．位相反応の向きや大きさは概日リズムのどの位相に光が照射されたかで異なり，人間では早朝に光を照射すると生体リズムの位相は前進し，夕方から夜に光を照射すると生体リズムの位相は後退する[8]．その関係を示したのが位相反応曲線（phase response curve：PRC）である（図 1.12）．つまり我々が 24 時間より長い概日リズムを外界の昼夜変化に同調させて生活するためには，朝の光による位相前進反応が重要である．また，就床前の光刺激が睡眠覚醒リズムに害があると考えられるのもこうした理由による．

一方，非光因子には，運動，食事，社会的接触などが知られており，いずれも光に比べると効果は弱く，同調の詳しい機構はまだ完全には解明されていないが，リズム同調を促進させる作用が示されている．運動の概日リズムに対する効果は運動する時間帯によって異なり，人間においても夕方の運動で位相前進し夜間では位相後退するという PRC が存在するという報告[9]があるが，今後の検証が必要であろう．食事については動物での報告が主であるが，肝臓の末梢時計あるいは脳内報酬系を介して概日リズムを調整することが示唆されている[10]．人間においては，仕事や学校などの社会生活，外出や人との約束などの社会的接触が

同調因子となり，24時間周期のリズムを強固にしている．このように社会的接触が同調因子として作用するのは人間が高度な精神機能を有するためと考えられるが，その具体的メカニズムについては今後のさらなる解明が必要である．

1.4.5 メラトニンとその他のホルモン

メラトニンは松果体から分泌されるホルモンで，その分泌量は昼間低く夜間に高いという明瞭な日内変動がみられる．この分泌リズムはSCNによって駆動され，生物時計により制御されると同時に，光によって合成が抑制される．睡眠の発現に影響されることがないため，メラトニン分泌リズムは深部体温の変動リズムと並んで信頼ある生体リズム位相の指標として用いられる．メラトニンを経口投与した場合，光と同様，投与した位相に応じて概日リズムの位相を変位させる働きがある．その位相反応特性は光とほぼ逆位相で，午後から夕方に投与した場合概日リズムの位相を前進し，早朝から午前中に投与した場合は概日リズムを後退する[11]．メラトニンは日本では医薬品として認可されていないが，2010年に日本でも発売されたラメルテオンはメラトニン受容体作動薬で，リズムを調節する新しいタイプの睡眠薬として期待がもたれている．

コルチゾール分泌は，メラトニンと同様生物時計の制御を強く受け，睡眠の有無にかかわらず，深夜に最低値となり，その後徐々に上昇し，早朝に最高値に達し，以後は減少するという著明な日内変動を示す．一方，成長ホルモン分泌は睡眠の影響を強く受け，入眠後に分泌が急増し覚醒とともに減少する[12]．

1.4.6 時計遺伝子と睡眠

SCNの中枢時計は，*Clock*, *Per*, *Cry* などの時計遺伝子と呼ばれる遺伝子群によって駆動されている．時計遺伝子群は特有の転写調節ネガティブフィードバック機構をもち，これによって概日リズムの発振を行っている．生物の睡眠覚醒リズムも時計遺伝子の機能に支配されており，動物では時計遺伝子の変異あるいはノックアウトによって睡眠覚醒リズムが喪失したり変調をきたしたりすることが示されている[13]．また，人間においても朝型・夜型が時計遺伝子の遺伝子型に関連する，あるいは概日リズム睡眠障害が時計遺伝子の遺伝子型と関連するなどの報告がある[14]．時計遺伝子は2プロセス仮説におけるプロセスCのみならずプロセスS（睡眠の恒常性を示す）への関与も想定されており[15]，今後の研究の進

歩により，睡眠覚醒リズムの特徴や必要な睡眠時間など，睡眠表現型の個人差にかかわる分子遺伝学的なメカニズムが生体リズムと関連してさらに解明されることが期待される．

〔土屋晶子・北島剛司〕

● 文 献

1) Schmidt C, Collette F, Cajochen C et al.: A time to think: circadian rhythms in human cognition. *Cogn Neuropsychol*, **24**(7): 755-789, 2007.
2) Stephan FK, Zucker I: Circadian rhythms in drinking behavior and locomotor activity of rats are eliminated by hypothalamic lesions. *Proc Natl Acad Sci U S A*, **69**(6): 1583-1586, 1972.
3) 大石勝隆：末梢時計．時間生物学事典（石田直理雄・本間研一編），pp. 158-159, 朝倉書店, 2008.
4) Czeisler CA, Duffy JF, Shanahan T L et al.: Stability, precision, and near-24-hour period of the human circadian pacemaker. *Science*, **284**(5423): 2177-2181, 1999.
5) 本間研一：内的脱同調．時間生物学事典（石田直理雄・本間研一編），pp. 58-61, 朝倉書店, 2008.
6) 本間研一・千葉茂：サーカディアンリズム睡眠障害の臨床，新興医学出版社, 2003.
7) Daan S, Beersma DG, Borbely AA: Timing of human sleep: recovery process gated by a circadian pacemaker. *Am J Physiol*, **246**(2 Pt 2): R161-183, 1984.
8) Khalsa SB, Jewett ME, Cajochen C et al.: A phase response curve to single bright light pulses in human subjects. *J Physiol*, **549**(Pt 3): 945-952, 2003.
9) Buxton OM, Lee CW, L'Hermite-Baleriaux M et al.: Exercise elicits phase shifts and acute alterations of melatonin that vary with circadian phase. *Am J Physiol Regul Integr Comp Physiol*, **284**(3): R714-724, 2003.
10) Mendoza J: Circadian clocks: setting time by food. *J Neuroendocrinol*, **19**(2): 127-137, 2007.
11) Burgess HJ, Revell VL, Eastman CI: A three pulse phase response curve to three milligrams of melatonin in humans. *J Physiol*, **586**(2): 639-647, 2008.
12) 海老原尚：睡眠覚醒リズムと生体機能．睡眠学（日本睡眠学会編），pp. 189-200, 朝倉書店, 2009.
13) O'hara BF, Turek FW, Franken P: Genetic basis of sleep in rodents. *Principle and Practice of Sleep Medicine*, 5th ed. (Kryger MH, Both T, Dement WC eds.), pp. 161-174, Saunders, 2010.
14) Ebisawa T: Circadian rhythms in the CNS and peripheral clock disorders: human sleep disorders and clock genes. *J Pharmacol Sci*, **103**(2): 150-154, 2007.
15) Franken P, Dijk DJ: Circadian clock genes and sleep homeostasis. *Eur J Neurosci*, **29**(9): 1820-1829, 2009.

1.5 睡眠衛生を考える

1.5.1 睡眠衛生の重要性

　睡眠衛生とは，睡眠に影響する環境および行動要因全般を指し，寝室の温湿度などの睡眠環境，就寝前の過ごし方のほか，睡眠習慣および生活環境全般も含む概念である．不眠者の認知行動療法では，心因性の不眠を解消する心理的なコー

ピング手法やリラックス手法とともに，睡眠衛生の教育およびそのチェック・改善が主軸となる．睡眠衛生は，本来，学校教育や地域保健指導などで十分な認知・啓蒙が必要であるが，夜型化・24時間化社会の急速な進行や，携帯電話などの通信インフラの発達，および，睡眠衛生教育に携わる人材不足などにより，正しい知識や対処法の社会啓発が十分でない現状にある．すなわち，不眠ないしは不十分な睡眠の原因を本人が自覚していない，または睡眠に良い，もしくは悪い生活習慣・環境を認識していないケースがかなり多い．睡眠に悩む者の中には，医療機関への受診が必要な対象のほか，睡眠衛生の知識供与による生活習慣・環境の改善のみでも問題の解消・軽減に至る対象が相当数存在するが，このことは一般社会および医療現場のいずれにおいても重要である．

　睡眠は，加齢・性差という生物学的な影響を受けるほか，社会・文化的な要因による影響も強い．睡眠衛生は，①必要な睡眠時間，②生活および睡眠習慣の規則性，③日中の行動や環境，④就寝前の行動や環境，⑤睡眠環境，という5種類の観点に大別できるが，それぞれの社会集団ごとにその問題は異なり，その特性に応じた対処が必要になる．本節では，まず睡眠時間に関する睡眠衛生上の事項について述べ，その後に，睡眠衛生上の観点から取り上げる必要性の高い，子どもおよび高齢者の睡眠衛生について解説する．

1.5.2　必要な睡眠時間

　日本人の睡眠が世界最短であることは，一般成人や大学生等を対象とした複数の調査結果から示されており，東アジア，中でも日本および韓国の睡眠時間が際立って短いことが知られている．NHKによる国民生活時間調査結果[1]によれば，ここ50年間にわたり日本人の睡眠時間は短縮の一途をたどっており，社会全般の傾向として夜型化が進行し，その歯止めが効いていない現状にある．一般に短眠者や人為的な睡眠時間短縮を行うと，睡眠時間中に占める徐波睡眠の出現量の増大や中途覚醒の減少など，量の低下を質で補うような適応が引き起こされる．ところが，日本人一般を対象とした疫学調査結果[2]では，成人の約2割が不眠症状を有しており，睡眠時間が短いうえに睡眠の質も低い人口が相当数存在するものと推察される．この調査結果では，不眠症状に関連する要因として，加齢，無職，運動習慣の無いこと，心理的ストレス，心理的ストレスの解消法の欠如，が見出され，これら要因の1つもしくは複数が作用し，短時間睡眠者の高い睡眠圧

にも打ち勝って不眠症状をもたらしている可能性が考えられる．

上述した NHK による国民生活時間調査[1]では，2010 年における 10 歳以上の日本人一般の平均睡眠時間は 7 時間 14 分で 1960 年から 5 年ごとに行われている調査中で最短である．年代別に最も短いのは平均 7 時間を切る 40 歳代および 50 歳代で，中でも最短は 40 歳代女性の平均 6 時間 28 分である．10 歳代では平均約 7 時間半であるが，この数値も十分とは言い難い．年代や社会集団ごとの睡眠時間の特性を概観すると，生活の規則性が比較的高い，小学生〜高校生および一般社会人では，睡眠不足状態にある者が多い．一方，生活の自由度の高い大学生や高齢者では，前者は起床時間の後退，後者は就寝時刻の前進から長時間睡眠をとる者が見受けられる．また大学生では，深夜に至るアルバイトや通学時間が長くなることなどから，睡眠時間帯や睡眠時間が不規則になるケースも多く，"寝不足で眠い"，"寝すぎて眠い"，という双方の症状を経験する者が存在する．これらから，"何時間の睡眠時間が適当か？" という質問は，大学生および高齢者でより多く発せられる傾向がある．

必要な睡眠時間の目安としては，米国の National Sleep Foundation が公開している年代別の必要な睡眠時間（表 1.1）[3]が参考になる．この数値は，実験研究や疫学調査などの先行研究結果を踏まえたものであるが，NHK 国民生活時間調査の結果に照らすと特に若年者の睡眠不足が深刻である．なお睡眠時間は，夏季に短縮する季節性の変化をはじめ，同一個人でも多少の短縮は可能だが，睡眠不足による問題の生じない習慣的な睡眠時間として，ほとんどの成人で 6 時間半以上が必要と思われる．日本人一般の睡眠時間調査では，成人[4]および中高生[5]とも約 3 割が睡眠時間 6 時間未満であることが報告され，限界ぎりぎり，もしくは限界を下回って何らかの健康被害を被っている者の存在する可能性が示唆され

表 1.1 年齢別の必要とされる睡眠時間[3]

年　　齢	必要な睡眠時間の目安
新生児（〜2 カ月まで）	12〜18 時間
乳児（3〜11 カ月）	14〜15 時間
幼児（1〜3 歳）	12〜14 時間
幼児（3〜5 歳）	11〜13 時間
学童（5〜12 歳）	10〜11 時間
ティーンエイジャー（10〜17 歳）	8.5〜9.25 時間
成人と高齢者	7〜9 時間

る．一方，成人で9時間以上の睡眠時間を必要とする長時間睡眠者も少数ながら存在する．これらから，各人に適した無理のない睡眠時間は，日中の眠気を目安に個別に判断する必要があり，数日～1週間単位を目途に15～20分ごとに調整して最適睡眠時間を把握するとよい．正午～午後3時頃の afternoon dip と呼ばれる眠気は睡眠時間が十分な状態でも現れるが，午前中や夕方すぎにも強い眠気を感じたり，椅子などに座るといつでもどこでも寝てしまう，などの症状は，睡眠の量もしくは質に問題を抱えている可能性が高い．

睡眠習慣の規則性も重要である．大学生のような不規則傾向の強い集団のほか，一般社会人や児童生徒でも休日には起床時刻が遅れるのが普通である．2時間を超えるような朝寝坊，併せて夜更かしも加わると，休日あけの定時起床時には睡眠不足となり，起床困難や日中の眠気の増大などがもたらされる．週日の睡眠不足を休日に補う際は，起床時刻の遅延は約1時間までにとどめ，その前の就寝時刻を早くすること，それでも足りなければ，いったん起床した後，お昼から午後3時までの時間帯で日中の仮眠をとるなどの工夫によって睡眠不足の解消を図るとよい．

近年，不十分な睡眠がもたらす健康被害については，脳機能関連や生活習慣病関連など数多く報告されている．睡眠習慣の改善を促す際には，これらの情報を与えることで理解を深め，動機づけを強化することができる．

1.5.3 子どもの睡眠衛生

社会全体の夜型化は，乳幼児～児童・生徒に至る子どもの世代にも夜更かし・睡眠不足の問題を引き起こしており，文部科学省は，2006（平成18）年より"早寝早起き朝ごはん運動"を展開している．子どもの睡眠衛生の留意点は，保護者・家庭環境の影響が強いことであり，睡眠衛生教育を行う際には，子ども本人だけでなく保護者も対象にしないと改善は困難である．乳幼児の場合には，接触の長い母親の影響が強く，母親の朝型／夜型と子どもの朝型／夜型が一致するという報告[6]もある．また，年長の兄姉がいるとその睡眠習慣に影響され，弟妹のほうが夜型傾向になることが多い．保護者や年長の兄姉よりも早い時刻に就寝させる際には，就寝前30～60分はリラックスし，眠りにつくための準備をする時間を設ける必要がある．室内照明が明るく，面白いTV番組が流れている部屋から，いきなり寝かしつけるのは無理がある．子どもにおいては，歯磨き，着替え

など，就寝前の一連の流れやルールをつくることが重要であり，これらは入眠儀式とも呼ばれている．就寝に至る行動の流れをもっと早い時間帯まで含めると，特に乳幼児〜小学生では，夕食の時刻が重要であろう．午後9時頃の就寝を目指すのであれば，余裕をもって午後7時半，遅くとも午後8時までには夕食を終えるようにしたい．入浴は，家庭により夕食の前にするか後にするか様々であるが，夕食の時刻とも併せ，目標とする就寝時刻に向けた無理のないスケジュールを組む必要がある．

子どもの睡眠習慣に関する留意事項の1つに，夕方以後のカフェイン摂取の禁止がある．小学生頃から，コーヒー，紅茶，緑茶等カフェインを含む飲料を摂取する子どもが増加しているものと思われるが，子どもは成人に比してカフェインの分解能が低く，覚醒効果の持続が長い．したがって，午後3時頃を目安に夕方以後は摂取を控えることが望ましい．また，カフェインはコーラ類にも含まれる．このことを知らずに夕方以後にコーラ類を摂取すると，理由のわからないままに眠れない，という事態を招く可能性があり，注意が必要である．

年代別の特筆事項としては，保育所の午睡の問題，および，中高生の帰宅後の仮眠の問題の2点があげられる．前者は，保育所で行われている昼食後の午睡が発育過程に伴う午睡の必要性の低下を勘案しておらず，特に年長児が不必要な午睡をとることにより，夜型化，朝の起床困難，朝食欠食などの問題を生じるというものである[7]．保育所の午睡は，2008（平成20）年に管轄省庁である厚生労働省の保育所保育指針が改定され，より個人特性に応じた対応をとるような記載に改められた．また子どもの夜更かし・朝の起床困難に悩む保護者から，午睡をさせない旨の要望が出ることも多いようである．これらから，年長クラスの年度の後半は午睡をやめたり，必要ない子に午睡を無理強いしないような保育所も散見されるようになった．注意したい点は，2〜4歳頃は午睡の必要性の個人差が大きいことであり，可能なら，個人の必要性に応じた適切な午睡の時間を設けるべきであろう．午睡の必要性は，保育所への登所のない休日の午睡習慣から判断するのが1つの目安にはなるが，休日の就寝・起床時刻が平日と大きく異なる可能性もあり，確認する必要がある．

近年，中高生の3〜5割が学校からの帰宅後に仮眠習慣を有し，このような学生では，夜更かし傾向が強くなるとともに，日中における行動面および情緒面の両面とも悪化しやすいことが報告されている[8]．眠気の概日リズムでは，習慣的

な就寝時刻の2～4時間前，通常の生活では午後7～10時頃が睡眠禁止帯（forbidden zone）と呼ばれる最も眠気の少ない時間帯である．中高生の帰宅後の仮眠は，この睡眠禁止帯に近い時間帯，もしくはその最中に該当する夕方から夕食後頃であり，この時間帯に仮眠できること自体が，本来の眠気の概日リズムの変調，もしくは，1日を通した潜在的な強い眠気の存在などを示唆する．帰宅後の仮眠習慣を有する中高生では，夜更かしとともに日中の眠気も強く，おそらく，睡眠不足→本来眠気の少ない夕方以後の時間帯に仮眠→夜更かし→睡眠不足，という悪循環状態にあることが考えられる．まず帰宅後の仮眠習慣を止め，夜更かしを慎んで十分な夜間睡眠時間の確保に努めることが望まれる．

1.5.4 高齢者の睡眠衛生

日本人成人の不眠人口は約2割であるが，60歳以上に限ると約3割に増加する[2]．この原因は，深い睡眠の出現量の低下や中途覚醒の増加，および夜間頻尿など加齢に伴う変化のほか，日中の行動や環境面など睡眠衛生上の問題によるものも多い．高齢者の睡眠覚醒リズムの特性として，睡眠時間帯の前進がある．上述したとおり，就寝時刻が早くなることで睡眠時間が必要以上に長くなり，このため，睡眠全般が浅くなり，熟眠感の低下や中途覚醒の増加，および早朝覚醒などのもたらされることがある．このような高齢者では，睡眠時間を必要量まで短縮することで，これらの問題を軽減できる可能性がある．なお，高齢者の早寝の理由は，"やることがない"，"起きていてもしょうがない"などが多く，睡眠時間の短縮を図る際には，起きていて行う活動内容まで考えておく必要がある．このことは，日中の頻回もしくは長時間の仮眠や夕方過ぎのうたた寝など，夜間睡眠に悪影響を及ぼす仮眠・うたた寝習慣を改善する際も同様であり，具体的な方策を考えないと改善は難しい．方策の工夫は人それぞれであるが，地域保健における介入の成功例としては，早い午後の短時間仮眠（30分）と夕方の軽運動の組み合わせを週3回，計4週間行うことで，高齢者の夜間睡眠および精神健康の改善が認められている[9]．

近年，高齢者を対象とした健康講話等の機会において，深夜～早朝のラジオ放送を楽しみにする高齢者に比較的頻回に遭遇する．番組のリスナーは約200万人ともいわれており，1晩中ラジオのスイッチを入れっぱなしの方，好みの時間帯に併せて目覚ましをかける方など様々である．日中の活動性や認知機能などは

良好な方が多く，番組を聞くことを楽しみにされているが，ラジオを聴くために睡眠が分断されているのは明らかである．また不眠傾向の方では，眠れない夜や早朝覚醒した際の楽しみになっていることもある．ここ数年の傾向であるが，今後，その実態や睡眠および日中の状態への影響等について調査する必要があるかもしれない．

高齢者で問題となりやすいそのほかの事項として，日中の環境照度と寝室の温度がある．前者に関しては，日中に屋内で過ごす時間が長く，高照度光曝露が少ないことにより日中の傾眠および夜間のメラトニン分泌の低下を招き，夜間睡眠に悪影響が及ぶ可能性がある．在宅の一般高齢者では，過ごす場所を窓際や縁側などの明るい場所に変えるだけでよく，この点についての知識供与のみで問題解決に至ることも多い．一方，施設入居の高齢者では，日当たりの良し悪しが施設内の区画によって異なるため，特に日当たりの悪い区画の入居者については，施設側の何らかの配慮・工夫がないと，昼夜逆転や夜間不眠などの問題に至る可能性がある．

寝室の温度に関しては，在宅高齢者の夏季および冬季に問題となる．快適な寝室の温湿度環境の目安は，気温15〜26℃，相対湿度50〜60%とされるが，夏季および冬季には，30℃近くや10℃以下に達することもあり，特に高齢者ではこの温度範囲を逸脱しても，そのまま我慢する傾向が強い．夏季の暑熱環境は入眠困難や中途覚醒の増加など，明らかに睡眠を障害し，熱中症のリスクも上げることが考えられる．一方，冬季には，睡眠そのものへの影響は少ないものの，夜間にトイレに起きた際に血圧の急上昇を招き，心血管系の事故の発生する危険性が懸念される．また冬季における高齢者の特徴として，寝室を暖めずに電気毛布等を使用したり，寝具・寝衣の量を増やして対処する傾向がある[10]．これらの問題は，生命にかかわる事故につながる可能性を含んでおり，睡眠衛生教育の際に十分な理解を促すよう配慮する必要がある．　　　　　　　　〔水野　康〕

●文　献

1) NHK放送文化研究所世論調査部：2010年国民生活時間調査報告書，pp. 47-48, NHK放送文化研究所，2011.
2) Kim K et al.: An epidemiological study of insomnia among the Japanese general population. *Sleep*, 23 (1): 41-47, 2000.
3) National Sleep Foundation: How much sleep do we really need? http://www.sleepfoundation.org/

article/how-sleep-works/how-much-sleep-do-we-really-need.
4) Liu X et al.: Sleep loss and daytime sleepiness in the general adult population of Japan. *Psychiatry Res*, **93**(1): 1-11, 2000.
5) Ohida T et al.: An epidemiologic study of self-reported sleep problems among Japanese adolescents. *Sleep*, **27**(5): 978-985, 2004.
6) Komada Y et al.: Irregular sleep habits of parents are associated with increased sleep problems and daytime sleepiness of children. *Tohoku J Exp Med*, **219**: 85-89, 2009.
7) Fukuda K, Sakashita Y: Sleeping pattern of kindergartners and nursery school children: function of daytime nap. *Percept Mot Skills*, **94**(1): 219-228, 2002.
8) Fukuda K, Ishihara K: Routine evening naps and night-time sleep patterns in junior high and high school students. *Psychiatry Clin Neurosci*, **56**(3): 229-230, 2002.
9) Tanaka H, Shirakawa S.: Sleep health, lifestyle and mental health in the Japanese elderly: ensuring sleep to promote a healthy brain and mind. *J Psychosom Res*, **56**(5): 465-477, 2004.
10) 岡本一枝ほか：高齢者の睡眠環境に関する実態調査．実践女子大学家政学部紀要，**30**：63-69, 1993.

●コラム1　眠れないのか，眠らないのか？●

　睡眠が剝奪（断眠）された場合に，認知機能・身体機能にどのような影響が出るか？このことは睡眠学，中でも実験心理学の分野にとっては非常に興味深いテーマであり，これまで数多くの断眠実験が行われてきた．

　断眠実験は，1晩睡眠を剝奪する全断眠（一般的な言葉では徹夜・完徹などといわれる）と，1晩のうち部分的に睡眠を剝奪する部分断眠（いわゆる睡眠不足はこれに当たる）とに大きく分類される．実験では，睡眠ポリグラフ検査（PSG）で被験者の覚醒状態をモニターし，断眠中に被験者が眠ってしまうことのないように，実験者が声をかけるといった手続きをとる．

　部分断眠に関しては，レム睡眠や徐波睡眠といった特定の睡眠段階だけを剝奪して，特定の睡眠段階の機能を解明しようという試みも行われる．この場合の実験方法としては，剝奪したい睡眠段階が出現したら音刺激を提示し，別の睡眠段階に強制的に移行させる．

　断眠実験の結果は，「眠らないと，認知機能や身体機能に様々な悪影響が出る」と解釈され，不眠による二次的影響として類推解釈される（「眠れないと，認知機能や身体機能に様々な悪影響が出る」）．しかし厳密に区別するならば，眠ろうとしているのに眠れない状態（不眠）と，そもそも眠ろうとしていない状態（睡眠不足）とでは，その影響が必ずしも一致しない可能性がある．特に不眠では，睡眠の不足に，心理的ストレス，不安の影響が重積する可能性があるだろう．

　睡眠障害国際分類では，独立した疾患概念として，不眠症と睡眠不足症候群が規定されている．不眠症は眠れない状態のために日中機能への支障を訴える病態であり，睡眠不足症候群は必要な睡眠時間の認識に欠け，慢性的な睡眠不足のために日中機能に支障をきたす過眠性疾患群である．いずれも睡眠を介した日中の問題を有するが，断眠実験の結果を利用する場合には，眠れないのかそれとも眠らないのかという部分を意識することが必要になるだろう．

〔駒田陽子〕

chapter 2 不眠総論

2.1 不眠症研究の歴史

2.1.1 古代から近世までの不眠

　古代から中世，近代まで睡眠という生体現象が科学的に実証されていなかった時代には，睡眠や夢，不眠，眠らない，眠れないという状態について膨大な伝説や逸話，民話，文学などがみられる．睡眠は，社会的生活習慣，地球上の気象，気候，季節変動といった自然環境により異なることは古くから知られていたが，中世から近世初期には西欧では睡眠そのものに特に価値があったわけではなく，途中で目覚めることなどは問題にはしていなかった．しかし，ヒトを含めた様々な動物種で睡眠中の姿勢や睡眠時間が異なるなどの系統発生要因，あるいは睡眠が1個体で出生から小児期，成人，高齢期によりその質や量が変化していくことなどの個体発生の要因を考慮することが必要である．

　睡眠を様々な側面から研究する学問として，近年，睡眠科学，睡眠医学，睡眠社会学という3本柱が提唱され，これらは科学として実証性をもつ領域といえる．この領域とは別に「睡眠文化（sleep culture）」が系統的に取り上げられ，睡眠の社会文化，行動科学，動物学，人類学，哲学などが睡眠という現象に注目している．このような状況から現代人の睡眠の意義，役割などが解明されつつある．

　睡眠の異常を理解するためには，上記のような様々な要因を考慮し，不眠すなわち"眠れない"ことを理解する必要性がある．我が国に存在する古文書の中で12世紀後半に発刊された『病草紙（やまいのそうし）』は，様々な疾患を図版として記載した優れた書である．その中で「不眠症の女」が取り上げられている．その場面の詞書（ことばがき）に「山とのくに… 女あり．とりたてていたむところなけれど

も，よるになれども，ねいらるることなし．よもすがら，おきゐて，なによりもわびしきことなり」とわずか8行記されている．ただ眠れないだけの話であるが，800年前に『病草紙』に取り上げられ，不眠が病気であると認識されていることがわかる．睡眠や寝姿の研究から，この女性の不眠症は精神生理性不眠であると推定される．

中世の西欧では，睡眠をコントロールしている中枢が心臓ではなく脳であることが知られるようになったが，ほかには特に目立った睡眠に関する画期的な議論はなされていない．近世に至り我が国では，『養生訓』の著者として有名な江戸時代の医師貝原益軒が，快眠の手引きについてもふれている．

本書は『不眠の科学』であり，科学としては未分化な時代，古代の聖書時代～中世の睡眠や不眠の問題については成書[1]を参考にされたい．

2.1.2 科学としての睡眠研究の発展

我が国の先駆けともいうべき睡眠実験は，眠っているイヌの血液を抜いて乾燥させ，利用したとされる"眠り薬"である．滋賀県の甲賀地方は昔から忍者の里として知られ，毒矢や武器に使用する毒物を植物や動物から抽出するなど，現代の薬理学の発生の地であった．現在も博物館には様々な生薬やその原植物などが保存されている．

本格的な睡眠研究としては，明治初めに名古屋大学の前身である愛知医学専門学校の石森國臣[2]が睡眠物質に関する画期的な研究を報告した．脳の中でつくられる睡眠物質，ホルモン様化学物質が睡眠を誘発するという学説である．イヌを眠らせない，つまり断眠をした状態で髄液を取り出し，もう1匹の正常なイヌの脳内に注入することにより，睡眠を誘発させた．同研究は，フランスのPieronら[3]とほぼ同時期であったが，睡眠の液性機序を解明した最初の報告であった．

1930年代，ヨーロッパの基礎生理学者Bremer[4]らはネコの脳幹をいくつかの定位置で切断して脳波への影響を観察し，健常な睡眠が誘発されるためには大脳皮質からの求心系信号が必要であることを報告した．さらにMoruzziとMagounは植え込み電極の技術を進め，脳局所の電気活動を記録することに成功し，脳波を基にして覚醒から睡眠までの一連の変化を観察することができるようになった．さらにStarzlらは外界からの感覚刺激が脳の持続的な覚醒をもたらすと述べた．この説によると，外界からの刺激がなければ眠り続けることになる．この

ような眠りのメカニズムに関する研究は急速に進められ，その成果は1954年の"Brain Mechanisms and Consciousness"[5]に，脳幹網様体からの上行経路が重要であるとまとめられている．これらの研究は前述の石森やPieronが発見した睡眠物質が脳脊髄液に含まれているという液性機序に対し，脳の神経活動を主体とする神経機序として説明された．

わが国では睡眠物質について井上昌次郎ら[6]のウリジン，グルタチオンといった睡眠促進物質（sleep promoting substance）や早石修ら[7]のプロスタグランジン D_2，E_2 などの大きな発見がみられた．

2.1.3 ヒト脳波の発見とその周辺

ヒトの脳波を初めて記録したのはドイツの精神科医Berger[8]である．彼はヒトが目覚めているときと眠っているときには明らかに異なった波形が出現していることを発見し，睡眠を科学的に実証した．これは睡眠研究の夜明けというべき画期的な発見であった．睡眠を脳波として計測することにより，眠っている人を妨げることなく睡眠の長さ，質を観察することができるようになった．

ハーバード大学のDavis, Harveyら[9,10]は眠っているときの脳波の周波数を詳細に記録した．シカゴ大学のBlakeら[11]はヒトでは睡眠中に高振幅徐波と紡錘波，覚醒時には低振幅速波とアルファ波がそれぞれ特徴的に出現することを報告している．これ以降，睡眠中はすべての脳活動が停止するといったこれまでの考えを払拭し，脳では睡眠中にも覚醒状態とは異なった緩徐で同期したゆるやかな神経活動がみられるという新しい説が少しずつ受け入れられるようになった．

1953年，AserinskyとKleitmanがレム睡眠を発見し，引き続きヒトの脳波変化を1晩中記録することにより，4段階のノンレム睡眠とレム睡眠が1セットとなり，朝方まで規則的に4～5回繰り返すことが検証された．このような1晩の睡眠や総睡眠時間は，新生児から高齢者まで経年齢的に変化することが判明するまでにさらに数年が経過している．現在では当然，ヒトの正常睡眠についての客観的データが得られて初めて，不眠や様々な睡眠障害を科学的に評価することができるようになったのである．睡眠脳波の発展の歴史については，Aserinsky, Kleitmanに続いてスタンフォード大学のDementが研究に情熱を注ぎ，現代の睡眠医療を発展させることになる．その当時の苦労はDementの総説[12]に記されている．

さらに，1晩の睡眠脳波に加え，眼球運動，筋電図，呼吸，脈拍などを同時に記録する睡眠ポリグラフ検査（polysomnography：PSG）が確立され，不眠症状を訴える人の1晩の睡眠の状態を客観的に記録することが可能となり，その異常を検討することができるようになった．PSGにより多種の睡眠異常が記録され，新しい睡眠障害として分類することも可能になった．

2.1.4　睡眠医療の発展

睡眠の異常，病態に関する研究は，睡眠のメカニズムが解明されるよりはるか前の1880年頃からみられる．不眠症という概念が確立される前に，すでにJem Baptististe Edouard Gelinau（1859～1906）がナルコレプシーの病名を用いている．彼はギリシャ語のナルコーシス（narkosis，麻痺した，感覚がない）とレプシス（lepsis，突然に襲う，発作）を組み合わせ，病状を詳しく記述している．後に1916年にHennebergが情動脱力発作をカタプレキシーと名づけた．1836年には今日の閉塞性睡眠時無呼吸の概念がDickensの小説に登場する肥満少年がよく居眠りをして呼吸が止まっていたという描写をもとに，この本のタイトル「ピックウィック・クラブ」をとって，ピックウィック症候群として記述されている．様々な睡眠の病態の発見とその後の経過についてはManaceineの古書 *"Sleep: Its Physiology, Pathology, Hygiene, and Psychology"*（1897年）[13]やKleitmanの著書 *"Sleep and Wakefulness"*（1972年）[14]に詳述されている．

さて不眠症は，夜に眠れないという不眠症状とともに，昼間に眠気をもたらす場合があり，この昼間の眠気を過眠症状と捉える．しかし，夜に十分な睡眠時間をとっていても，昼間に眠気の続く場合があり，これは過眠症と分類する．つまり，過眠と不眠は表裏一体として考えることが妥当である．

1970年代に至るまでは体系的な分類法は確立されておらず，不眠症を中心に，疾患，年齢，原因によって分類されたり，量的異常と質的異常を考慮して分類されることもあったが，1979年，昼間の眠気は昼間の覚醒障害と考え，睡眠覚醒障害として初めて診断分類に取り入れられた．これが北米で発表された「睡眠覚醒障害診断分類（Diagnostic Classification of Sleep and Arousal Disorders：DCSAD）」で，国際的に広く使われた．その後，1990年に米国睡眠障害連合が「睡眠障害国際分類（International Classification of Sleep Disorders：ICSD）」を，1992年に世界保健機関（WHO）が「国際疾患分類第10版（International

Classification of Disorders：ICD-10)」を発表した．さらに米国精神医学会(APA)が「精神障害の診断と統計の手引き（Diagnostic and Statistical Manual of Mental Disorders：DSM)」に睡眠障害を取り上げるようになり，その後改変を重ね，現在ではDSM-IVを使用している．ICSDは2005年に改訂され，第2版となった．その中で不眠症は入眠障害，中途覚醒，早朝覚醒，朝の熟眠感・回復の欠如とともに昼間のQOL（生活の質，quality of life）を取り上げ，夜間の睡眠障害のため昼間の活動機能が障害されることを診断項目に入れたことが注目される．これらの診断分類は様々な不眠症状を簡便，明快に診断できるとして現在も使われているが，それぞれの分類法には特徴，短所，長所があるので，成書[15]を参考にされたい．

このような診断分類はまだ解明されていない様々な原因があるにせよ，疾患をもつ状態や日常生活を通して不眠症を理解し，それを改善させることから，治療に導入することができる．さらにこのような治療法から，不眠症の病態解明のための今後の研究発展が期待される． 〔大川匡子〕

● 文　献
1) 吉田集而編：眠りの文化論，平凡社，2010.
2) 石森國臣：不眠動物ノ脳質中ニ証明シ得タル催眠性物質・睡眠ノ真因．東京医学会雑誌，23：429-457, 1909.
3) Pieron H: *Le Probleme Physiologique du Sommeil*, Masson et Cie, Editeurs, Paris, 1913.
4) Bremer F: Isolated brain and the physiology of sleep. *CR Soc Biol*, 118: 1235-1241, 1935.
5) Delafresnaye JF: *Brain Mechanisms and Consciouness*, Blackwell Scientific Publications, Oxford, 1954.
6) 井上昌次郎：睡眠物質の多様性．睡眠のメカニズム（井上昌次郎ほか編），pp. 22-51, 朝倉書店，1997.
7) Hayaishi O: Molecular mechanisms of sleep-wake regulation: roles of prostaglandin D_2 and E_2. *FASEB J*, 5: 2575-2581, 1991.
8) Berger H: On the electroenzephalogram of man. *J Phychol Neurol*, 40: 160-179, 1930.
9) Davis H, Davis PA, Loomis AL, Harvey EN, Hobart GA: Changes in human brain potentials during the onset of sleep. *Science*, 86: 448-450, 1937.
10) Loomis AL, Harvey EN, Hobart GA: Cerebral states during sleep as studied by human brain potentials. *J Exp Psychol*, 21(2): 127-144, 1937.
11) Blake H, Gerard RW, Kleitman N: Factors influencing brain potentials during sleep. *J Neurophysiol*, 2: 48-60, 1939.
12) Dement WC: History of sleep medicine. *Neurol Clin*, 23: 945-965, 2005.
13) Manaceine M: *Sleep: Its Physiology, Pathology, Hygiene, and Psychology*, W. Scott, ltd., London, 1897.
14) Kleitman N: *Sleep and Wakefulness*, The Univ. of Chicago Press, Chicago, 1972.
15) 大川匡子：Part2　睡眠障害診療の基礎知識と最近の動向をみる　1．睡眠障害の分類と診断基準の動向をみる．睡眠障害治療の新たなストラテジー──生活習慣病からみた不眠症治療の最前線─（清

水徹男編),pp. 24-33,先端医学社,2006.

2.2 不眠症の診断と評価

2.2.1 不眠の診断

一言で不眠といっても様々なものがあり,睡眠障害国際分類第2版(The International Classification of Sleep Disorders, 2nd ed, ICSD-2)[1]では以下のように分類されている.

- 適応障害性不眠(急性不眠)
- 精神生理性不眠
- 逆説性不眠
- 特発性不眠
- 精神疾患による不眠
- 不適切な睡眠衛生
- 小児期の行動性不眠
- 薬剤もしくは物質による不眠
- 身体疾患による不眠
- 物質あるいは既知の生理学的症状によらない,特定不能の不眠(非器質性不眠)
- 特定不能の生理的(器質性)不眠

a. ICSD-2 の診断基準

不眠は,適切な睡眠の機会・環境が得られるにもかかわらず,睡眠困難が持続し,日中の機能障害をきたしているもの,である[1].不眠の診断基準および不眠の代表格である精神生理性不眠・逆説性不眠の基準を表2.1に示す.

b. 問 診

米国睡眠学会は evidence based な各種 practice parameter を出している.睡眠ポリグラフ検査(PSG:polysomnography)および関連検査の適応では不眠を伴ううつ病が記載されているが,うつ病の診断確定には PSG も反復睡眠潜時検査(MSLT:multiple sleep latency test)も適応とならない[2].うつ病に特異的な睡眠構造が乏しいためである.不眠評価のための PSG についても,一過性不眠,慢性不眠,精神障害に伴う不眠の評価には PSG は適応とならない[3].

不眠診断では主観的症状が優先されるため,問診が重要になる.診断のための情報収集が主な目的となるが,初診段階から医師-患者関係の成立[4],治療目標の設定などにも十分配慮する.

1)主 訴: 最も困っている点を最初に話してもらう.入眠困難,睡眠維持困難,早朝覚醒,熟睡感の欠如などを確認する.日中の精神・身体機能の障害についても確認する.

表 2.1 診断基準（ICSD-2）

a. 不眠

A．入眠困難，睡眠維持困難，あるいは早朝覚醒や慢性的な回復感のない質の良くない睡眠の訴えがある．小児では，睡眠困難は保護者から報告されることが多く，就床への抵抗であったり，1人で寝ることができなかったりする．   B．睡眠の機会や環境が適切であるにもかかわらず，上記の睡眠困難が生じる．   C．夜間睡眠困難と関係して，以下の日中の障害が少なくとも1つ患者から報告される．   　ⅰ．疲労あるいは倦怠感 　　　　　　　　ⅵ．やる気，活力あるいは率先力の低下   　ⅱ．注意，集中あるいは記憶の障害 　　　ⅶ．仕事中あるいは運転中に間違いや事故を   　ⅲ．社会的あるいは職業上の機能障害，　　　　　起こしやすい   　　　または学業の不全 　　　　　　　　　ⅷ．睡眠損失に応じた緊張，頭痛または胃腸症状   　ⅳ．気分の障害あるいはいらいら感 　　　ⅸ．睡眠について心配したり悩んだりする   　ⅴ．日中の眠気

b. 精神生理性不眠

A．症状は不眠の基準を満たす．   B．不眠は1カ月以上続いている．   C．以下の1つ以上で示される，条件づけられた睡眠困難かつ／あるいは寝床での過覚醒がある．   　ⅰ．過度に焦点化され高まった睡眠に関する不安   　ⅱ．本人が望む就床時刻あるいは計画した午睡では眠れないが，睡眠を意図しない単調な活動時には眠れる   　ⅲ．自宅から離れると良く眠れる   　ⅳ．就床時の精神的覚醒．これは侵入的思考あるいは睡眠を妨げる精神活動を自分で止められないことで特徴付けられる   　ⅴ．就床時の身体緊張の高まり，体をリラックスさせて入眠することができない   D．障害は，他の睡眠障害，身体・神経障害，精神障害，薬物・物質障害では説明できない

c. 逆説性不眠

A．症状は不眠の基準を満たす．   B．不眠は1カ月以上続いている．   C．以下の1つ以上を満たす．   　ⅰ．患者は，慢性的にほとんど眠れないあるいはまったく眠れず，比較的普通に眠れるのはまれであると報告する   　ⅱ．1週以上記録した睡眠日誌では，平均睡眠時間が同年齢の正常値を下回っており，しばしば1週間で数日はまったく眠っていない．典型的には，その翌日，午睡がない   　ⅲ．客観的な睡眠ポリグラフ検査あるいはアクティグラフィの所見と主観的な報告あるいは睡眠日誌との間に明らかな乖離がある   D．少なくとも以下の1項目を満たす．   　ⅰ．患者は，一晩中ずっとあるいはほとんどずっと周囲からの刺激がわかるという   　ⅱ．患者は，横臥しながら一晩中思考あるいは思案しているという   E．他の不眠と同様の日中の支障を認めるが，極度の不眠の訴えから予測されるものと比べ重篤ではない．まったく眠れなかった翌日でも，日中に睡眠が侵入することや見当識障害はなく，覚醒度や注意力の低下による深刻な事故もない   F．障害は，他の睡眠障害，身体・神経障害，精神障害，薬物・物質障害では説明できない

2.2 不眠症の診断と評価

2) 現病歴： いつから不眠が生じたか，原因・誘因があったかを確認する．加齢による生理的変化も考慮する[5]．退職，配偶者の死，自らの身体疾患への不安・死に対する不安など精神生理性不眠を生じやすい誘因には注意を払う[6]．また，うつ病など精神障害，疼痛を伴う身体疾患の先行にも気をつける．

治療歴も十分聴取する．初診時にすでに睡眠薬長期連用，多剤併用している場合もある．常用量依存の問題，有害作用（残眠による日中の機能障害，転倒の危険性など）を伝える絶好の機会ともなる．我が国では寝酒も多いので，飲酒歴なども聴取する．

3) 現症： 就床・入眠・覚醒・起床時刻，中途覚醒の有無，中途覚醒後再入眠に要する時間などを聴取する．不眠に対するおそれから，必要以上に早く就床することがあり，具体的時刻を尋ねることによりその確認ができる．

睡眠前の行動が入眠を妨げることがある．就床前の過激な運動，入浴（高温），過剰な精神活動（パーソナルコンピュータ，携帯電話使用を含む）がないか確認する．帰宅時刻の確認も重要である．騒音や照明環境が睡眠を妨げることもある．また，就床前・時の不安が入眠を妨げるので，今夜も眠れないのではないか，眠れないと明日辛い，早く眠りたい，などと考えるか否かも尋ねる．

4) 家族歴・既往歴・合併症： 家族歴では，不眠症者の有無，うつ病など精神障害の有無を確認する．既往歴・合併症は，身体疾患（疼痛・アトピー性皮膚炎など）・精神障害（統合失調症・うつ病など）を確認する．

5) 病前性格・生活史： 患者の社会生活への適応方法，適応・不適応状態を知ることになり，ぜひ聴取しておきたい．

c. 問診に基づく不眠診断

上記情報に基づき，ICSD-2 診断基準に照らし合わせて診断する．患者には，診断名，患者が抱える問題点，治療の見通しを伝える．治療法を伝える際は，有効な治療法の優先順位を明確に示す．

d. 鑑別診断

不眠下位分類では各診断基準に，ほかの睡眠障害などでは説明できない，という一文がある．ここでは睡眠困難の型に従って鑑別すべき主なほかの睡眠障害をあげる．

入眠困難では，睡眠相後退障害（delayed sleep phase disorder：DSPD）・脱同調型など概日リズム睡眠障害[1]がある．入眠時刻とともに覚醒時刻を確認する

と鑑別は容易である．また，レストレスレッグス症候群（むずむず脚症候群）[1]も鑑別すべきであり，就床時の脚の感覚を確認する．

睡眠維持困難では睡眠時無呼吸[1]，周期性四肢運動障害[1]による覚醒がある．レストレスレッグス症候群（むずむず脚症候群）[1]では，中途覚醒とともに脚の不快が生じて再入眠できない．中途覚醒時に再入眠できず，朝方また眠るという睡眠の分断化はナルコレプシーでも認める[1]．睡眠中に大声を出したり，手足を打撲したりするときには，レム睡眠行動障害など睡眠時随伴症[1]を考える．

早朝覚醒は，睡眠相前進障害[1]を鑑別すべきである．高齢者が朝暗いうちから目が覚めて困ると訴えることがあるが，極端な早寝で19時〜2時の睡眠ということもある．

回復感のない質のよくない睡眠では，睡眠時無呼吸や周期性四肢運動障害[1]を忘れてはならない．これら睡眠妨害因子がある睡眠障害では，眠った後に回復感がない．特発性過眠症，行動誘発性睡眠不足症候群，長時間睡眠者[1]も回復感が得られない．

睡眠呼吸障害，周期性四肢運動障害が疑われる場合，診断が不確かな場合，治療が上手くいかない場合，暴力や外傷を伴う急激な覚醒がある場合はPSGで睡眠を評価する[3]．

2.2.2 不眠の評価

不眠の評価法には，主観的・客観的方法がある．

a. 質問紙

過去1カ月の睡眠と日中の機能を評価するピッツバーグ睡眠質問票（Pittsburgh Sleep Quality Index：PSQI）[7]，2週間の睡眠・日中の機能を評価する不眠重症度質問票（Insomnia Severity Index：ISI）[8]，直前24時間の睡眠を評価するセントマリー病院睡眠質問票（St. Marry's Hospital sleep questionnaire：SMH）[9]がある．過去1カ月・週3回以上あった症状をチェックするアテネ不眠尺度（Athens Insomnia Scale：AIS）も広く用いられている．このほか，Ford Insomnia Response to Stress Test（FIRST）は，どのような状況で不眠が生じるかを評価する．また，睡眠に対する非機能的な信念と態度質問票（DBAS）は，不眠に対する認知行動療法の効果判定に適している．概日リズム睡眠障害が疑われる場合は，朝型夜型質問紙（MEQ）などを用いる．

b. 睡眠日誌 (sleep log, sleep dairy)

臥床時間，睡眠時間を連日記録することによりパタン認識が可能となる．睡眠習慣の確認，入眠障害や中途覚醒の確認，DSPDなど概日リズム睡眠障害の除外などが可能である．注意すべき点として，①不眠患者は睡眠を過小評価する[10]，②不眠患者は入眠時刻や中途覚醒時刻に固執し，不眠を強化してしまうことがある，などがある．

c. アクチグラフィ (actigraphy)

手首あるいは腰に装着した装置（加速度センサ内蔵）により活動量を測定し，睡眠覚醒状態を推測する．装置により，加速度感知軸・感度が異なり，データのデジタル化も異なる．睡眠覚醒判別式も異なり，異なる装置間の睡眠覚醒判別一致率は課題とされている[10〜13]．

大まかに睡眠相をみるには優れている[10,11]．図2.1は不眠を訴えて受診した例であるが，3:00〜10:30に睡眠相が認められる．DSPD，不適切な睡眠衛生などが考えられ，精神生理性不眠は否定的である．図2.2では，アクチグラフィに基づけば速やかに入眠している（PSGでも22:30頃入眠）が，自覚的には入眠まで2時間かかっている（自覚的な睡眠過小評価）．活動量に基づく判別であるため，活動量が少ないと睡眠を過大評価することもある．

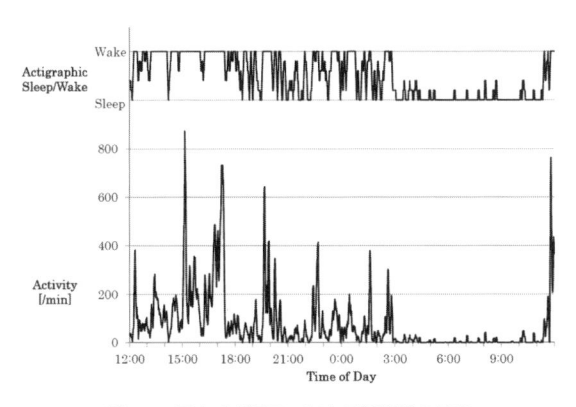

図2.1 アクチグラフィによる睡眠相の特定
33歳男性（初診時PSQI 14点，ISI 21点）．活動量（下段）と活動量に基づく睡眠覚醒判別（上段）を示す．活動量，睡眠覚醒判別とも1分ずつ移動させる移動平均（5分間）である．3:00〜10:30に睡眠相が認められる．

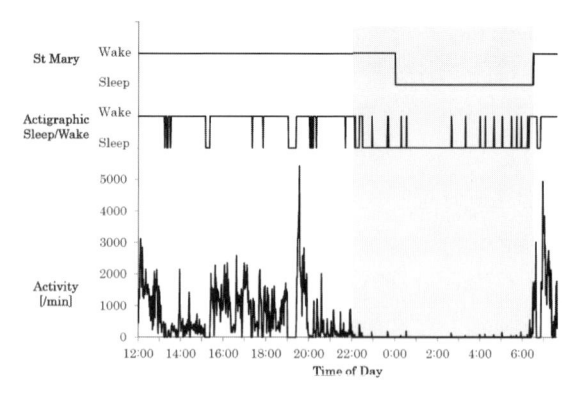

図 2.2 睡眠評価の自他覚乖離
50歳女性（PSQI 11点，ISI 15点）．網掛け部分がセントマリー病院睡眠質問票に基づく臥床時間であり，上段から同質問票による睡眠覚醒状態，活動量に基づく睡眠覚醒状態，活動量を示した．入眠時刻に自他覚乖離が認められる．

d. 睡眠ポリグラフ検査（PSG）

睡眠検査の gold standard であるが，不眠診断で重視されないことは先に述べた．特徴的な所見がないのが最大の理由である．また，検査室で1夜のみ行う PSG では，第1夜効果が生じ，普段にも増して不眠になることがある．一方，精神生理性不眠では家を離れることで眠れることもある．いずれにしろ評価は難しい．不眠患者は睡眠を過小評価するので，アクチグラフィや PSG を同時に行い，自他覚所見の乖離を検討するのは一法である[13]．

e. 携帯型脳波計

大阪バイオサイエンス研究所で開発された携帯型脳波計（スリープウェル社）がある[13,14]．Fz-M1（あるいは M2）導出脳波のみで，覚醒・軽睡眠，深睡眠・レム睡眠の判定が可能である．装置は軽量，操作も簡便であり，在宅で数日記録することもできるので，不眠患者の睡眠評価に今後用いられる可能性がある．

f. 深部体温，メラトニン

不眠の訴えが概日リズム睡眠障害によると考えられる場合，概日リズムの指標として深部体温測定，血中・唾液中メラトニン測定なども行う．

紙面の関係で十分な記載になっていない点がある．不明な点は他の成書[15]など
も参考にして欲しい． 〔碓氷　章・増山里枝子〕

● 文　献

1) American Academy of Sleep Medicine: *International Classification of Sleep Disorders: Diagnostic and Coding Manual*, 2nd ed., American Academy of Sleep Medicine, 2005.
2) Kushida CA et al.: Practice parameters for the indications for polysomnography and related procedures: An update for 2005. *Sleep*, **28**: 499-519, 2005.
3) Littner M et al.: Practice parameters for using polysomnography to evaluate insomnia: An update. *Sleep*, **26**: 754-760, 2003.
4) 大熊輝夫：現代臨床精神医学改訂第8版，金原出版，2000．
5) Williams RL et al.: Ontogeny of sleep. *Sleep* (Cooper R ed.), pp. 60-75, Chapman & Hall, 1994.
6) 井川真理子・平澤秀人：高齢者の睡眠障害とその治療．不眠症と睡眠障害（下）睡眠障害の病態と治療の最前線（菱川泰夫・村崎光邦編著），pp. 342-356，診療新社，1999．
7) 土井由利子ほか：ピッツバーグ睡眠質問票日本語版の作成．精神科治療学，**13**：755-763，1998．
8) 宗澤岳史ほか：日本語版不眠重症度質問票の開発．精神科治療学，**24**：219-225，2009．
9) 内山　真編：睡眠障害の対応と治療ガイドライン，じほう，2002．
10) Morgenthaler T et al.: Practice parameters for the use of actigraphy in the assessment of sleep and sleep disorders: An update for 2007. *Sleep*, **30**: 519-529, 2007.
11) Littner M et al.: Practice parameters for the role of actigraphy in the study of sleep and circadian rhythms: An update for 2002. *Sleep*, **26**: 337-341, 2003.
12) 碓氷　章：行動ロガーの測定と解析．睡眠医療，**3**：238-244，2009．
13) 碓氷　章・増山里枝子：Actigraphyによる不眠評価．臨床脳波，**52**：691-696，2010．
14) 裏出良博：睡眠の基礎研究．臨床脳波，**52**：704-711，2010．
15) 日本睡眠学会編：睡眠学，朝倉書店，2009．

●**コラム2　不眠の自記式評価尺度**●

　現在，不眠症の重症度を評価する尺度として，ピッツバーグ睡眠質問票（Pittsburgh Sleep Quality Index：PSQI），不眠重症度質問票（Insomnia Severity Index：ISI），アテネ不眠尺度（Athens Insomnia Scale：AIS）が比較的よく利用されている（項目については付録1参照）．

　PSQI[1]は過去1カ月の睡眠状態に関する18項目で構成され，7つの下位尺度（睡眠の質，睡眠時間，入眠時間，睡眠効率，睡眠困難，眠剤使用，日常生活への支障）に分類される．得点の範囲は0～21点であり，5.5点がカットオフ値として設定されている．疫学調査などで多く用いられている．

　ISI[2]は過去2週間における不眠状態に関する7項目5件法で構成される（得点範囲：0～28点）．重症度評定が可能であり，不眠なし（0～7），軽症（8～14），中等症（15～21点），重症（22～28点）である．認知行動療法の治療効果研究で多く用いられる．

　AIS[3]は，ICD-10に準じて作成された尺度であり，過去1カ月における不眠状態に関する8項目4件法で構成され，週に3日以上経験したものについて回答を求める（得点範囲：0～24点）．6点以上が病的水準のカットオフ値として設定されている．なお，調査対

象期間の設定は，必要に応じて変更してもかまわない．簡便なので，最近になって AIS を用いた臨床研究が増えてきている．

そのほかにも，睡眠に対する非機能的信念を測定する Dysfunctional Beliefs and Attitudes about Sleep Scale（DBAS[4,5]；16 項目 10 件法），ストレスによる過覚醒によって生じる睡眠反応を測定する Ford Insomnia Respone to Stress Test（FIRST[6]；9 項目 4 件法，得点範囲：9～36 点）などがある．DBAS はすべての項目の平均値が得点となるため[5]，得点範囲は 0～10 点で算出される．FIRST で測定される睡眠反応（ストレスによって引き起こされる，眠りにくくなりやすい傾向）は，不眠発症の素因であると考えられている[7]．また，睡眠反応が高い者では，第一夜効果（慣れない睡眠環境による心理的ストレスの影響）によって入眠潜時が長くなること[5]，カフェイン摂取時の入眠潜時が長くなることが報告されている[8]．

〔岡島　義・中島　俊〕

● 文　献

1) Doi Y et al.: Psychometric assessment of subjective sleep quality using the Japanese version of the Pittsburgh Sleep Quality Index (PSQI-J) in psychiatric disordered and control subjects. *Psychiatry Res*, **97**: 165-172, 2000.
2) 宗澤岳史ほか：日本語版不眠重症度質問票の開発．精神科治療学, **24**：219-225, 2009.
3) Soldatos CR et al.: Athens Insomnia Scale: validation of an instrument based on ICD-10 criteria. *J Psychosom Res*, **48**: 555-560, 2000.
4) 宗澤岳史ほか：日本語版「睡眠に対する非機能的な信念態度質問票」の開発．睡眠医療, **3**：396-403, 2009.
5) Morin CM et al.: Dysfunctional beliefs and attitudes about sleep (DBAS): validation of a brief version (DBAS-16). *Sleep*, **30**: 1547-1554, 2007.
6) Drake CL et al.: Vulnerability to stress-related sleep disturbance and hyperarousal. *Sleep*, **27**: 285-291, 2004.
7) Drake CL et al.: Sleep reactivity and insomnia: genetic and environmental influences. *Sleep*, **34**: 1179-1188, 2011.
8) Drake CL et al.: Stress-related sleep disturbance and polysomnographic response to caffeine. *Sleep medicine*, **7**: 567-572, 2006.

2.3　不眠症の疫学

24 時間型の生活様式が浸透し，眠れない人が増加している．睡眠に関する問題は，種々の疾患の発症を促進するだけではなく，眠気から注意力や集中力の低下が起き，交通事故や産業事故などの原因となる．不眠は，入眠障害，夜間覚醒，早朝覚醒などを主要な症状とする病態であり，睡眠に関する問題の中においても，とりわけ有病率が高く強い関心が寄せられている．

本節では，睡眠に関する疫学調査の中から，国民代表性の高い調査を中心に概

説する．

2.3.1 不眠症の定義

不眠の疫学調査データを解釈する際，調査方法が結果に多大な影響を及ぼすことを認識すべきである．以下の3点に注意を要する．

第一に，不眠の定義によりその有病率が著しく異なる．Ohayon[1] は，既存の疫学論文をレビューし，不眠の定義を以下の①〜④に分類，それぞれの有病率を示した．

①睡眠関連症状のみを不眠としたカテゴリー： 不眠関連症状として，寝つけない（入眠障害），夜間や早朝に目が覚めて再び寝入るのが難しい（夜間覚醒・早朝覚醒），休養となるには足りない睡眠（睡眠休養不足）などの症状が含まれ，この定義での有病率は30〜48%とされる．

②不眠関連症状と日中の問題，不都合を伴って不眠としたカテゴリー： 日中の問題，不都合として，日中の過剰な眠気，抑うつ症状，不安感などが含まれる．この定義での有病率は5〜15%とされる．

③不眠関連症状と量的あるいは質的睡眠不満足感を伴って不眠としたカテゴリー： この定義での有病率は8〜18%とされる．

④ DSM-III-R，DSM-IV，睡眠障害国際分類（The International Classification of Sleep Disorders）などの診断基準を用いて不眠としたカテゴリー： この定義での有病率は約6%とされる．医療機関を受診し診断された不眠症はカテゴリー④に相当すると考えられる．

日本人を対象にした大規模疫学調査は，カテゴリー①の定義を用いたものがほとんどであり，カテゴリー④の定義を用いた全国規模の疫学調査は報告されていない．

第二に，質問に対する回答肢の違いにより，不眠の有病率は影響を受ける．既存の調査では，不眠関連症状についての回答肢は二者択一方式や，「全くない（never）」「めったにない（seldom）」「たまにある（sometimes）」「しばしばある（often）」「いつもある（always）」などの五者択一形式が用いられる．3つ以上の回答肢の場合，カットオフポイント次第で結果に違いが生じる．

第三に，データの収集方法があげられる．自記式であるか面接聞き取り法であるかにより，調査結果は影響を受ける．高齢者を対象とした自記式質問票調査で

は，回収率の低下や，日常生活活動度の保たれた人が優先的に選択されるためバイアスが生じる可能性がある．

不眠の疫学データを理解するためにはこれらの注意点を認識すべきである．

2.3.2　日本の小児の不眠の疫学

小児の不眠に関する大規模な疫学研究は報告されてない．小児の健全な成長や発達に睡眠は重要であるが，成人同様小児の睡眠についても就寝時刻の遅延や夜間の睡眠時間の短縮が指摘されている．社団法人日本小児保健協会が実施している幼児健康度調査の1980～2010年の調査結果を比較した報告書[2]によると，2000年までは1歳6カ月児，2, 3, 4, 5～6歳児のすべての年齢において22時以降に就寝する児の割合は顕著に増加し，児の生活リズムの夜型化が認められたが，2010年の調査では減少傾向であることが示された．

2.3.3　日本の中学生高校生の不眠の疫学

生活の夜型化は中高生にも影響を与えている．1日の平均睡眠時間が6時間未満の生徒は30.6%であったと報告された[3]．2004年に実施された調査[4]では，入眠困難，中途覚醒，早朝覚醒，不眠の有訴者は，それぞれ14.8%, 11.3%, 5.5%, 23.5%であった（表2.2，図2.3）．成人を対象とした調査[5]と比較す

表2.2　中学生，高校生の不眠症の有病率（単位：%）[4]

			不眠症なし	不眠症あり	不明
男子	中学	1年生	76.1	20.3	3.6
		2年生	74.7	22.1	3.3
		3年生	72.8	24.6	2.5
	高校	1年生	74.5	23.5	2.0
		2年生	74.3	23.7	2.0
		3年生	73.4	24.6	2.1
	男子合計		74.3	23.3	2.4
女子	中学	1年生	77.2	21.0	1.7
		2年生	75.5	22.7	1.7
		3年生	72.5	26.1	1.4
	高校	1年生	75.7	23.0	1.2
		2年生	74.0	24.5	1.5
		3年生	73.9	24.7	1.4
	女子合計		74.8	23.7	1.5

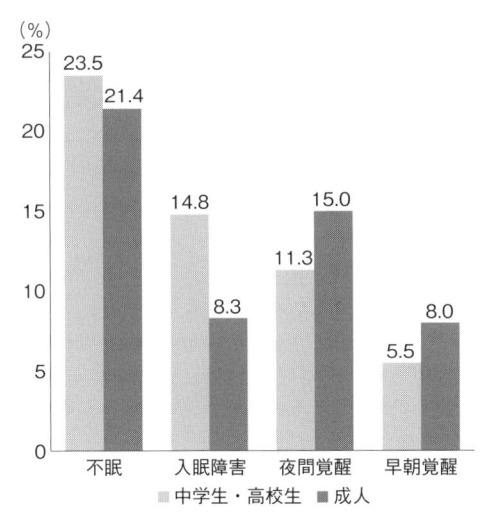

図 2.3 成人と中学生・高校生の不眠の有病率の比較[4,5)]

ると，中高生の有病率は成人と同等以上に高頻度であること，そして中高生では入眠障害の有訴者が多いことが示された（図 2.3）．中高生の不眠と有意に関連した要因として，「男性」「精神健康度が低い」「朝食を欠食する」「飲酒習慣がある」「喫煙習慣がある」「クラブ活動に参加していない」「就寝時刻が遅い」があげられ，高校生ではこれらに「進学希望なし」が加わる．

2.3.4 日本の成人を対象とした不眠の疫学

我が国の不眠に関する国民代表性のある疫学研究に，1997 年に健康・体力づくり事業財団が全国の成人 3030 人を対象とした調査があげられる[5)]．この調査の解析では，入眠障害，夜間覚醒，早朝覚醒の質問に対して，五者択一回答肢のうち「しばしばある」，「いつもある」を選択したものを，各症状を有するとされた．そして 3 つの症状のうち，いずれか 1 つ以上の症状を有することを不眠と定義された．その結果，各有病率は入眠障害が 8.3%，夜間覚醒が 15.0%，早朝覚醒が 8.0%，不眠が 21.4% と報告された（図 2.3）．また不眠と促進的に関連する要因として「高齢」「雇用されていない」「運動習慣がない」「健康感の欠如」「精神的ストレス」「ストレスへの対処不良」などがあげられており，これらの要因は不眠症のリスクファクターとして重要視されている．

表 2.3 睡眠に関連する症状の有訴者率（単位：%）[6,7]

	年齢	入眠障害	中途覚醒	早朝覚醒	熟眠感	イビキ	むずむず脚	日中の眠気
男性	20-29	17.4	9.5	9.6	29.4	1.5	1.7	4.6
	30-39	14.8	14.8	16.1	30.8	3.3	2.7	3.8
	40-49	13.1	16.2	26.0	27.5	3.3	2.7	3.5
	50-59	12.5	18.6	34.7	18.7	3.1	2.0	2.1
	60-69	13.4	23.0	40.3	13.0	2.5	2.6	1.8
	70-	14.8	29.0	35.2	11.0	1.8	3.2	0.9
	total	14.2	18.1	26.9	22.1	2.6	2.4	2.8
女性	20-29	21.0	17.0	11.1	33.7	0.8	3.1	4.0
	30-39	18.1	21.7	12.3	34.8	1.0	2.8	2.8
	40-49	13.8	19.5	15.8	29.3	1.5	2.9	3.0
	50-59	21.4	24.2	22.4	23.4	2.2	3.5	1.9
	60-69	23.6	26.8	30.1	16.3	1.7	3.7	0.9
	70-	21.8	30.7	31.6	11.3	1.5	4.2	0.7
	total	20.0	23.4	20.6	24.8	1.5	3.4	2.2

その後に，厚生労働省が2000年に実施した保健福祉動向調査データを用いた解析が報告されている．保健福祉動向調査は一般住民を対象とした自記式質問票調査であり，2000年の調査に入眠障害，夜間覚醒，早朝覚醒に関する質問が設定された．二者択一式の回答肢が用意され，3つの症状のうち，いずれか1つ以上の症状を有することが不眠と定義され，解析が行われた．その結果，有病率はそれぞれ入眠障害が17.3%，夜間覚醒が20.9%，早朝覚醒が23.6%，不眠が44.8%と報告された（表2.3)[6,7]．健康・体力づくり事業財団の調査と比べ，有病率が高いのは回答肢の違いによると考えられる．入眠障害は20歳代に多く，夜間覚醒と早朝覚醒は高齢者で顕著な増加が認められた．この知見は両調査において同様であった．また，入眠障害と夜間覚醒は女性で有意に高値を示し，早朝覚醒は男性に多いことが示された．

2.3.5 世界各国の不眠の疫学

2002年3月21日にオーストリア，ベルギー，ブラジル，中国，ドイツ，日本，ポルトガル，スロヴァキア，南アフリカ，スペインの10カ国の15～99歳の3万5327人に実施された自記式質問票調査[8]の報告によると，平均睡眠時間は454分であり，日本は413分と最も短かった．また，よく眠れないと回答した割合は平均24.0%であった．日本は20.9%と，5番目に低値であった．一番

頻度の低いオーストリアは 10.4% であるのに対し，ベルギーでは 32.2% と国により異なることが示された．

2.3.6 不眠と疾病に関する疫学研究

不眠は様々な精神疾患との関連が知られている．不眠と精神疾患の関連性において特にうつとの関連が有名であり，不眠がうつ発症の危険因子や随伴症になり得ることが複数の疫学研究により報告されている．Chang ら[9]は，Johns Hopkins 大学の 1053 人の卒業生を平均 34 年間，最長 45 年間追跡し，学生時代に不眠を有した対象者は，その後にうつを発生するリスクが有意に高値であることを報告している．Yokoyama ら[10]は，日本の高齢者を対象とした縦断研究でうつの発症に，ベースライン調査時の入眠困難が関連したことを報告している．

不眠は精神疾患のみならず，身体疾患の発症とも密接に関連することが知られている．青森県の成人を対象とした縦断研究で，不眠は高血糖の発症に促進的に関連することが明らかにされた[11]．この調査では，空腹時血漿グルコース (FPG：fasting plasma glucose) 値 100 mg/dL 未満かつ糖尿病でなかった 417 人のうち，2 年後，FPG 値 100 mg/dL 以上となったのは 12 人であったことが報告された．

本節では，不眠に関する疫学調査について概説し，不眠症に関連する問題について考察した．睡眠に関する問題は，先進国社会において重要な公衆衛生学的課題と認識されつつある．今後は睡眠習慣と不眠に関する研究の発展と，その結果に基づいた睡眠保健活動が求められる． 〔池田真紀・兼板佳孝〕

● 文 献

1) Ohayon MM: Epidemiology of insomnia: what we know and what we still need to learn. *Sleep Med Rev*, **6**: 97-111, 2002.
2) 社団法人日本小児保健協会：平成 22 年度幼児健康度調査報告 (http://plaza.umin.ac.jp/~jschild/book/pdf/2010_kenkochousa.pdf)
3) Ohida T et al.: Epidemiological study of self-reported sleep problems among Japanese adolescents. *Sleep*, **27**: 978-985, 2004.
4) Kaneita Y et al.: Insomnia among Japanese adolescents: a nationwide representative survey. *Sleep*, **29** (12): 1543-1550, 2006.
5) Kim K et al.: An epidemiological study of insomnia among the Japanese general population. *Sleep*, **23** (1): 41-47, 2000.

6) Asai T et al.: Epidemiological study of the relationship between sleep disturbances and somatic and psychological complaints among the Japanese general population. *Sleep Biol Rhythms*, **4**: 55-62, 2006.
7) Kaneita Y et al.: Excessive daytime sleepiness among the Japanese general population. *J Epidemiol*, **15**: 1-8, 2005.
8) Soldatos CR et al.: How do individuals sleep around the world? Result from a single-day survey in ten countries. *Sleep Med*, **6**: 5-13, 2005.
9) Chang PP et al.: Insomnia in young men and subsequent depression. The Johns Hopkins Precursors Study. *Am J Epidemiol*, **146**: 105-114, 1997.
10) Yokoyama E et al.: Association between depression and insomnia subtypes: a longitudinal study on the elderly in Japan. *Sleep*, **33**: 1693-1702, 2010.
11) Nakajima H et al.: Insomnia symptoms associated with hyperglycemia. *Sleep Biol Rhythms*, **8**: 203-211, 2010.

2.4 不眠の心身機能・身体機能に及ぼす影響

　我が国の一般成人を対象にした疫学調査によると[1]，男性の17.3～22.3％，女性の20.5～21.5％に不眠症が認められている．こうしたcommon diseaseである不眠症の患者が訴えるのは，夜間睡眠の問題だけではない．日中の倦怠感や眠気，頭痛をはじめとした種々の身体症状，気分障害や注意力・集中力の低下など，臨床上問題となる訴えは，睡眠障害国際分類第2版（ICSD-2）における「不眠症の一般的基準」のC項目に「日中の機能障害」としてあげられている（表2.4）ものの，軽視されがちである．
　一方で，不眠症の重要な症状である「身体的不調や精神活動の低下」といった「日中の機能障害」が，「不眠によって引き起こされたもの」なのかどうかの因果関係を探ることは困難である．なぜなら，ほとんどの不眠には，「不眠を引き起こす原因」となる種々の背景が存在するからである．
　日中の疲労や倦怠感は，睡眠時無呼吸症候群やレストレスレッグス症候群といった身体疾患によるかもしれない．気分障害や注意力・集中力の低下は，心理社会的あるいは生理身体的ストレッサーによるものかもしれない．このように，「日中の機能障害」はこれら「不眠を引き起こす原因」による可能性があり，その区別は困難といえる．
　「不眠が心身機能・身体機能に及ぼす影響」を一方向的に考察する場合に，健常者を対象にした断眠実験が有用となる．断眠は，その断眠時間により，全断眠（夜間睡眠をまったくさせない）と部分断眠（睡眠時間の短縮）に，断眠を行う

2.4 不眠の心身機能・身体機能に及ぼす影響

表 2.4 不眠症の一般的基準（ICSD-2）

A. 入眠困難，睡眠維持困難，早朝覚醒，慢性的に回復感のない，質のよくない睡眠が続くと訴える．子どもの場合は大抵保護者から報告され，就床時のぐずりや1人で眠れないといった睡眠障害がある．
B. 眠る機会や環境が適切であるにもかかわらず上述の睡眠障害が生じる．
C. 夜間睡眠の障害に関連して，以下のような日中障害を少なくとも1つ報告する．
 ⅰ）疲労または倦怠感
 ⅱ）注意力，集中力，記憶力の低下
 ⅲ）社会生活上あるいは職業生活上の支障，または学業低下
 ⅳ）気分がすぐれなかったり，いらいらする（気分障害または焦燥感）
 ⅴ）日中の眠気
 ⅵ）やる気，気力，自発性の減退
 ⅶ）職場で，または運転中に，過失や事故を起こしやすい
 ⅷ）睡眠の損失に相応した緊張，頭痛，または胃腸症状が認められる
 ⅸ）睡眠について心配したり悩んだりする

睡眠段階により，徐波断眠（徐波睡眠を制限）とレム断眠（レム睡眠を制限）に分類されるが，いずれにせよ，睡眠不足の状態を人為的に作り，その影響をみるものである．

本節では，断眠実験から認められた事象や疫学調査からの知見を中心に，不眠が心身機能や身体機能に与える影響に関して述べていく．

2.4.1 中枢神経系

a. 眠気，遂行機能，記憶

眠れなかった（あるいは眠らなかった）夜の翌日は，1日中眠気がつきまとい，テストや仕事などに集中できず，不注意によるミスをおかしてしまった経験は誰にでもあるだろう．逆に考えると，日中に眠気やパフォーマンスの低下をきたさないためには，何時間くらいの睡眠時間が適当といえるのだろうか．National Health and Nutrition Examination Survey[2] は1万896人の市民から，睡眠時間と睡眠に関連した6つの障害（集中困難，記憶障害，趣味を行う困難さ，運転や交通機関の乗換の困難さ，金銭処理の困難さ，労働困難）に関するデータを得た．それによると，7時間未満の睡眠時間の群は，7時間以上9時間未満の群に比して，6つの項目すべてに関して高い訴えがあった．両群で，最も多かった訴えは「集中困難」で，7時間未満群で29.3%，7時間以上9時間未満群で19.4%であった．

全断眠が，時間経過とともに遂行機能にどのような影響を及ぼすか検討した実

験によると[3]，覚醒15時間目から遂行機能は急速に低下し，18時間目には血中アルコール濃度が0.05％と同じ程度にまでなり，24時間目頃に最低となった．体内時計の作用から，日中にはいったん遂行機能は改善するが，それは睡眠を十分にとった日のレベルに戻ることはなかった．また，健常被験者32例に対して，断眠（全断眠と4時間・6時間の部分断眠）とエタノール負荷（0.3 g/kg・0.6 g/kg・0.9 g/kg）が眠気（反復睡眠潜時検査，multiple sleep latency test：MSLT），記憶（課題），作業能力（psychomotor vigilance test），精神作業（自己評価）に与える影響をみた実験では[4]，断眠およびエタノール負荷ともに，すべての項目は量（時間・濃度）依存性に増悪した．眠気および精神作業は，断眠の方がエタノール負荷よりも影響が強く，記憶に関しては，エタノールの方が強かった．作業能力においては，両者に差はなかった．つまり，睡眠不足は飲酒状態と同等か，それ以上の悪影響を引き起こす，ということになる．

睡眠時間の長さではなく，睡眠段階の違いでの影響はどうであろうか．健常例26例を睡眠ポリグラフ検査（polysomnography：PSG）監視下で，レム断眠群と同時刻に断眠を行った対照群（レム睡眠期ではないと仮定）に分類し，翌日にMSLTを施行し，客観的眠気に関して検討した実験によると[5]，レム断眠群はベースライン時のMSLTスコアと差はなく，一方で，対照群では有意に低下していた．つまり，翌日の覚醒度に影響するのはレム断眠ではなく，ノンレムを含む断眠であると考えられる．

睡眠負債という言葉があり，徹夜といった極端な行為のみならず，日々の慢性的な睡眠不足も蓄積されていくことを表現している．健常被験者48例を，8時間，6時間，4時間の睡眠（14日間）の群，全断眠（3日間）群の4つに分け，主観的および客観的眠気・作業能力への影響をみた実験では[6]，4時間群・6時間群では，主観的眠気は急速に増したが，日数が経過するにつれ，大きな悪化は認められなかった．また，作業能力低下は累積されていき，不足量に依存していた．全断眠群での作業能力は，累積覚醒時間が15.84時間を超えると，ほぼ直線上の低下を示した．そして，慢性的な睡眠不足は，2日間の全断眠と同等の作業能力低下を引き起こした．

睡眠前に記憶・学習した事柄は，睡眠後に再テストをしたとき，成績が確実に良くなっているという現象があり，睡眠依存性の記憶向上と呼ばれる．健常被験者に非利き腕でのキータイピングの課題を与え，再テストの前に睡眠を与える群

と与えない群に分け，睡眠の手続き記憶の学習への影響に関する実験によると[7]，睡眠をとってから再テストを行った群では，それ以外の群に比して，動作スピードが正確さを損なうことなく 20% 増しており，手続き記憶は時間経過に従って強化されることに加え，睡眠がこれを促進することを示した．また，1 夜明けての再テスト時の成績向上度は，（特に睡眠後半での）睡眠段階 2 の出現率と強い正の相関を示した．

b. 気 分

うつ病や不安障害では，睡眠障害は出現頻度の高い症状である．詳細は他章他項に譲るが，ここでは，これらのリスクファクターとしての睡眠障害（特に不眠）について触れる．National Institute of Mental Health Epidemiologic Catchment Area study[8] は，一般住民 7954 人に対して，不眠とうつ病に関する実態調査を，1 年のインターバルをおいて 2 回行った．その結果，2 回の調査で不眠がなかった群に比して，2 回の調査ともに不眠があった群のうつ病に罹患するリスクは 39.8 倍であった．また，1 回目の調査で不眠があり，2 回目調査では解決していた群では，そのリスクは 1.6 倍と減少し，うつ病発症予防に睡眠障害の治療的介入が有用であることを示唆している．

c. 感 覚

眠れなかった夜の翌日に頭痛や頸・肩の痛み，背中の張りなどを経験することはよくあり，それらは不眠症の一般的基準の 1 つにもなっている．9 人の健常男性に対して，全断眠（40 時間），レム断眠，徐波断眠が痛み閾値に与える影響を検討した実験では[9]，全断眠はベースラインと比較して，痛み閾値の有意な減少（−8%）が認められた．レム断眠と徐波断眠でも痛み閾値の減少の傾向が認められた．また，徐波断眠後の回復睡眠の後に，痛み閾値は有意に増加（+15%）した．徐波睡眠後の回復睡眠による鎮痛効果は，WHO のレベル I の鎮痛剤よりも強いかもしれない，と示唆されている．

2.4.2 自律神経系，心血管系

睡眠障害のストレスは，カテコールアミンの放出や交感神経活動の増加などを介して，高血圧や末梢血管抵抗の増大，ひいては虚血性心疾患を引き起こすという病態生理が考えられている．ここでいう睡眠障害には，高率に心血管系疾患を併発する睡眠時無呼吸症候群といった睡眠関連呼吸障害群も含まれるが，以下で

はそれら以外のファクター(断眠,睡眠不足など)に注目して,自律神経系および心血管系に与える影響に関して述べていく.

いずれも血圧の正常な8例の健常若年成人(平均年齢24歳)と8例の健常高齢者(同64歳)に対して,全断眠後と正常睡眠後の血圧測定(半臥位と立位)を行った実験では[10],高齢者では全断眠後に収縮期および拡張期血圧が有意に上昇したが,若年成人では血圧の変化に有意差はなかった.一方で,全断眠は両群ともに起立性低血圧を引き起こした.また,12例の健常男性(平均年齢29歳)に対して,40時間の全断眠負荷をかけ,血管内皮抵抗,心拍数,血圧,交感神経活動などの変化を検討した実験では[11],全断眠29時間目から血管内皮抵抗は有意に増加した.一方で,心拍数,収縮期血圧,交感神経活動は,全断眠32時間目から有意に増加した.このことは,急激な全断眠負荷は,交感神経活動と収縮期血圧の増加よりも前に,血管障害を引き起こしている可能性があることを示唆している.

The Sleep Heart Health Study[12]において,5910人の睡眠時間と高血圧の関係が調査された.年齢,性別,人種,AHI(無呼吸低呼吸指数,apnea hypopnea index),BMI(体格指数,body mass index)で調整解析した結果,7時間以上8時間未満の睡眠時間の群と比較して,6時間未満の群と,6時間以上7時間未満の群の高血圧のリスクは,それぞれ1.7倍と1.2倍であった.

The CARDIA Sleep Study[13]は,578人の健常成人における,アクチグラフィを用いた客観的睡眠時間と高血圧,収縮期および拡張期血圧の関係を調査した.その結果,睡眠の時間が短く,睡眠の維持が悪いほど,収縮期および拡張期血圧を上昇させることが示された.また,短時間睡眠は高血圧のオッズ比を増加させることも示された.

睡眠と高血圧の関係を調べるため,PSGを用い,65歳以上の高齢者で調査時に高血圧のない784人を最長4年にわたり追跡した調査では[14],243人が高血圧の診断基準を満たした.年齢,人種,BMIなどで調整分析した結果,徐波睡眠の割合の減少が高血圧と唯一相関した.また,睡眠維持,睡眠分断,睡眠関連呼吸障害といった因子とは独立していた.

睡眠時間,拡張期血圧,血清コレステロール値,BMIなどを測定項目として,定年退職(男性65歳,女性60歳)前の男女の第1回測定値(男性5819人,女性978人),4~7年後の第2回測定値(男性2588人,女性442人),25年後の

死亡状況から，睡眠時間と死亡率の因果関係を検討した調査では[15]，総死亡数は男性2303人，女性262人で，心血管系疾患による死亡数は男性1182人，女性117人であった．2回の調査ともに睡眠時間7時間未満の群は，7時間以上8時間未満の群に比較して，死亡率が増加した（オッズ比：男性1.15，女性1.73）．その中で，心血管系疾患による死亡率のオッズ比は，男性1.19，女性2.30であった．

2.4.3 代謝，内分泌系

多くのホルモン分泌は日内変動を呈する．そして，様々な断眠実験により，体内時計の影響を強く受け，睡眠のリズムとは独立した分泌パターンを示すものから，睡眠リズムの影響を受け分泌量が大きく変化するものまであることが判明した．ここでは特に，臨床的に重要な「睡眠障害と耐糖能低下」を中心に，断眠や睡眠不足がホルモン分泌に及ぼす影響を述べていく．

1万2492人（平均年齢38.9歳）における睡眠時間（質問票）とメタボリックシンドローム（腹囲，TG，HDL-c，血圧，空腹時血糖，BMI）の関係を検討した調査では[16]，全体の23.5%にメタボリックシンドロームがあり，睡眠時間が7時間以上8時間未満の群に比して，5時間未満の群のメタボリックシンドロームのリスクは1.5倍であった．

The Western New York Health Study[17]は，1455人に対して睡眠時間と空腹時血糖の調査を行った．2～8年後の再調査の結果，ほかの糖尿病リスクファクターを調整した解析下で，6時間以上8時間未満群に比して，睡眠時間6時間未満群の耐糖能異常のリスクは3倍であった．

12例の正常体重の男性に，8時間睡眠をとらせたときと，1夜の全断眠をさせたときの翌朝のエネルギー消費とVASによる食欲の強さ，および，グレリン，レプチン，ノルエピネフリン，コルチゾール，甲状腺刺激ホルモン，グルコース，インスリンの24時間の濃度変化を測定した実験では[18]，全断眠後は，睡眠後に比して，安静時エネルギー消費が5%，食後エネルギー消費が20%減少し，食欲は増加（約2.5倍）した．全断眠時では，夜間のグレリン濃度，夜間および日中のインスリン拮抗ホルモン（甲状腺刺激ホルモンとコルチゾールとノルエピネフリン）の濃度，朝食後のグルコース濃度が，正常睡眠時に比して，増加していたが，レプチンとインスリンには，有意差はなかった．

11例の若年健常者に4時間に制限した睡眠時間で6夜を過ごさせた後, 12時間の睡眠時間で6夜を過ごさせ, 両者の条件下での代謝内分泌および自律神経系を比較した実験では[19], 睡眠時間4時間の条件では, 12時間に比して, 耐糖能の低下, TSH濃度の低下, コルチゾール濃度の午後からの増加, 交感神経活動の増加が認められた.

15例の肥満のない健常男性において, 4時間と8時間の睡眠時間の条件下で, 朝食摂取後の代謝内分泌系の変化を比較検討した実験では[20], 朝食摂取前は両条件下での変化はなかったが, 摂取後のグルコース, インスリンの最大量は, 4時間睡眠では有意に増加し, また, グルカゴンの分泌は弱まった. 睡眠時間制限による耐糖能障害は主にインスリン感受性低下によって引き起こされると示唆されている.

20例の健常男性に対して, 10時間の睡眠時間をベースラインとして, 睡眠時間5時間の制限を1週間行い, インスリン感受性（IVGTTおよびclampにより測定), 唾液中コルチゾール量, 24時間尿中カテコールアミン量などを測定した実験では[21], 睡眠制限により, インスリン分泌の反応性には有意な変化がないにもかかわらず, IVGTTでのインスリン感受性は, 約20%減少した. 同様に, clampでのインスリン感受性も睡眠制限により約11%減少した. また, 耐糖能とdisposition indexも睡眠制限により減少した. さらに, インスリン感受性の変化は, 唾液中コルチゾール量や尿中カテコールアミン量と相関しなかった.

2.4.4 免疫系

免疫機能を賦活化するIL-1やTNFα（腫瘍壊死因子）などの炎症性サイトカインは睡眠促進作用をもつことが知られている. つまり, 免疫系が活性化されているときは睡眠が増える, ということである. しかし, 逆に「断眠や睡眠不足は免疫機能を低下させるのか」については, 一定の見解は得られていない.

36例の健常被験者に質問票による睡眠時間の調査を行い, 免疫系との関係を検討した実験では[22], 睡眠時間7時間未満群は, 7時間以上9時間未満の群に比して, T細胞機能が49%高く, NK細胞活性は30%低かった.

42例の健常男性に部分断眠（4時間）をさせ, 免疫系に与える影響をみた実験では[23], NK活性とLAK活性が低下し, IL-2産生が抑制されるといった, 細胞性免疫指標に有意な機能低下が認められた. 回復睡眠後, NK活性はベースラ

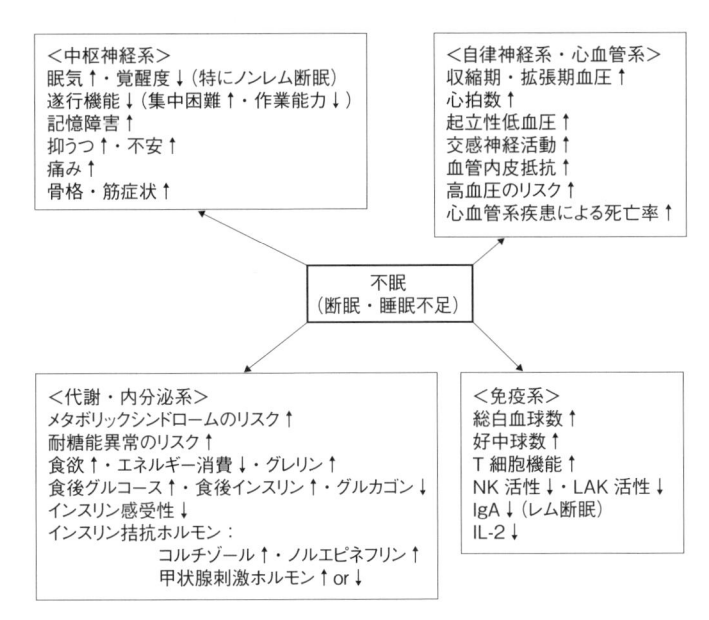

2.4 不眠の心身機能・身体機能に及ぼす影響

```
<中枢神経系>                          <自律神経系・心血管系>
眠気↑・覚醒度↓(特にノンレム断眠)       収縮期・拡張期血圧↑
遂行機能↓(集中困難↑・作業能力↓)       心拍数↑
記憶障害↑                             起立性低血圧↑
抑うつ↑・不安↑                        交感神経活動↑
痛み↑                                 血管内皮抵抗↑
骨格・筋症状↑                         高血圧のリスク↑
                                      心血管系疾患による死亡率↑

                   不眠
              (断眠・睡眠不足)

<代謝・内分泌系>                      <免疫系>
メタボリックシンドロームのリスク↑      総白血球数↑
耐糖能異常のリスク↑                   好中球数↑
食欲↑・エネルギー消費↓・グレリン↑     T細胞機能↓
食後グルコース↑・食後インスリン↑・グルカゴン↓   NK活性↓・LAK活性↓
インスリン感受性↓                     IgA↓(レム断眠)
インスリン拮抗ホルモン：               IL-2↓
  コルチゾール↑・ノルエピネフリン↑
  甲状腺刺激ホルモン↑or↓
```

図 2.4 不眠あるいは睡眠不足が心身に及ぼす影響

インのレベルに戻ったが，IL-2 産生は抑制されたままであった．睡眠は免疫調整に関与し，著しい睡眠制限でなくとも自然免疫反応や T 細胞サイトカイン産生の低下をきたし得ると示唆される．

32 例の健常被験者に対して，2 夜の全断眠と 4 夜のレム断眠が免疫系に与える影響を検討した実験では[24]，2 夜の全断眠群は，総白血球数と好中球数が増加し，24 時間の回復睡眠後にベースラインのレベルに戻った．CD4(+)T 細胞は 2 夜の全断眠により増加し，IgA は 4 夜のレム断眠により減少した．これらは回復睡眠後でもベースラインのレベルに戻らなかった．単球・好酸球・好塩基球・サイトカイン（IL-1β，IL-2，IL-4，IL-6，IL-10，TNF-α，IFN-γ）は，どちらの断眠においても変化しなかった．

健常男性 39 例に対して，部分断眠（2 時間）をさせ，その後の回復睡眠 8 時間の群，8 時間の回復睡眠の前に 30 分の昼寝をさせる群，回復睡眠を 10 時間とらせる群，夜間睡眠 8 時間のコントロール群の 4 つに分け，免疫系への影響をみた実験では[25]，2 時間の部分断眠により増加した総白血球数と好中球数は，8 時間の回復睡眠群では上昇レベルが継続していたが，昼寝を加えた群と 10 時間回

復睡眠群では,速やかにベースラインのレベルに戻った.

断眠実験と疫学調査による知見を中心に,不眠あるいは睡眠不足が心身に及ぼす影響について概説した（図2.4）.不眠を訴える患者と,それに対応する医療者は,夜間の睡眠状態のみを注視しがちであるが,日中の機能低下に対しても注意を向ける必要がある.夜間と日中の障害に対して同時にアプローチすることが,睡眠医療を行ううえで重要であることを,改めて強調しておきたい.

〔原田大輔・大渕敬太・伊藤　洋〕

● 文　献

1) Doi Y: Epidemiologic research on insomnia in the general Japanese populations. *Nihon Rinsho*, 67(8): 1463-1467, 2009.
2) Centers for Disease Control and Prevention: Effect of short sleep duration on daily activities – United States, 2005-2008. Morbidity and Mortality Weekly Report (MMWR), 60(8): 239-242, 2011.
3) Dawson D, Reid K: Fatigue, alcohol and performance impairment. *Nature*, 388(6639): 235, 1997.
4) Roehrs T et al.: Ethanol and sleep loss: a "dose" comparison of impairing effects. *Sleep*, 26(8): 981-985, 2003.
5) Nykamp K et al.: The effects of REM sleep deprivation on the level of sleepiness/alertness. *Sleep*, 21(6): 609-614, 1998.
6) Van Dongen HP et al.: The cumulative cost of additional wakefulness: dose-response effects on neurobehavioral functions and sleep physiology from chronic sleep restriction and total sleep deprivation. *Sleep*, 26(2): 117-126, 2003.
7) Walker MP et al.: Practice with sleep makes perfect: sleep-dependent motor skill learning. *Neuron*, 35(1): 205-211, 2002.
8) Ford DE, Kamerow DB: Epidemiologic study of sleep disturbances and psychiatric disorders, An opportunity for prevention? *JAMA*, 262(11): 1479-1484, 1989.
9) Moldofsky H, Scarisbrick P: Induction of neurasthenic musculoskeletal pain syndrome by selective sleep stage deprivation. *Psychosomatic Medicine*, 38(1): 35-44, 1976.
10) Robillard R et al.: Sleep deprivation increases blood pressure in healthy normotensive elderly and attenuates the blood pressure response to orthostatic challenge. *Sleep*, 34(3): 335-339, 2011.
11) Sauvet F et al.: Effect of acute sleep deprivation on vascular function in healthy subjects. *J Appl Physiol*, 108: 68-75, 2010.
12) Gottlieb DJ et al.: Association of usual sleep duration with hypertension: the Sleep Heart Health Study. *Sleep*, 29(8): 1009-1014, 2006.
13) Knutson KL et al.: Association between sleep and blood pressure in midlife: the CARDIA sleep study. *Arch Intern Med*, 169(11): 1055-1061, 2009.
14) Fung MM et al.: Decreased slow wave sleep increases risk of developing hypertension in elderly men. *Hypertension*, 58(4): 596-603, 2011.
15) Heslop P et al.: Sleep duration and mortality: the effect of short or long sleep duration on cardiovascular and all-cause mortality in working men and women. *Sleep Medcine*, 3: 305-314, 2002.

16) Najafian J et al.: Association between sleep duration and metabolic syndrome in a population-based study: Isfahan Healty Heart Program. *J Res Med Sci*, **16**(6): 801-806, 2011.
17) Rafalson L et al.: Short sleep duration is associated with the development of impaired fasting glucose: the western New York health study. *AEP*, **20**(12): 883-889, 2010.
18) Benedict C et al.: Acute sleep deprivation reduces energy expenditure in healthy men. *Am J Clin Nutr*, **93**: 1229-1236, 2011.
19) Spiegel K et al.: Impact of sleep debt on metabolic and endocrine function. *Lancet*, **354**(9188): 1435-1439, 1999.
20) Schmid SM et al.: Disturbed glucoregulatory response to food intake after moderate sleep restriction. *Sleep*, **34**(3): 371-377, 2011.
21) Buxton OM et al.: Sleep restriction for 1 week reduces insulin sensitivity in healthy men. *DIABETES*, **59**: 2126-2133, 2010.
22) Fondella E et al.: Short natural sleep is associated with higher T cell and lower NK cell activities. *Brain, Behavior, and Immunity*, **25**(7): 1367-1375, 2011.
23) Irwin M et al.: Partial night sleep deprivation reduces natural killer and cellular immune responses in humans. *The FASEB Journal*, **10**: 643-653, 1996.
24) Ruiz FS et al.: Immune alterations after selective rapid eye movement or total sleep deprivation in healthy male volunteers. *Innate Immun*, Online First 18 Nov 2010.
25) Farant B et al.: Benefits of napping and an extended duration of recovery sleep on alertness and immune cells after acute sleep restriction. *Brain Behav Immun*, **25**(1): 16-24, 2011.

2.5 不眠の病態を考える

　本書では，不眠が多様な心身状況，環境要因を背景に発現することを明らかにし，多様な原因への対応の必要性を強調している．不眠の原因は5Pと表現されるように，心理的要因（psychological），精神疾患（psychiatric），生理学的要因（physiological），薬理学的要因（pharmacological），身体的要因（physical）に大別される．実際には不眠の原因になりうる心理的な問題，身体的な状況，睡眠衛生に関連した環境面の問題，不適切な生活習慣を有する者はかなり多いが，必ずしもこれらの要因を有する者すべてが不眠発現に至るわけではないし，慢性化するわけでもない．本節では，総論的に不眠の発症と慢性化のプロセスに焦点を当てて，そのメカニズムについて概説する．また，各項目の解説にあたっては，不眠研究が認知心理学的研究と生理学的研究が相互補完しながら進歩を遂げてきたことを踏まえたうえで，生理学的研究を主体に述べていきたい．

2.5.1 不眠の成り立ち

不眠の原因としては，身体疾患（疼痛をはじめとする身体的な症状により睡眠が妨害される）に基づくもの，心理的ストレスに基づくものが最多である．高齢者に不眠が多いのは，夜間睡眠の加齢に伴う生理的な浅化・分断傾向に加えて，身体疾患に罹病しやすくなっていくことと（身体疾患の個数が増えると，不眠有病率は上昇していくし，不眠重症度は上昇傾向を示す[1]），ストレス対処の柔軟性が低下していくことなどが重積しているものと考えられる．

Spielman[2]が提唱した3Pモデルは，不眠の発症と慢性化過程を説明しやすい．不眠症患者では，若い頃から，ストレスなどによってしばしば短期間の不眠を生じた既往を有する者が少なくなく，神経質な性格傾向が発症に関与している可能性があるとされてきたが，このモデル上では，このような素因(predisposing factor)とストレッサーなどの促進因子(precipitating factor)の総和が，発症閾値を超えた時点で不眠が生じると説明されている（図2.5）．このような素因形成には，後述するような生理学・遺伝学的な側面も関与する可能性があるが，Gregoryら[3]が指摘している，小児・発達期でのストレス暴露（主に家庭内葛藤）が，ストレス脆弱性を生んで不眠素因を形成する可能性も考慮すべきであろう．近年の不眠研究における，予防と早期治療促進の視点から，不眠誘発性の負荷がかかったときの睡眠の変化を定量評価する質問紙（Ford

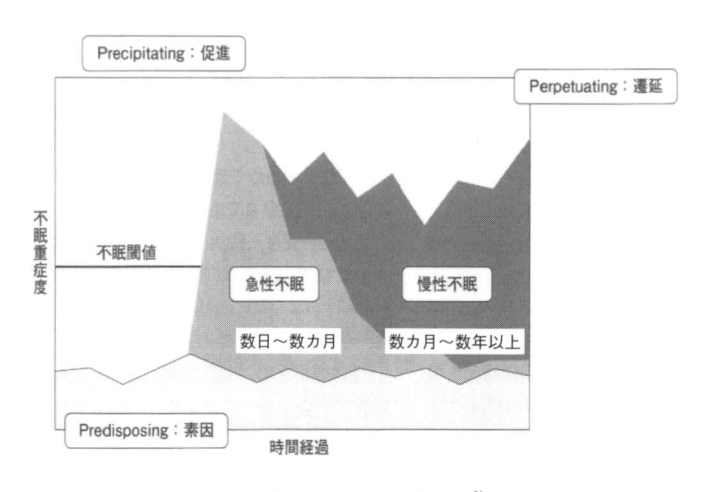

図2.5 Spielmanの3Pモデル[2]

Insomnia Response to Stress Test：FIRST）が開発されており[4]，このスケールで高得点を示す者が睡眠ポリグラフ検査（PSG）ないし反復睡眠潜時検査（multiple sleep latency test：MSLT）で特徴的な所見を呈することも報告されている．今後の系統的研究により，この不眠誘発性素因を明らかにすることが，不眠発症メカニズム解明の鍵を握っていると思われる．

2.5.2　不眠の慢性化過程

ストレスをはじめとする諸要因により生じた急性不眠は，Spielman が示した遷延要因（perpetuating factor）が加わると慢性化する．不眠の約半数は慢性化することがわかっており[5,6]，慢性化要因として，重症例であること，女性，高齢者があげられている．不眠症者は，対処行動の拙さ（不眠に対する注意の集中，切り替え下手など），就床・睡眠への緊張，情動抑圧，行動変化（午睡時間が増える，床上時間が長くなる，飲酒頻度が増えるなど）とあいまって，過覚醒傾向が生じ，これがさらに焦燥感と不眠不安を増強し，悪循環に陥ると考えられている[7]．図2.6の上段に不眠に伴う行動変化を，下段に神経生理学的な変化を

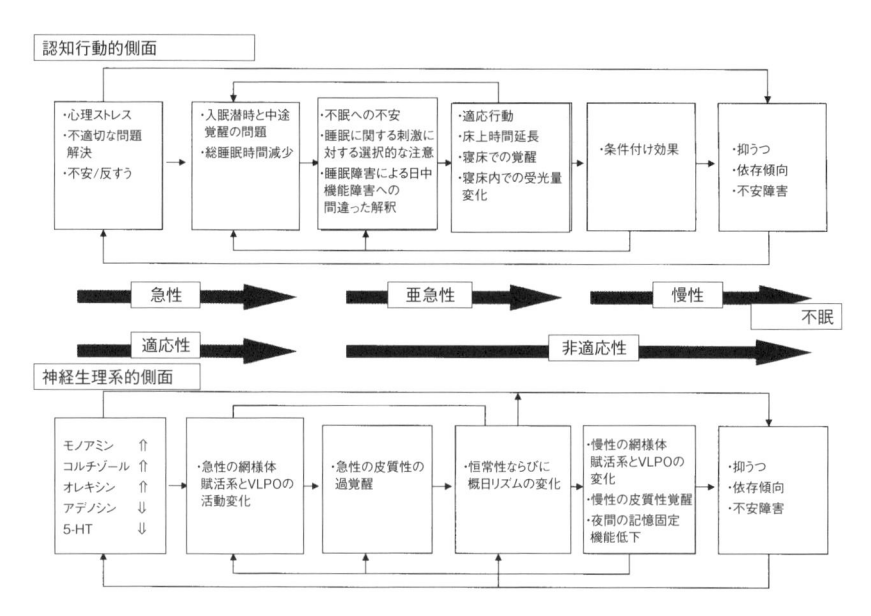

図 2.6　不眠症における過覚醒と慢性化の過程[7]

記載した．これらの多くは，良眠者と不眠症患者を比較した横断研究が多く，縦断的な観察や治療前後の変化に関する研究が乏しいため結論づけることはできないが，以下に述べる各種指標の特性は，総合的に過覚醒状態の促進・維持につながるものと考えられる．

2.5.3 不眠の病態生理研究
a. 遺伝学的背景

まだ，あまり注目されていないが，不眠は遺伝学的な背景を有する者が多い．この点について，Dauvillier ら[8]は，不眠症者の 70% が家族歴を有すると報告したが（非不眠者では，一般人口と同水準の 20% 程度），この傾向は大規模なカナダの地域住民調査，ならびに双生児研究でも確認されている[9]．もちろん，家族が共有する生活習慣，睡眠衛生の特性にも配慮すべきだが，このような不眠の遺伝性は，睡眠中の脳波パターンが遺伝性を有することと関連しているかもしれない．睡眠機能に関しては，アデノシン A2 受容体遺伝子ならびに GABAA 受容体遺伝子の多型が睡眠問題の増加もしくは徐波睡眠量減少と関連しているとの報告がある[10]．また，概日リズムを調節している時計遺伝子の中のいくつかが関与している不眠サブグループも存在するといわれているし，CREB（cyclic AMP-response element binding protein，cAMP 応答配列結合タンパク質）も覚醒持続と関連しているといわれている．

b. 脳波・事象関連電位からみた過覚醒

日中 2 時間おきに睡眠脳波記録を行い，眠気水準を評価する反復睡眠潜時検査（MSLT）において，不眠症患者では先行する夜間睡眠不足が存在するにもかかわらず，本検査での睡眠潜時が健常者より延長（＝睡眠傾向が低い）していることが確認され[11]，このことが不眠での過覚醒仮説の基盤となった．もちろん，この所見に関しては，MSLT 検査では，被験者に「眠るように」と指示されることから，患者が眠ろうと焦ってしまうために覚醒水準が上昇してしまっているという心理的な要素が加わっている可能性も考慮すべきだが，諸家の研究報告はほぼ一定しているので，不眠症者の重要な生理学的特徴といってよいだろう．

一方，粗大な睡眠構造については，不眠症者では入眠潜時延長，中途覚醒時間増加などの存在が予測されるが，健常者と患者群の差は意外と乏しい（検査室では，自宅よりもよく眠れることが多い）．しかし，睡眠の微小構造に関しては，

夜間覚醒時から睡眠中を通じて β ならびに γ 帯域のパワーが上昇し，代わって徐波成分パワーが低下しているとの見解が優位になっており，このことが皮質活動亢進・過覚醒と結びついていると考えられる[12]．また，脳波の cyclical alternating pattern（CAP，覚醒方向へ向かう脳波パターン変化を定量する手法）が，不眠患者において健常者に比べて顕著に増加している（すなわち，睡眠の安定性・持続性が低下している）とする指摘もある[13]．

事象関連電位（P300）を用いた研究として，Devoto ら[14]は不眠症者では，主観的な不眠夜のほうが，良眠夜よりも P300 振幅が大きい（健常者とは逆）であることを示し，これも過覚醒仮説の傍証になると述べている．しかし，この所見については，否定的な意見もあるので，さらなる追試による確認が必要だろう．

c. 自律神経機能と不眠

皮質性の生理学的指標である脳波上の過覚醒をもたらす要因の候補として，断眠ならびに頻回な睡眠分断が交感神経活動を上昇せしめることから，これに関連した自律神経機能についての研究が数多く行われている．その中では，心拍を用いた研究が最も多いが，諸家の研究で共通した結果が得られているのは，心電図 R-R 間隔変動における交感神経活動を反映する低周波成分のパワーが特に夜間において不眠症者の方が大きいという点である[15]．また，これと関連して，絶対覚醒臥床条件での深部体温が不眠症者（特に高齢患者）で上昇している，もしくは夜間の基礎代謝が上昇しているなどの指摘もある[16]．（図 2.7）．

d. 液性指標の変化

間脳下垂体副腎皮質（HPA：hypothalamic pituitary adrenal axis）機能亢進が覚醒水準上昇性に働く（コルチコトロピン放出ホルモンも，糖質コルチコイドもともに覚醒促進性に働く）ことから，不眠症での HPA 機能にも注目が寄せられている．その中には，不眠症者で夜間入眠時間帯に一致してコルチゾール分泌の上昇を示したとするもの[17]，夜間睡眠の減少が尿中コルチゾール排泄量と相関するとするもの，夜間上昇した分だけ逆に早朝のコルチゾール量が減少するとするもの[18]などがある．また，不眠人口では，中高年期発症者が大多数を占めることと対応する所見として，コルチコトロピン放出ホルモン投与による不眠症状の発現が中年期以降で増強されるとの指摘もある．神経免疫物質についても，交感神経刺激性に働く中途覚醒頻度の増加が NK 細胞の分泌抑制につながるとする指摘，不眠症者では日中のインターロイキン 6 の分泌増加があり，これが日中の

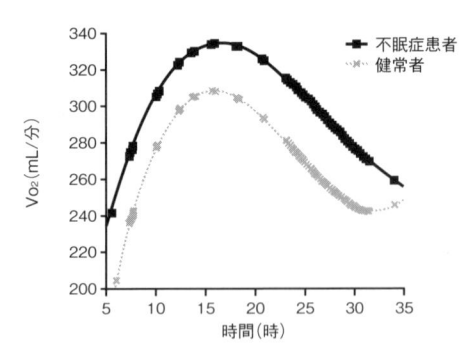

図 2.7 不眠症患者と健常者の 24 時間基礎代謝率 [15]
VO_2 = 1 分あたりの酸素消費量

疲労感と関連するとの指摘もある.

e. 脳画像からみた機能・解剖学的特性

ポジトロン断層撮影法（PET）を用いた研究により，Nofzinger ら[19]は，覚醒期と比較した場合のノンレム睡眠期における，覚醒促進系神経を多く含む上行性網様体賦活系，視床下部，視床の代謝低下が健常者に比べて不眠症患者で少ないこと，同じく認知・情動に関連した扁桃体，海馬，島皮質，前頭皮質の代謝低下幅が小さいこと，日中覚醒時における前頭皮質の代謝が低下していると報告した（図 2.8）．これらの部位の脳代謝変化は，図 2.6 で示した認知・情動機構の変化と過覚醒形成機構を説明するうえでは，きわめて合理的である．また彼らは，不眠症者での橋被蓋および視床皮質サーキットと関連した各部位の代謝上昇が，夜間の覚醒時間の長さと関連すると述べている．

Functional MRI を用いて，letter fluency task を負荷した際の脳活動を調べた研究では，不眠症者での課題施行時の上部ならびに中心部前頭前野皮質の活動低下が指摘されている[20]．

不眠は機能性疾患であると考えられてきたため，脳形態に関する研究は十分行われていないが，近年の注目すべき成果として，Riemann ら[21]は，患者群での両側海馬の容積減少を報告している．この所見は，動物実験における連続断眠負荷後の海馬容積変化と対応するし，患者の認知パターンの変化や夜間睡眠中の記憶固定機能変化と関連しているかもしれない．しかし，海馬容積減少については，否定的な報告もあるし[22]，罹病期間や並存する抑うつ症状との関係も不明な

2.5 不眠の病態を考える

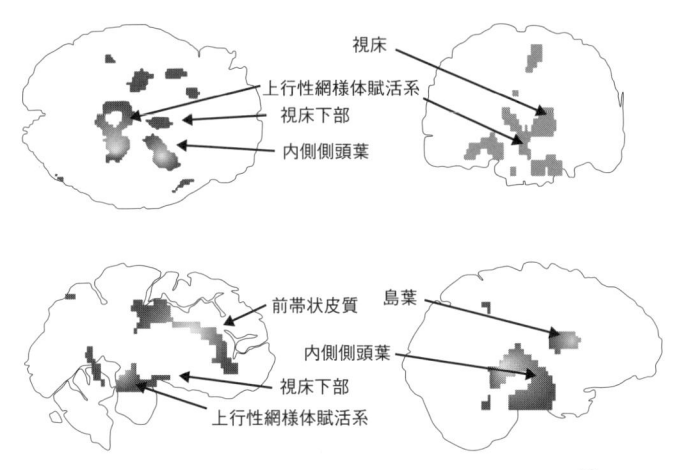

図 2.8 不眠症で睡眠時の代謝低下が認められない脳内部位[19]

ので，より多数例での詳細な研究が必要であろう．不眠症患者の重症度に従って頭頂葉皮質の容積が減少するとの報告[23]，動物の長期間断眠実験で歯状回での神経新生が抑制されるのと共通した所見として，慢性不眠症者では重症度の上昇につれてCA3歯状野の容積が減少するとの報告もある[24]ので，脳の形態学的な変化が重症度に依存する可能性も考慮すべきだろう．

2.5.4 逆説性不眠はなぜ生じるのか？

不眠症の中には，睡眠に関する自覚・他覚評価が大きく食い違う状態，すなわちPSGないしアクチグラム所見からみると十分量の睡眠（多くは睡眠段階2が大半を占め，徐波睡眠は少ないが）が得られているにもかかわらず，自覚的にはほとんど眠れていなかったと述べる逆説性不眠（paradoxical insomnia：PI）を呈する症例が少なからず存在する．PIが独立した病態であるか否かという点については，議論の余地も多く，特に慢性重症化した精神生理性不眠症患者では，程度の多少こそあれPIを併発している症例が少なくないので[25,26]，不眠の重症・慢性化過程が，睡眠に対する自己評価能力を低下させる可能性があると考えていいだろう．図2.9は，PI典型例の主観的睡眠時間と腕時計型活動量測定計より得られたアクチグラム所見を示したものである．患者本人の主観的評価では，夜間睡眠はわずか30分であったのに対し，客観的には418分の睡眠量が得られて

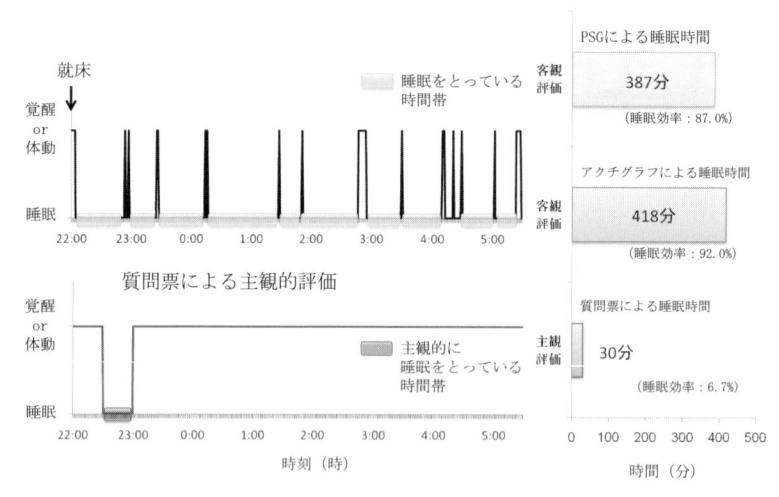

図 2.9 アクチグラフィによる客観的評価

いる.

　このような客観的睡眠時間と客観的睡眠時間の乖離には，脳波の cyclical alternating pattern（CAP，皮質下覚醒を反映する）の増加によって表される脳波上の不安定性[27]，音刺激を無視するという課題を負荷した際に事象関連電位のP2成分が増加することから推察されている情報処理抑制機能の減弱[28]なども関与すると思われるが，時間認知過程の異常も関与していると推測される．時間認知機能は，基底核，前頭前皮質（特に右前頭前野），小脳で構成される時間経過情報を認知するシステム「インターバルタイマー」によって制御されているが，ある程度まとまった睡眠をとった場合には，睡眠中の主観的経過時間は先行する睡眠量特に徐波睡眠量に依存する[29,30]ので，徐波睡眠発現が慢性的に抑制された不眠症患者では，時間感覚が変容していく可能性があるだろう．

2.5.5　不眠治療の生理機構に及ぼす影響

　ベンゾジアゼピン（BZP）ないしそのアゴニストからなる睡眠薬による治療は，臨床に定着してから実に40年以上が経過しているが，ここまでに述べた生理機構に対する影響に焦点を当てた研究は少ない．BZPに関しては，少なくとも前述した生理学的機構の中で，交感神経活動，副腎皮質ホルモン分泌などに対し抑制方向に働くことが知られており，代謝抑制ならびに深部体温低下をもたら

すと報告されているが[31]，これらがどの程度睡眠促進効果と関連しているのかという点は明らかでない．Kajimura ら[32]が PET を用いて行った研究において，トリアゾラム (triazolam) 服用下では，扁桃体と前脳基底部の脳血流量が減少したとの所見を得ていることから考えて，前者と関連した緊張・不安水準の抑制とともに，後者での睡眠恒常性機構への作用（アデノシン，プロスタグランジン D_2 などとともに腹外側視索前野（VLPO）から経節乳頭体（TMN）に至る睡眠促進細胞群を活性化）にも関与している可能性が推定される（図 2.10）[33]．

うつ病に対しては，すでに認知行動療法の有用性が広く知られており，国内でも治療体系が確立されているが，不眠症に対する認知行動療法（CBT-I）も，睡眠薬と同水準もしくはときには上まわる存在として，1990 年代以降その重要性が強調されている[34]．CBT-I は，不眠を遷延化させている悪循環の要因となっている生活習慣を修正することで，問題症状の改善につなげるものである（詳細は 2.8〜2.9 節ほか参照）．CBT-I のプロセスは，患者自身に認知的過覚醒を理解させる方向に働くことは疑いのないところだが，これ以外の生理学的な機構に直接的に働く可能性は乏しいと思われる．しかし見方を変えると，本治療による症状改善前後の生理指標を比較検討することにより，不眠患者での生理機構の障害が素因規定性なのか状態依存性なのかを知る鍵になる可能性があり（前述した BZP 系薬剤による治療では，治療効果とともに薬剤の影響が反映されてしまうため，この点に関する検討は困難である），この方面での研究の進展が切望される．前述した睡眠脳波における β 帯域パワーは，CBT-I によって抑制されるとの報告があるし[35]，PET 研究により CBT-I 後に基底核部位での脳血流量が増加し

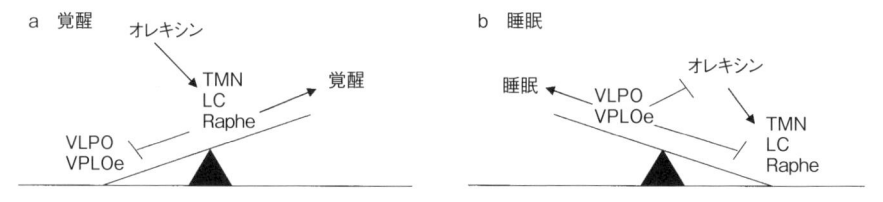

図 2.10 睡眠の flip-flop スイッチモデル[33]

腹外側視索前野（VLPO）は睡眠中に活動し，その活動低下は睡眠分断ないし不眠をもたらす．VLPO のニューロンは 2 つの系によって調整される．経節乳頭体（TMN）へ向うニューロンは，青斑核（LC），背側ならびに中心部縫線核（Raphe）へ向かう．この系は基本的に覚醒系と拮抗関係にあり，VLPO からのオレキシン系（覚醒性ニューロン）への入力が抑制されると睡眠促進性に働く．ベンゾジアゼピン系睡眠薬-GABA 系は VLPO-TMN の睡眠促進系に働く．

たとの報告もある[36]．近年の研究において，慢性の精神生理性不眠症患者でCBT-Iによる逆説性不眠の改善度が他覚的な睡眠量の改善度と相関を示したとの注目すべき結果も得られている[37]．だとすれば，逆説性不眠形成に関与する時間認知も変化している可能性が想定され，今後の研究成果を待ちたいところである．

〔井上雄一〕

● 文　献

1) Foley D, Ancoli-Israel S, Britz P et al.: Sleep disturbances and chronic disease in older adults: results of the 2003 National Sleep Foundation Sleep in America Survey. *J Psychosom Res*, 56(5): 497-502, 2004.
2) Spielman AJ, Nunes J, Glovinsky PB: Insomnia. *Neurol Clin*, 14(3): 513-543, 1996.
3) Gregory AM, Caspi A, Moffitt TE et al.: Family conflict in childhood: a predictor of later insomnia. *Sleep*, 29(8): 1063-1067, 2006.
4) Drake CL, Jefferson C, Roehrs T et al.: Stress-related sleep disturbance and polysomnographic response to caffeine. *Sleep Med*, 7(7): 567-572, 2006.
5) Morin CM, Bélanger L, LeBlanc M et al.: The natural history of insomnia: a population-based 3-year longitudinal study. *Arch Intern Med*, 169(5): 447-453, 2009.
6) Gureje O, Oladeji BD, Abiona T et al.: The natural history of insomnia in the Ibadan study of ageing. *Sleep*, 34(7): 965-973, 2011.
7) Riemann D, Spiegelhalder K, Feige B et al.: The hyperarousal model of insomnia: a review of the concept and its evidence. *Sleep Med Rev*, 14(1): 19-31, 2010.
8) Dauvilliers Y, Morin C, Cervena K et al.: Family studies in insomnia. *J Psychosom Res*, 58(3): 271-278, 2005.
9) Drake CL, Scofield H, Roth T.: Vulnerability to insomnia: the role of familial aggregation. *Sleep Med*, 9 (3): 297-302, 2008.
10) Feusner J, Ritchie T, Lawford B et al.: GABA (A) receptor beta 3 subunit gene and psychiatric morbidity in a post-traumatic stress disorder population. *Psychiatry Res*, 104(2): 109-117, 2001.
11) Stepanski E, Lamphere J, Badia P et al.: Sleep fragmentation and daytime sleepiness. *Sleep*, 7(1): 18-26, 1984.
12) Perlis ML, Kehr EL, Smith MT et al.: Temporal and stagewise distribution of high frequency EEG activity in patients with primary and secondary insomnia and in good sleeper controls. *J Sleep Res*, 10 (2): 93-104, 2001.
13) Terzano MG, Parrino L: Evaluation of EEG cyclic alternating pattern during sleep in insomniacs and controls under placebo and acute treatment with zolpidem. *Sleep*, 15(1): 64-70, 1992.
14) Devoto A, Violani C, Lucidi F et al.: P300 amplitude in subjects with primary insomnia is modulated by their sleep quality. *J Psychosom Res*, 54(1): 3-10, 2003.
15) Bonnet MH, Arand DL: Heart rate variability in insomniacs and matched normal sleepers. *Psychosom Med*, 60(5): 610-615, 1998.
16) Bonnet MH, Arand DL: 24-Hour metabolic rate in insomniacs and matched normal sleepers. *Sleep*, 18 (7): 581-588, 1995.
17) Vgontzas AN, Tsigos C, Bixler EO et al.: Chronic insomnia and activity of the stress system: a preliminary study. *J Psychosom Res*, 45(1 Spec No): 21-31, 1998.

18) Backhaus J, Junghanns K, Hohagen F: Sleep disturbances are correlated with decreased morning awakening salivary cortisol. *Psychoneuroendocrinology*, **29**(9): 1184-1191, 2004.
19) Nofzinger EA, Buysse DJ et al.: Functional neuroimaging evidence for hyperarousal in insomnia. *Am J Psychiatry*, **161**(11): 2126-2128, 2004.
20) Altena E, Van Der Werf YD, Sanz-Arigita EJ et al.: Prefrontal hypoactivation and recovery in insomnia. *Sleep*, **31**(9): 1271-1276, 2008.
21) Riemann D, Voderholzer U, Spiegelhalder K et al.: Chronic insomnia and MRI-measured hippocampal volumes: a pilot study. *Sleep*, **30**(8): 955-958, 2007.
22) Winkelman JW, Benson KL, Buxton OM et al.: Lack of hippocampal volume differences in primary insomnia and good sleeper controls: an MRI volumetric study at 3 Tesla. *Sleep Med*, **11**(6): 576-582, 2010.
23) Altena E, Vrenken H et al.: Reduced orbitofrontal and parietal gray matter in chronic insomnia: a voxel-based morphometric study. *Biol Psychiatry*, **67**(2): 182-185, 2010.
24) Neylan TC, Mueller SG, Wang Z et al.: Insomnia severity is associated with a decreased volume of the CA3/dentate gyrus hippocampal subfield. *Biol Psychiatry*, **68**(5): 494-496, 2010.
25) Edinger JD, Fins AI: The distribution and clinical significance of sleep time misperceptions among insomniacs. *Sleep*, **18**(4): 232-239, 1995.
26) Mercer JD, Bootzin RR, Lack LC: Insomniacs' perception of wake instead of sleep. *Sleep*, **25**(5): 564-571, 2002.
27) Parrino L, Milioli G, De Paolis F et al.: Paradoxical insomnia: the role of CAP and arousals in sleep misperception. *Sleep Med*, **10**(10): 1139-1145, 2009.
28) Turcotte I, St-Jean G, Bastien CH: Are individuals with paradoxical insomnia more hyperaroused than individuals with psychophysiological insomnia? Event-related potentials measures at the peri-onset of sleep. *Int J Psychophysiol*, **81**(3): 177-190, 2011.
29) Aritake S, Uchiyama M, Tagaya H et al.: Time estimation during nocturnal sleep in human subjects. *Neurosci Res*, **49**(4): 387-393, 2004.
30) Aritake-Okada S, Uchiyama M et al.: Time estimation during sleep relates to the amount of slow wave sleep in humans. *Neurosci Res*, **63**(2): 115-121, 2009.
31) Roald OK, Steen PA, Milde JH et al.: Reversal of the cerebral effects of diazepam in the dog by the benzodiazepine antagonist Ro15-1788. *Acta Anaesthesiol Scand*, **30**(4): 341-345, 1986.
32) Kajimura N, Nishikawa M, Uchiyama M et al.: Deactivation by benzodiazepine of the basal forebrain and amygdala in normal humans during sleep: a placebo-controlled [15O]H2O PET study. *Am J Psychiatry*, **161**(4): 748-751, 2004.
33) Saper CB, Scammell TE, Lu J: Hypothalamic regulation of sleep and circadian rhythms. *Nature*, **437** (7063): 1257-1263, 2005.
34) Morin CM, Bootzin RR, Buysse DJ et al.: Psychological and behavioral treatment of insomnia: update of the recent evidence (1998-2004). *Sleep*, **29**(11): 1398-1414, 2006.
35) Cervena K, Dauvilliers Y, Espa F et al.: Effect of cognitive behavioural therapy for insomnia on sleep architecture and sleep EEG power spectra in psychophysiological insomnia. *J Sleep Res*, **13**(4): 385-393, 2004.
36) Smith MT, Perlis ML et al.: NREM sleep cerebral blood flow before and after behavior therapy for chronic primary insomnia: preliminary single photon emission computed tomography (SPECT) data. *Sleep Med*, **6**(1): 93-94, 2005.
37) Sato M, Yamadera W, Matsushima M et al.: Clinical efficacy of individual cognitive behavior therapy for psychophysiological insomnia in 20 outpatients. *Psychiatry Clin Neurosci*, **64**(2): 187-195, 2010.

2.6 不眠の経過と予後

　不眠はきわめてありふれた病態ながら，その経過については不明な点が多い．その理由としては以下の要因が考えられる．不眠は多くは一過性であり，慢性化した場合にも日ごとの症状の変動が大きい．また，改善と再発を繰り返すことも多かろう．不眠の定義も研究により異なる．入眠障害，中途覚醒，早朝覚醒，熟眠感欠如など不眠症状をもって不眠ありとする研究，不眠症状に加えて昼間の倦怠感や眠気などがあるものを不眠とする研究，睡眠障害国際分類第2版などの診断基準に基づいた不眠症を対象とする研究など，様々なものがある．また，不眠について過去1年，3カ月，1月を振り返って回答を求めるなら，その期間の長さによって異なる回答が得られるであろう．調査の間隔も重要である．同じ個人に10年の間隔で2回調査をして両者で不眠ありと回答した場合，10年にわたって不眠が持続したのか，その間に不眠が消失していた時期があったのかはまったくわからない．

　不眠の予後についても不眠の定義，対象となる集団の特性，追跡期間の長短によって結果が異なるのは当然である．しかし，そのような問題をはらみつつも，現在までの研究結果を総合すると，不眠は長期にわたり慢性化することが多く，慢性化した不眠が数々の心身の疾病発症の危険因子となることは間違いないものと思われる．

2.6.1　不眠の経過
a．不眠の遺伝学

　双生児を用いた遺伝学的研究によると，成人における不眠発症については遺伝的要因によりその20〜40％が説明可能だと報告されている．最近，Gehmanら[1]は8〜16歳の双生児1412対を用いて面接法による研究を行い，不眠症状の30.7％は遺伝的要因で説明されると報告した．興味深いことに，これらの対象ではうつ病および不安性障害の遺伝的要因と不眠症状の遺伝的要因との間には重なりがみられた．このことは，不眠に対する脆弱性をもつものはうつ病や不安性障害についても脆弱性をもつことを示唆する．一方で，不眠症状の発症にはうつ病や不安性障害とは独立した不眠特有の環境要因が関与すると彼らは報告している．

このことは，不眠に対してはうつ病や不安性障害とは異なる治療的アプローチが必要であることを示唆する．

b. 成人における不眠の経過

Ohayon[2]らによると，人口の1/3が何らかの不眠症状をもち，9～15%が不眠症状に加えて昼間の症状を自覚する．8～18%は自らの睡眠に不満を抱き6%は不眠症の診断基準を満たす．このように不眠は非常に頻度の高い病態である．過去の後方視的研究の結果を総合すると重症不眠の8割は1年以上持続し，4割は5年間以上持続するという[2]．

近年，いくつかの前方視的研究結果が報告されるようになった．Janson-Froemaekら[3]は1年間の間隔で2回調査を行い，過去3カ月間にわたり週3回以上不眠症状があり，かつ昼間の機能に影響があると答えたものを「不眠」と定義して不眠の有病率と年間発生率および持続率を検討した．その結果，不眠の有病率は6.8%と9.7%，年間発生率は2.8%，持続率は44.4%，緩解率は56.6%であった．

Morinら[4]は調査開始から毎年1回，3年間にわたる縦断的調査を行った．持続1カ月以上で週3回以上不眠がある場合に「不眠症状」ありとし，加えて昼間の障害を自覚するか，ないしは週3回以上睡眠薬を使用するものを「不眠症」と定義した．3年の間に連続2回の調査で不眠症状ありに該当したものは74%にものぼった．これらのひとは不眠症状が1年以上持続した群と見なすことができる．さらに，調査開始時に「不眠症状」ありと回答したもののうち46%は3年にわたって不眠症状が持続した．図2.11に示すように，「不眠症」に該当するものでは「不眠症状」のみに該当するものよりも症状が3年にわたり持続する率が高いことが示された．すなわち，このことは不眠が重症であるほど慢性化しやすいことを示唆する．また，不眠の緩解率は54%と高い一方，緩解したもののうちの27%では再発がみられた．すなわち，不眠症状は緩解と再発を繰り返しやすいことが示唆される．

c. 高齢者における不眠の経過

Foleyら[5]は高齢者6800人を対象として3年の間隔で2回の不眠症状に関する調査を行った．高齢者では約28%に不眠がみられた．年間の新たな不眠発生率は約5%と見積もられた．3年のうちに不眠が緩解するものは半数弱であった．慢性疾患の存在，抑うつ，運動障害，伴侶との死別，乏しい健康観，鎮静的

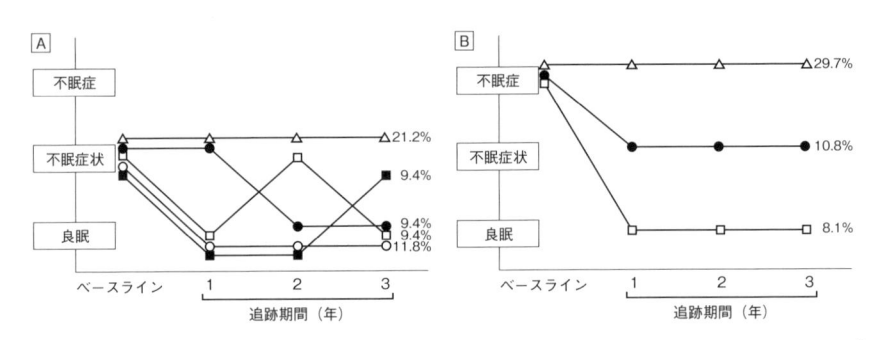

図 2.11 ベースラインで不眠症状（A）あるいは不眠症（B）があったものの追跡期間中の症状の推移[4] 最も頻度の高かった代表的経過を図示してある.

薬物の使用が不眠の危険因子であったが，加齢そのものは有意な危険因子ではなかった．すなわち，高齢者で不眠の有病率が高い理由として，高齢者に多くみられる心身の疾患，死別などの体験の影響が重要であることが示唆される.

d. 青少年における不眠の経過

Robertsら[6]は11～17歳の若者の睡眠を1年の間隔で2回調査した．不眠症状は13.9%に，不眠症状に加えて昼間の眠気・倦怠感があるものは5.5%，不眠症の診断基準を満たすものは5.3%にみられた．また，不眠症状の45.8%，不眠症状に加えて昼間の眠気・倦怠感があるものの34.7%，不眠症の22.8%が1年後も持続した.

Buysseら[7]は19～20歳の若者の眠りを4年の間隔で20年にわたり前方視的に調査した．1カ月以上の持続をもつ不眠の有病率は年齢とともに高まった．また，いずれかの時点で連続2回の調査において1カ月以上の持続をもつ不眠があるものは35%と高かった．すなわち1月以上の慢性不眠を経験したものは将来に再び同様の経験をする可能性が高いことが示された．この研究によると，2週間以上持続する不眠はうつ病発症の危険因子であり，そのような若者では4年後にその17～50%にうつ病が生じたとのことである.

e. 児童における不眠の経過

9歳の児童の眠りを5年後に再度検討したZangら[8]によると，9歳児には4.2%，14歳児には6.6%に慢性の不眠がみられた．年間の新たな慢性不眠発症率は6.2%と見積もられ，2回の調査でともに慢性不眠があったものは14.9%であった.

小学4年の学童の眠りを毎年3年にわたって調査したFricke-Oerkemannら[9]によると，両親は子どもの不眠の程度と頻度を本人より過小評価していた．4年生児の40%は時々の，10%が頻繁に入眠障害を自覚していた．入眠障害は1年後にも60%の児童で持続していた．

以上より，児童にも少なからず不眠がみられること，慢性化することも多いことが示された．

2.6.2 不眠の予後
a. うつ病発症の危険因子としての不眠

FordとKamerow[10]は多数の一般住民を対象とした調査を行い，1年後のうつ病の発症について前方視的研究を行った．その結果，不眠はどの年齢群においても約10%のものにみられ，そのうちの4割はうつ病などの精神障害によるものであることが見いだされた．さらに，うつ病などの精神障害によらない不眠をもつ患者ではその不眠が1年間のうちに改善しなかった場合にはうつ病発症のリスクが約40倍にも達することが見いだされた．その後の同様の研究により，不眠は慢性化しやすく，慢性化した不眠をもつものでは不眠のないものに比べてうつ病発症のリスクが数倍に高まることが確認されている．Baglioniら[11]は不眠とうつ病の発症の関係をみた17の論文についてメタ解析を行い，不眠はうつ病発症の有意な危険因子であると結論した（odds ratio 2.10：95%信頼区間 1.86〜2.38）（図2.12）．

さらに，青年期の不眠の有無が中年期以降のうつ病の発症に関係するとの注目すべき報告がある．Changら[12]は米国の名門医科大学であるジョンズ・ホプキンス大学医学部の男子卒業生約1053人を最長34年間にわたって追跡し，学生時代に不眠のあったものではなかったものに比べうつ病発症の率が約2倍に及んだというのである（図2.13）．

以上より慢性化した不眠がうつ病発症の危険因子であることはどうやら確かなようである．しかし，その理由についてはほとんどわかっていない．考えられる可能性として，①不眠はうつ病の前駆症状である，②不眠が長期間続くとうつ病を引き起こす，③不眠とうつ病発症の背景に共通した要因，例えば，ある種の脆弱性，性格特性，ストレスに対する反応の特性など，がある．第一と第二の仮説はうつ病と不眠に共通した発症率の性差を説明できるが，学生時代の不眠が中年

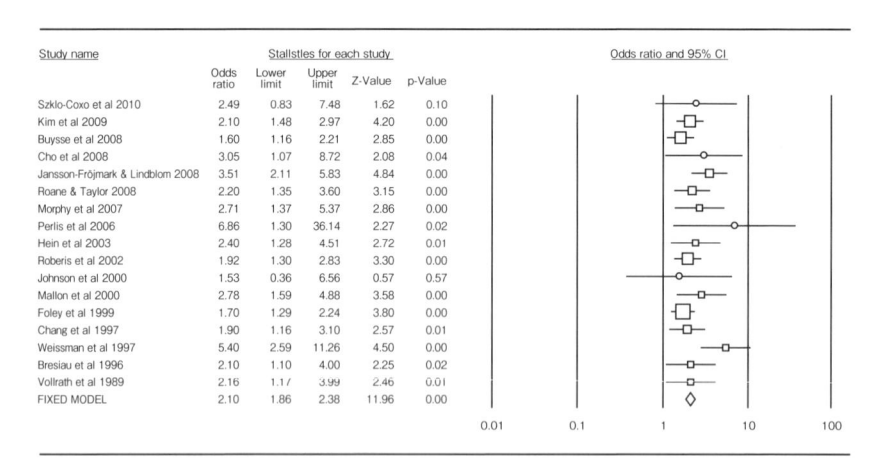

Study name	Statistics for each study					Odds ratio and 95% CI
	Odds ratio	Lower limit	Upper limit	Z-Value	p-Value	
Szklo-Coxo et al 2010	2.49	0.83	7.48	1.62	0.10	
Kim et al 2009	2.10	1.48	2.97	4.20	0.00	
Buysse et al 2008	1.60	1.16	2.21	2.85	0.00	
Cho et al 2008	3.05	1.07	8.72	2.08	0.04	
Jansson-Fröjmark & Lindblom 2008	3.51	2.11	5.83	4.84	0.00	
Roane & Taylor 2008	2.20	1.35	3.60	3.15	0.00	
Morphy et al 2007	2.71	1.37	5.37	2.86	0.00	
Perlis et al 2006	6.86	1.30	36.14	2.27	0.02	
Hein et al 2003	2.40	1.28	4.51	2.72	0.01	
Roberis et al 2002	1.92	1.30	2.83	3.30	0.00	
Johnson et al 2000	1.53	0.36	6.56	0.57	0.57	
Mallon et al 2000	2.78	1.59	4.88	3.58	0.00	
Foley et al 1999	1.70	1.29	2.24	3.80	0.00	
Chang et al 1997	1.90	1.16	3.10	2.57	0.01	
Weissman et al 1997	5.40	2.59	11.26	4.50	0.00	
Bresiau et al 1996	2.10	1.10	4.00	2.25	0.02	
Vollrath et al 1989	2.16	1.17	3.99	2.46	0.01	
FIXED MODEL	2.10	1.86	2.38	11.96	0.00	

図2.12 うつ病発症の危険因子としての不眠に関する17の研究結果のメタ解析[11]
ベースラインで不眠のなかった群のうつ病発症率を1としたときのOdds ratioを示す.個々の研究について□は平均値,横線は95%信頼区間を表す.図の一番下がメタ解析の結果(平均2.10,95%信頼区間1.86〜2.38)を表す.

以降のうつ病の前駆症状とは考えがたい.第三の仮説は先にも述べた不眠とうつ病,不安性障害の間には共通する遺伝的要因あるいは先天的脆弱性があることと整合性をもつ.この脆弱性の本態は不明であるが,ストレスに対する視床下部—下垂体—副腎皮質系(HPA-axis)の過剰反応はその1つの候補である.

b. その他の精神障害

不眠はうつ病だけではなく,様々な不安性障害,依存発症の危険因子であるという報告は多い.Breslauら[13]は21〜30歳の若者を対象として3年間の縦断研究を行い,不眠はうつ病に加えて種々の不安性障害と薬物依存の発症危険因子であると報告している.Neckelmannら[14]は約10年の縦断研究の結果不眠は不安性障害発症の危険因子ではあるが,うつ病の危険因子ではないとさえ報告している.

東日本大震災の結果,多数のPTSD(外傷後ストレス障害,posttraumatic stress disorder)患者の発生が危惧されている.この点で興味深いのは,Bryantら[15]は,精神障害の既往のない対象において,心的外傷体験に先だって不眠があったものでは,外傷後に3カ月の時点でPTSDのみならずうつ病や不安性障害発症の危険が3.16倍にものぼると報告していることである.

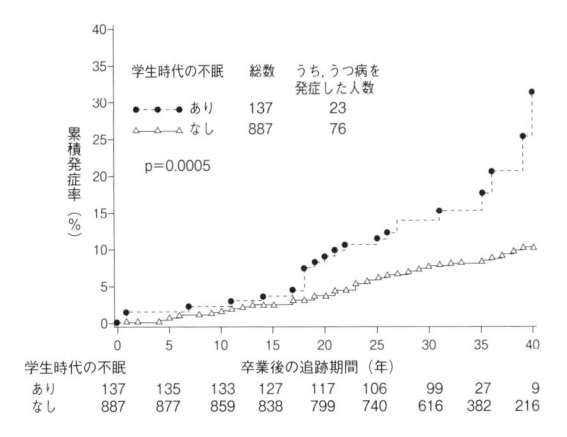

図 2.13 学生時代の不眠とうつ病累積発症率との関係[11]
縦軸：うつ病累積発症率，横軸：ジョンズ・ホプキンス大学卒業後の年数，実線：学生時代に不眠がなかったもの，破線：学生時代に不眠があったもの．学生時代に不眠があったものでは中年期以降にうつ病を発症するものが不眠のなかったものの2倍に及ぶ．

2.6.3 今後の課題

頻度の高い不眠はまた慢性化しやすい病態でもある．慢性化した不眠は様々な身体疾患発症とうつ病発症の危険因子であるばかりではなく，薬物依存，不安性障害，PTSDなど，多彩なメンタルの病態の発症に関与する．したがって，不眠の慢性化を防ぐための方策を開発することは人々の心身の健康増進と疾病予防にとって欠くことのできないものである．不眠の慢性化をもたらす要因の解明と，その対策法の開発が今後の大きな課題である． 〔清水徹男〕

● 文 献

1) Gehrman PR et al.: Heritability of insomnia symptoms in youth and their relationship to depression and anxiety. *Sleep*, **34**: 1641-1646, 2011.
2) Ohayon MM: Epidemiology of insomnia: What we know and what we still need to learn. *Sleep Med Rev*, **6**: 97-111, 2002.
3) Jansson-Froemark M, Linton SJ: The course of insomnia over one year: a longitudinal study in the general population in Sweden. *Sleep*, **31**: 881-886, 2008.
4) Morin CM et al.: The natural history of insomnia. *Arch Intern Med*, **169**: 447-453, 2009.
5) Foley DJ et al.: Incidence and remission of insomnia among elderly adults: an epidemiologic study of 6,800 persons over three years. *Sleep*, **22**: S366-S372, 1999.
6) Roberts RE et al.: Persistence and change in symptoms of insomnia among adolescents. *Sleep*, **31**:

177-184, 2008.
7) Buysse DJ et al.: Prevalence, course, and comorbidity of insomnia and depression in young adults. *Sleep*, 31: 473-480, 2008.
8) Zang J et al.: Longitudinal course and outcome of chronic insomnia in Hong Kong Chinese children: a 5 year follow-up study of a community-based cohort. *Sleep*, 34: 1395-1402, 2011.
9) Fricke-Oerkemann L et al.: Prevalence and course of sleep problems in childhood. *Sleep*, 30: 1371-1377, 2007.
10) Ford DE, Kamerow DB: Epidemiologic study of sleep disturbances and psychiatric disorders. An opportunity for prevention? *JAMA*, 262: 1479-1484, 1989.
11) Baglioni C et al.: Insomnia as a predictor of depression: a meta-analytic evaluation of longitudinal epidemiological studies. *J Affect Dis*, 135: 10-19, 2011.
12) Chang PP et al.: Insomnia in young men and subsequent depression. The Johns Hopkins Precursors Study. *Am J Epidemiol*, 146: 105-114, 1997.
13) Breslau N et al.: Sleep disturbance abd psychiatric disorders: a longitudinal epidemiological study of young adults. *Biol Psychiatry*, 39: 411-418, 1996.
14) Neckelmann D et al.: Chronic insomnia as a risk factor for developing anxiety and depression. *Sleep*, 30: 873-880, 2007.
15) Bryant RA et al.: Sleep disturbance immediately prior to trauma predicts subsequent psychiatric disorder. *Sleep*, 33: 69-74, 2010.

2.7 薬物療法の歴史と現況・展望

　日本においてはおよそ5人に1人は不眠の訴えを持ち，20人に1人が睡眠薬を使用している[1]．このように，不眠の頻度は高く，その治療手段としての睡眠薬の重要性も高い．日本の処方調査では，2009年の時点で，3カ月間に1度でも睡眠薬の処方を受けたものの割合は4.8%と報告されている[2]．不眠は単に苦痛の強い症状であるばかりでなく，それが長期間持続することは多くの身体疾患，精神疾患の危険因子・増悪因子になるので，適切な治療薬が存在することは人類にとって不可欠なことである．睡眠薬はこの100年，開発・改良の歴史をたどってきたが，本節ではその経緯を振り返りながら，睡眠薬の今後を展望することにしたい．

2.7.1 睡眠薬の歴史
a. 歴史上の睡眠薬[3]
　ベンゾジアゼピン以前の時代は，さらにバルビツレート以前と以後に分けられ，最も古い睡眠薬としては抱水クロラール (chloral hydrate)，パラアルデヒ

ド (paraldehyde) が文献上歴史に名をとどめている.

バルビツレートとして初めて世に出たのは1903年のバルビタール (barbital) であり，引き続き1912年にフェノバルビタール (phenobarbital) が合成され，本格的な睡眠薬の時代の幕が開かれた．バルビツレートはその後2500以上合成されたという．バルビツレートは，その後依存，耐性の形成，過量服用による致死性の高さなどから徐々に姿を消したが，治療薬の中に睡眠薬という概念を定着させた功績は大きい．

バルビツレートと並んで歴史に名を残しているのが1907年に合成されたブロムワリル尿素 (bromvalerylurea) である．このほか，グルテチシド (gluthetimide)，ペルラピン (perlapine)，セミコハク酸ブトクタミド (butoctamide semisuccinate) などの睡眠薬もあったが，いずれも今日では使用されなくなった．

b. ベンゾジアゼピンの時代[4]

バルビツレートの安全上の問題を克服すべく誕生したのがベンゾジアゼピン (BZ) 系の各薬剤であり，今日に至るまで睡眠薬の大部分を占めている．初めて登場したBZは抗不安薬であるクロルジアゼポキシド (chlordiazepoxide) で1960年のことであったが，後に抗不安作用だけでなく鎮静・催眠作用も示すことが明らかになり，睡眠薬としても導入が始まった．我が国では1967年のニトラゼパム (nitrazepam) が初のBZ系の睡眠薬であり，以後続々と発売された．後にはベンゾジアゼピン構造をもたないがBZ受容体に結合し作用するチエノジアゼピン系睡眠薬も現れた．さらには，ω_1選択性の高い薬剤の開発も行われ，今日なお改良が進行中である．

バルビツレートとBZの薬理学的な作用機序の最も大きな違いは，前者の脳内における作用部位が広範で，特に直接的な脳幹の抑制が強力な催眠作用を示す点であるが，一方では強力な依存性，耐性の形成作用があることが治療薬として致命的な欠陥であった．両者の臨床的な差異を一口でいえば，BZは有効性ではバルビツレートに劣るが，安全性は格段に改善された薬剤であり，相対的に有用性が飛躍的に高まった薬剤である．睡眠薬の歴史におけるこの物語は，今後の睡眠薬開発の動向にも強く影響している．このようにして，BZ系睡眠薬は今日多くの薬剤の中でも最も多く使用される薬剤となっており，北欧のデータでは1日1000人あたり30～40人に処方されているという驚異的な数字が紹介されてい

る[1]. 最近我が国でもエスゾピクロン（eszopiclone）が承認されたところであり，BZ系睡眠薬の圧倒的な優位性が今も続いている．

c. その他の睡眠薬

BZ系睡眠薬全盛の時代は続いているが，まだ開発段階ではあるものの異なる作用機序のいくつかの候補薬があり，それらについては後述する．それでも，最近になって50年にわたり睡眠薬の主流であったBZ一辺倒の情勢に風穴を開ける動きがみえてきており，ラメルテオン（ramelteon）がその先駆けとなった．

松果体ホルモンであるメラトニンが夜間に分泌され睡眠に同期していること，視床下部視交叉上核（SCN）からの交感神経活動で調節されていることから，このホルモンを睡眠薬として使用する試みは長く行われてきた[5]．しかし，その作用時間は短く，また催眠作用もBZに比べかなり弱いため，補助薬としての位置づけから抜け出すことはできないでいた．ラメルテオンはメラトニンがもつ薬剤としての弱点を克服すべく，作用時間を延長し，メラトニンMT_1およびMT_2受容体に対する親和性を強力になるようデザインされて登場した[6]．その基礎薬理学的知見，臨床試験結果はすでに多くの論文で紹介されているのでここでは省略するが，催眠作用こそBZに及ばない可能性があるものの，プラセボとほとんど差がないほど有害事象が少なくきわめて安全性が高いため，様々な不眠に有用性が期待できることが特徴である[7]．バルビツレートからBZへと時代が変遷したときと同じように，BZの安全性の問題が看過できなくなってきていたところに"より安全性の高い睡眠薬"というコンセプトをまとって登場したラメルテオンは，睡眠薬開発の1つの方向性を体現したものといえよう．

我が国では2003年に抗ヒスタミン薬ジフェンヒドラミン（diphenhydramine）の眠気を利用した薬剤が一般医薬品の「睡眠改善薬」として発売された．しかし，ヒスタミンH_1受容体遮断薬による催眠作用は耐性が生じやすく，安全性の改善という方向性では上述のラメルテオンの延長線上にあるとはいえ，有効性の面では不眠治療の補助薬としての意義以上の位置づけにはならない．

2.7.2 今日の薬物療法の限界・問題点

不眠症治療における薬物療法の限界・問題点を語ることは，そのままBZの有用性を語ることでもある．善きにつけ悪しきにつけBZなくして現在の不眠症治療は成り立たないため，その限界・問題点は断片的な指摘にとどまることが多

い．しかし，次の世代の睡眠薬の胎動が始まっているときにこそ，その全体像を把握しておくことがアンメット・ニーズを明確にし，新規治療薬の開発の戦略に必要なことであろう．

a. 有効性

有効性の観点からみて，歴史上バルビツレートに勝る強力な薬剤は存在しなかったといっていい．仮に安全性の問題が全くないBZが出現したとしても，はたして薬物療法は理想的なものになるかといえば，決してそうではないであろう．安全性は高ければ高いほうがよいという当然の方向性が存在しているが，こと有効性に関しては単純ではなく，この点が睡眠薬の議論が深まらない理由の1つになっているように思われる．

最も根本的な視点として，睡眠薬に求められている特性として他の薬剤にはない点が存在していることがあげられよう．それは，睡眠薬はよい睡眠を提供する薬剤であるという使命があるため，睡眠の間は適切な効果を発揮し，覚醒後は完全にその効果が消失することが必要であることである．BZは辺縁系の抑制作用を通じて睡眠をもたらす薬剤なので，理想的な薬剤となるためには薬物動態面の改善を通して改良される以外に方法はないが，限界があることは明らかであり，この点で原理的に理想的な薬剤には将来ともなり得ないであろう．おそらく，睡眠薬における最も根源的なこの問題を解決するには，鎮静作用を通じて催眠作用を得るという，現在BZで採用されている手法では不可能であり，睡眠およびその障害という生理・病態の解明を通じて，病理を正常な生理へと復元させる薬理作用をもった薬剤によってのみ達成されるのであろう．睡眠研究は進展しているが，こうした戦略で新薬を開発しようという挑戦的な試みはなされていないようである．

次に指摘されるべき点は，上記の根源的なそれとは異なり，現実的な解決可能性が考えられるものである．それは，BZ投与に伴う睡眠構造の変化である．一般にBZは徐波睡眠抑制作用があることが知られている．覚醒閾値は上昇しているので，この作用は直ちに大きな問題としては認識されにくいが，睡眠に対する主観的な満足度は徐波睡眠量に相関し，また老化に伴い徐波睡眠は減少するので，好ましくない作用であることは確かである．バルビツレートの時代から問題視されてきたこの問題は，近年主流になってきているω_1選択的な睡眠薬ではこの作用が相対的に少なくなっていることにより，改善の方向性には進んでいる．

現在のω_1選択的薬剤といわれる睡眠薬でも選択性はそれほど高くないので、さらに選択性を高めることでより改良できる可能性があるが、新規睡眠薬開発の動機としては強力な因子にはなりにくい状況である．ラメルテオンは睡眠構造を変化させないという点ではBZを凌駕しているが、催眠作用そのものがBZに勝るということはないので、単独での解決手段としては限界がある．ただし、不眠は睡眠薬というカテゴリーに属する薬剤だけで改善すべきでもなく、徐波睡眠増加作用をもつ抗うつ薬や抗精神病薬によりBZの限界を補う方法も行われているので、有用な治療法の今後さらに工夫が進む余地は大いにあるであろう[8]．

b. 安全性

バルビツレートの危険性は社会問題にもなり、BZはその解決策として登場した側面があった．たしかに睡眠薬の大部分がBZになり、ハードな危険性はほぼ表面化することはなくなり、過量服用時の安全性はBZに対するある種絶対的な信頼性へと変化した印象すらある．特に我が国ではBZに対する安全性神話とも呼ぶべき受容状況が存在し、世界に冠たるベンゾジアゼピン消費大国になっている．BZの副作用についてもすでに数多くの論文が存在するので、個々の副作用の詳細に立ち入ることは避けて、不眠症治療における影響を整理することにとどめておきたい．

BZの副作用には、持ち越し効果（翌朝の眠気、ふらつき、運転などのパフォーマンス機能の障害など）、筋弛緩作用、健忘、奇異反応、依存関連現象があるが、それぞれ臨床的な意義は異なる．持ち越し効果は、BZが鎮静剤であることと、その作用が覚醒を境にして有効性から副作用へと評価が逆転するという2つの側面から構成される副作用である．持ち越し効果を避けようとすれば早朝の覚醒は避けられないというジレンマは、鎮静作用を用いた不眠治療という戦略を取る限り不可避の現象なので、まったく異なる作用機序の薬剤が出現しBZにとって替わること以外に根本的な解決策はない．ただし、BZ以外の薬剤を利用することでBZの用量を抑える工夫や、鎮静作用と筋弛緩作用を分離することは原理的に可能なので、この点についての対処・改善は可能である．BZの副作用は原則可逆的であるが、転倒および骨折は生涯のQOL（生活の質，quality of life）低下を招くことがあり、他の副作用にはない独特の注意が必要であるが、持ち越し効果と同様の対策が可能である．健忘もまたBZの鎮静作用と表裏一体の現象なので、原理的に回避することは困難であるが、服薬指導で対処可能な現象であ

る．奇異反応は薬剤性精神障害なので，一般薬剤のそれと同様の認識をもって注意深く臨床に臨む以外にない．

このようにみてくると，不眠の解決手段としてBZを用いることの最大かつ未解決の問題は依存性であることが改めて明らかとなる．BZの依存性は，たしかにバルビツレートのそれよりもはるかに弱い．しかし，依存性薬物の臨床的な問題は，その依存性が強い，弱いといった薬理学的な特性だけで決定されるものではなく，薬剤と社会の相互作用，認識のもたれ方が重要であることは，アルコール，大麻を考えれば明らかである．BZは優れた不眠の改善作用がある一方，依存性が弱いためその問題点が顕在化しにくく，医療者・患者双方にとって気がつかれにくいところにこそ核心がある．BZ服用者では連続服用中に反跳性不眠や不安が生じてくるが，しばしばこの現象は原疾患の悪化ないしは耐性の出現と誤られて認識されており，これが不眠治療の質を著しく低下させている．その対処法は教育的介入だけでは限界があり，BZと同様の有効性を担保しながら依存性のない薬剤を開発する以外に現実的な解決策はありえないであろう．換言すれば，BZの依存性は治療薬として臨床的には未だ危険なレベルにあり，"完全に依存性のない睡眠薬"が必要である状況が続いているという認識が必要である．

2.7.3 これからの睡眠薬
a. 開発上の課題

新規の睡眠薬を世に出していくためには，単に新規の化合物をつくるだけでなく，開発上の様々な問題を解決する必要がある．睡眠薬の臨床評価方法のガイドラインは現在改訂作業が進んでいるが，この中で考慮すべき点を三島ら[9]が4点指摘している．それは，①新規作用機序の化合物の効果を適切に評価するための尺度，②試験の目的に応じた睡眠パラメータの適切な設定，③不眠症の診断基準にもあるQOLや機能の改善効果の検証，④長期間服用時のリスクとベネフィットのバランスの検討，である．また，井上[10]は，睡眠薬治験における問題点として，①対象となる精神生理性不眠症患者における睡眠状態誤認，②使用される自覚症状評価スケールが薬効評価には必ずしも適切でないこと，③睡眠ポリグラフ検査（PSG）を補う客観的指標であるアクチグラフィの導入が部分的であること，④プラセボ効果への適切な対応の不足，⑤長期試験実施の環境が未整備であること，をあげている．

このように，新規の睡眠薬が世に出るためには，治験のためのインフラ整備が新規化合物の創出に匹敵する重要な事項である．

b. 新規睡眠薬候補物質

BZ から始まった GABA 系薬物の改良の歴史は，睡眠薬としての一部の開発は続いているものの全体としてのトレンドは終了しつつあり[9]，アンタゴニストなどへと方向性を変え，記憶障害改善薬や鎮痛剤として開発される流れになっている[11]．以下に，開発中の主な睡眠薬を作用機序別に紹介することとする[12]．表 2.5 に，開発中の睡眠薬の一覧を掲げる．

1) $GABA_A$, $GABA_B$ アゴニスト： $GABA_A$ modulator というコンセプトをまとって開発中の睡眠薬として EVT-201 があり，新規の薬理作用を持った GABA 系薬剤としては最後の化合物となる可能性が高い．このほか，ω_1 選択性の高いいくつかの化合物ないしは製剤上の改良を施した化合物が開発中である．

2) メラトニン受容体アゴニスト： ラメルテオンの開発成功により，メラトニン受容体アゴニストは有力な睡眠薬候補として注目されている[13]．この中には，ヨーロッパではすでに抗うつ薬として承認された agomelatine も含まれるが，睡眠薬としての適応は取得していない．ほかに，tasimelteon, PD-6735 があ

表 2.5　新規作用機序による睡眠薬候補（文献 9 および 12 から抜粋して作成）

1. $GABA_A$, $GABA_B$ アゴニスト
    EVT-201（$GABA_A$ modulator）
    tiagabin hydrochloride（GAGA uptake inhibitor）
    ω_1 選択的化合物
    薬物動態改良薬
2. メラトニン受容体アゴニスト
    agomelatin, tasimelteon, PD-6735
3. ヒスタミン受容体アンタゴニスト，逆アゴニスト
    NBI-75043
    doxepine（三環系抗うつ薬）
    LY-2624803（抗ヒスタミン作用 + 5-HT_{2A} 遮断作用）
    HY-10275（H_1 受容体逆アゴニスト作用 + 5-HT_{2A} modulator 作用）
4. セロトニン受容体関連薬物
    paliperidone（第 2 世代抗精神病薬）
    ITI-722, ITI-007, pimvanserin tartate, epivanserin（5-HT_{2A} アンタゴニスト）
    APD 125（5-HT_{2A} 逆アゴニスト）
5. その他
    almorexant, MK-4305, GSK-649868（orexin 受容体アンタゴニスト）
    casopitant（neurokinin-1 受容体アンタゴニスト）

る．

3) ヒスタミン受容体アンタゴニスト，逆アゴニスト： 抗ヒスタミン薬を睡眠薬として使用するという発想自体は古くから存在するが，睡眠薬として適応を取得するに至った薬剤はない．しかし，BZ のような規制は受けない睡眠薬となりえる点に有用性が期待できる．

三環系抗うつ薬である doxepine を低用量化し，ヒスタミン H_1 受容体に対する選択性をもたせた薬剤の開発が行われている．LY-2624803 は抗ヒスタミン作用のほかに，セロトニン 5-HT_{2A} 遮断作用も併せもつ．HY-10275 はヒスタミン H_1 受容体逆アゴニスト作用と 5-HT_{2A} modulator 作用をもつ．

4) セロトニン受容体関連薬物： 5-HT_{2A} アンタゴニストには睡眠改善作用，特に徐波睡眠増加作用があることが知られており，この作用を利用して睡眠薬として開発しようという動向が続いている．その中には，paliperidone といった第 2 世代抗精神病薬も含まれている．ほかに，ITI-722, ITI-007, pimavanserin tartrate（ACP-103），epivanserin（SR-46349B）などがある．APD 125 は 5-HT_{2A} 逆アゴニストであるが，開発は中止されたようである．

5) その他： Almorexant, MK-4305, GSK-649868 など，orexin 受容体アンタゴニストは有望な新規の作用機序として注目される．また，casopitant といった neurokinin-1 受容体アンタゴニストも期待される候補の 1 つである．

2.7.4 新規睡眠薬の胎動の時代を迎えて

不眠の薬物療法，特に睡眠薬の歴史と展望について述べた．治療薬としての BZ は，有効性と安全性のバランスにおいてきわめて優れており，その圧倒的な存在感が，薬物療法を単調なものにしてきたし，創薬への情熱を注ぎ込みにくい領域としてきたという側面は否定できないであろう．しかし時代はようやく動きつつあり，向精神薬の開発の世界の中では最も保守的だった睡眠薬の領域でも，ブレークスルーのときが近づいてきているように感じられる．不眠の薬物療法が多様な機序の睡眠薬により精緻なものとなっていくことを期待したい．

〔石郷岡　純〕

● 文　献

1) 内山　真：不眠症薬物療法の今日的問題点．臨床精神薬理，9(10)：1971-1983, 2006．

2) 三島和夫：高齢者に対する向精神薬の使用実態と適切な使用保父の確立に関する研究．厚生労働省科学研究補助金・長寿科学総合研究　平成20年度統括・分担報告書，2009．
3) 村崎光邦：第4部II睡眠薬．精神治療薬体系（三浦貞則監修），pp. 595-678, 星和書店, 2001.
4) Lopez-Munoz F, Alamo C, Garcia-Garcia P: The discovery of chlordiazepoxide and the clinical introduction of benzodiazepines: Half a century of anxiolytic drugs. *J Anxiety Disord*, 25: 554-562, 2011.
5) 平井圭介：ラメルテオンの作用メカニズム．睡眠医療，4(増刊号)：164-168, 2010.
6) 村崎光邦：新規睡眠薬 ramelteon の基礎と臨床．臨床精神薬理，14(3)：419-438, 2011.
7) 井上雄一：ラメルテオンの不眠症治療における可能性―海外での臨床試験ならびに市販後研究の結果を中心に．睡眠医療，4(増刊号)：177-183, 2010.
8) 小鳥居望・内村直尚：向精神薬の睡眠に及ぼす効果．臨床精神薬理，14(3)：401-410, 2011.
9) 三島和夫・中林哲夫：睡眠薬の臨床評価法のあり方について．臨床精神薬理，14(3)：445-452, 2011.
10) 井上雄一：これからの睡眠障害治療薬開発．臨床精神薬理，14(3)：453-463, 2011.
11) Moller H: The rise of a new GABA pharmacology. *Neuropharmacology*, 60: 1042-1049, 2011.
12) Sullivan SS, Guilleminault C: Emerging drugs for insomnia: new frontiers for old and novel targets. *Expert Opin Emerging Drugs*, 14(3): 411-422, 2009.
13) Srinivasan V, Brzezinski A, Pandi-Perumal SR et al.: Melatonin agonists in primary insomnia and depression-associated insomnia: Are they superior to sedative-hypnotics? *Prog Neuro-Psychopharmacol Biol Psychiatry*, 35: 913-923, 2011.

2.8　不眠症の認知行動療法

　現在，心理・行動的アプローチである認知行動療法が不眠症に対する標準的な治療として推奨されている[1]．認知行動療法とは，問題や症状の維持要因となっているその人の考え方（認知）や振る舞い（行動）の"くせ"を明らかにし，それらを改善すべく"くせ"の代わりとなる習慣の獲得を促す心理療法である．不眠症に対する認知行動療法は，Cognitive Behavioral Therapy for Insomnia（CBT-I）と呼ばれ，不眠症に対して有効性が明らかにされた技法を組み合わせた治療パッケージの総称である．本節では，CBT-I の有効性と実際について紹介する．

2.8.1　CBT-I の有効性

　慢性不眠症患者に対する CBT-I の無作為化比較試験を対象にしたメタ分析[2]では，CBT-I は客観的な睡眠状態（睡眠ポリグラフ検査［PSG：polysomnography］やアクチグラフィによって得られる睡眠指標）の改善効果については一貫した結果が得られないものの，主観的な睡眠状態（睡眠日誌や自記式尺度によっ

て得られる睡眠指標）の改善効果は一貫して高く，その効果は治療終了後1年後においても維持されることが報告されている．また，米国睡眠医学会[1]は，慢性不眠症と二次性不眠症に対してCBT-Iの治療構成要素である刺激制御法とリラクセーションを最もエビデンスが高い標準的治療，睡眠制限法とマルチコンポーネント療法（認知療法を除く治療法を組み合わせたもの），バイオフィードバック，逆説的志向が標準的治療に次ぐエビデンスが高い治療法として推奨している．一方，睡眠衛生やイメージトレーニング，認知療法は，単独の使用ではなく前述した治療法との併用を推奨している．これらの技法を組み合わせたCBT-Iは，慢性不眠症患者の7～8割で症状の軽減が報告されている[3]．

2.8.2　CBT-Iにおけるアセスメント
a. 睡眠指標のアセスメント

睡眠日誌は，不眠の重症度評価や治療効果の判定の指標として標準的なアセスメントツールである．睡眠日誌は，ホームワークとして用い，入床時刻，入眠潜時（入床から入眠までの時間），中途覚醒回数，中途覚醒時間（中途覚醒時の再入眠までに要した時間），起床時刻を記録してもらい，それらをもとに総睡眠時間や床上時間，睡眠効率を算出する．また，日中の支障度や熟睡感の主観的程度も合わせて記入を求め，睡眠の質や日中の機能についてもアセスメントを行う（実際の睡眠日誌や睡眠効率の算出法については，巻末の実践マニュアルを参照）．

睡眠日誌から得られる情報はCBT-Iを行ううえで非常に有用なものであるが，クライエントの中には睡眠日誌に記録することで，かえって「眠れなくなるのではないか？」と不安を訴える者もめずらしくない．このような訴えがある者の場合にも睡眠日誌への記録を促す．そして，次セッションで睡眠日誌に記録することで不眠が悪化することが確認された場合には，それ以降の睡眠状態（入床―起床時刻など）はホームワークとして睡眠日誌を用いず，面接の中で聴取する方法を用いることもある．

睡眠日誌は主観的な睡眠状態を測定するものであるのに対し，客観的な睡眠状態を測定するツールとしてPSGとアクチグラフィがある．これらは不眠症の重症度評価や診断のツールとして必須ではないものの，アクチグラフィは治療前後の変化を測定する補助的なツールとして，PSGは他の睡眠障害との鑑別や研究上のより高い客観性をもたらすツールとして有用であると考えられている[4]．

b. 質問紙によるアセスメント

CBT-Iでは，睡眠日誌に加え，自記式質問紙の使用も推奨されている．不眠症の重症度評価では，ピッツバーグ睡眠質問票（Pittsburgh Sleep Quality Index：PSQI，19項目）[5]，アテネ不眠尺度（Athens Insomnia Scale：AIS，8項目）[6]，不眠重症度質問票（Insomnia Severity Index：ISI，7項目）[7]が多く用いられる．これらすべての尺度で睡眠状態だけでなく，日中の支障に関する項目が含まれている．CBT-Iの効果研究では，ISIが用いられることが多い．

2.8.3 CBT-Iの治療技法

CBT-Iは，50分のセッションを合計4〜6回で実施されることが多い．本項ではCBT-Iの構成要素として使用される頻度が多い技法について紹介する．不眠症状に対する各技法の効果は表2.6の通りである．

a. 睡眠衛生と心理教育

睡眠衛生と心理教育では，科学的根拠に基づいた睡眠に影響を及ぼす環境・身体的要因（例えば，カフェインやアルコールの摂取，日中の活動量や体温など）についてクライエントに説明を行うとともに，睡眠を妨害するような要因を整えるための行動変容を促すことを目的としている．睡眠衛生と心理教育の実施にあたっては，睡眠に関する正しい知識と理解を深めることによって，それらの遵守が不眠症状の改善につながるだけでなく，これから行われるCBT-Iがより効果的に機能するということを伝えることが重要である．具体的な内容については巻末の実践マニュアルを参照してほしい．

表2.6 不眠症状に対するCBT-Iの各技法の有効性

技法 睡眠変数	睡眠衛生指導 Morin et al. (1994)	刺激制御法 Morin et al. (1995)	刺激制御法 Murtagh et al. (1996)	睡眠制限法 Morin et al. (1996)	睡眠制限法 Murtagh et al. (1997)	リラクセーション* Morin et al. (1997)	リラクセーション* Murtagh et al. (1998)
入眠潜時	0.71	0.81	1.16	0.98	0.85	0.83	0.81
中途覚醒時間	—	0.70	—	0.76	—	0.06	—
中途覚醒回数	-0.12	0.59	0.61	—	—	0.56	0.57
総睡眠時間	1.16	0.41	0.38	-1.06	0.37	0.25	0.52
睡眠の質	—	—	1.30	—	—	—	0.97

図中の数値はメタ分析による効果サイズ．0.2の場合には治療効果が小さく，0.5の場合は中程度，0.8の場合は大きい．

*リラクセーションは，Morin et al. (1994)[3]では漸進的筋弛緩法，自律訓練法，バイオフィードバック，身体への集中，を含み，Murtagh et al. (1995)[8]では漸進的筋弛緩法のみの効果サイズである．

b. 刺激制御法と睡眠制限法（睡眠スケジュール法）

　CBT-I の中核的技法である刺激制御法と睡眠制限法は，ほぼすべての CBT-I マニュアルや CBT-I 効果研究のプロトコルに組み込まれており，両者は併せて睡眠スケジュール法と呼ばれる[9]．したがって，本節では刺激制御法と睡眠制限法について紹介した後，それらを合わせた睡眠スケジュール法について紹介する．

　1）刺激制御法：　刺激制御法では，眠る行動を促進する環境が整っていないために不眠を維持させる不適切行動が生起しやすくなるというオペラント条件づけ理論に基づき，学習された不適切な行動の変容を目指す技法である[10]．刺激制御法のポイントは，①眠気がみられる場合のみ入床，②床上は性交渉を除き，睡眠のみに使用する（床上で睡眠以外の活動を行わない），③寝床に入って15分程度経っても眠れなければ離床する，④（昨夜眠れなくとも）起床時刻を一定にする，⑤日中仮眠をとらない，の5つである．

　2）睡眠制限法：　不眠症患者は，不眠が続くと睡眠不足を補おうと必要以上に身体を休めようとするため，床上時間が長くなり睡眠効率が低下する．そのため，睡眠制限法は床上時間を制限することで睡眠効率を高め，不眠の改善を目指す技法である[11]．実際には，①睡眠日誌を用いて1週間の平均睡眠時間を算出，②起床時刻から平均睡眠時間を差し引いた時間を入床時刻に設定（平均睡眠時間が5時間，起床時刻の希望が午前8時の場合，入床時刻は午前3時となる），②寝床に横になるのは，眠くなった場合か設定した入床時間になった場合のみ，④設定した入床―起床時刻を1週間続ける．その結果，その週の平均睡眠効率が90％以上であれば床上時間を15分増やし，90％未満85％以上の場合には現状を継続，85％未満の場合には床上時間を15分減らす，という方法を用いる．この方法を繰り返し行うことで，睡眠の質を高めながら，徐々に睡眠の量（時間）を増加させていく．

　3）睡眠スケジュール法：　2004年の CBT-I 実施マニュアル[9]の中で刺激制御法と睡眠制限法が併せて睡眠スケジュール法として紹介されて以来，睡眠スケジュール法は CBT-I のスタンダードな技法である．睡眠スケジュール法では，睡眠時間を床上時間として定め，それに基づき入床―起床時刻のスケジュール化を行う（表2.7参照）．そして，決められた入床―起床スケジュールの遵守のため，入床は入床時刻か眠気を感じた場合のみとし，眠くとも設定した起床時刻に

表 2.7 睡眠スケジュール法の原則

原則 1	ここ 1 週間の平均睡眠時間の算出
原則 2	平均睡眠時間（または平均睡眠時間 +30 分）を床上時間として設定 （平均睡眠時間が 5 時間未満の場合には 5 時間に設定）
原則 3	床上時間に基づき，入床—起床時刻を設定
原則 4	入床は設定した入床時刻か眠気を感じた場合のみに入床 （眠気を感じたのが設定した入床時刻の 1 時間以上前の場合には我慢）
原則 5	起床時刻には必ず起床（前日眠れない場合にも）
原則 6	床に入って 15 分経っても眠れない場合には離床 （中途覚醒後 15 分以上眠れない場合も同様）
原則 7	床上での眠ること以外の活動の禁止（性行為を除く）
原則 8	日中や夕方の仮眠は避け，いつも通りの生活を心がける （眠気や体調不良を感じても，可能な限り通常通りの仕事・趣味・日課を続ける）
原則 9	上記を 1 週間継続 その結果，1 週間の平均睡眠効率が ① 85% 以上の場合は，床上時間を 15 分増やす ② 80～84% の場合は，現状維持で再度 1 週間続ける ③ 79% 以下の場合は，床上時間を 15 分減らす

は起きることの徹底を促す．また，たとえ入床—起床スケジュール内の床上であっても，眠れない場合には離床し，睡眠と性交渉以外の活動は行わない，という睡眠以外の活動の制限を課す．さらに，日中や夕方も仮眠を避けることで睡眠スケジュールが遵守できるよう促す．上記を 1 週間続け，睡眠効率が 90% 以上の場合には床上時間を 15 分増加させる（ただし，この睡眠効率の基準が 90% ではなく 85% 以上としている研究も多くみられることから，筆者らのグループも 85% の基準を採用している）．

　睡眠スケジュール法では，クライエントがこれまで行っていた「眠っていなくとも寝床で過ごすことで身体が休まる」または「寝床にいることでいずれ眠れる」といった考えに基づく行動（例：22 時に寝床に入る）とは相反する行動（例：23 時までは寝床に入らずに活動する）を行う．そのため，この方法についてクライエントに説明した際に抵抗を示すことはめずらしくない．例えば，午前 0 時に入床して入眠に 2 時間を要し，起床が午前 8 時の不眠症患者の場合（実際の睡眠時間は 6 時間），入床時間は起床時刻から睡眠時間である 6 時間を引いた午前 2 時となる．上述の話し合いの中で「午前 2 時の入床は遅すぎて，不安で眠れそうにもない」と強い抵抗を訴える者の場合には，設定した入床—起床時刻（6 時間）の緩和は行わず，設定した入床—起床スケジュールをどの時間帯であ

れば実施可能かについて話し合う．例えば，入床時刻を午前1時に設定した場合，それに合わせて起床時間も1時間早めて午前7時に再設定を行う．しかしながら，睡眠スケジュール法に極度に不安を感じたり，睡眠スケジュール法を実施したとしても日中の眠気の改善がみられない場合には睡眠スケジュール法の原則を緩め，床上時間を長めに設定したり，日中の仮眠（30分以内）を許可する場合もある[12]．

c. リラクセーション（漸進的筋弛緩法）

リラクセーションは，不安や緊張と相反するリラックス状態を作り出し，それらを拮抗させることで質の高い睡眠を促すことを目的とした技法である．不眠症に対するリラクセーションでは，漸進的筋弛緩法が推奨されている[1]．漸進的筋弛緩法とは，身体の各部位に力を入れて抜くことを繰り返し，リラックスを導く技法である．力を入れる部位は，最初は効果を感じやすい部位から始め，徐々に（漸進的に）その範囲を広げていく．漸進的筋弛緩法はクライエントが不安や過覚醒のため眠りにくくなる入床前や中途覚醒時に実施してもらい，リラックスした状態での入眠を促す．

d. 認知的介入

認知的介入では，"○○時間寝なければ明日の仕事に支障が出てしまう"といった非機能的な認知が不眠症状を維持させているという認知理論に基づき，それらの認知の機能を変容させることを目的とした技法である．非機能的な認知は，一種の自己ルールであり，そのルールに従って，「最低○○時間眠るためには少なくとも××時にベッドに入らなければいけない」といった考えが生じる．すると，眠くなくともベッドに入るという行動が生起しやすくなる．したがって認知的介入では，上述の不眠を維持させる自己ルールの修正を試みる．例えば，「7時間眠らないと翌日仕事に支障が出てしまうため，最低23時には入床しなければいけない」というクライエントの場合には，必ずしも睡眠時間だけが日中の支障を決めるのではないという気づきを促すため，睡眠日誌を振り返り，睡眠時間と日中の支障度，熟睡感の関係性の照らし合わせや，普段より遅く寝床に就いた場合の翌日の支障度が高いか否かについて検討する[13]．認知的介入では，治療者があらかじめ治療によって得られる結果を伝えるのではなく，クライエント自らがその認知の機能に気づくよう治療者が配慮することが重要である．

2.8.4 CBT-I 実施上の留意点

　この節では CBT-I の治療技法について紹介してきたが，臨床場面で重要なのはこれらの治療技法をマニュアル通りに行うのではなく，目の前の不眠症患者が抱える問題に合わせて治療技法を選択し，適用することである．この治療の最適化を可能にするのが，クライエントの問題を認知行動的に理解するための機能分析である．機能分析とは，不眠を維持していると考えられる行動（認知も含む）だけに注目するのではなく，「刺激（状況や身体感覚，頭に浮かんだ考え）—行動（行動的対処法と認知的な対処法）—結果（行動によって得られた結果）」という3つの要素に注目し，その人の行動のもつ機能についてアセスメントを行う．例えば，慢性不眠症患者の場合，不眠発症以前に寝ていた時刻である23時になり（外的刺激），「早く寝ないと明日の仕事に支障が出てしまうかもしれない」という考えが浮かんだとき（内的刺激），眠気はみられないものの23時に入床したり（行動的対処），眠れるかどうか頭の中で考える行動（認知的対処）が生起しやすい．その結果，入床のきっかけとなった「明日支障が出てしまうのではないか」という不安は多少解消され，身体的な疲労も入床しない場合と比べて軽減される．一見すると，このような行動は不安や身体的疲労の軽減というポジティブな結果を導くようであるが（短期的結果），反面，入眠潜時が長くなり，入眠困難を維持させてしまう結果となる（長期的結果，図2.14参照）．

　先程の例では「眠くなくとも23時に入床する」や「眠れるかどうかについて考える」という行動が不眠症状を維持させている可能性があることから，入床時間を遅く設定する睡眠スケジュール法や入床前の不安によって引き起こされる過覚醒の軽減を目的としたリラクセーションによって症状の改善がみられる可能性が高い．このように機能分析を行うことで，クライエントの特性に合わせてCBT-I の治療技法を最適化することができる．また，機能分析はCBT-I による介入方針を立てるだけではなく，機能分析のプロセスをクライエントと共有し，クライエントと治療者が協同して問題の解決に向かうことが重要である．

2.8.5 CBT-I の今後の展望

　近年の動向として，専門家以外が行う CBT-I や集団形式，ウェブ版，セルフヘルプ書籍等を用いた CBT-I が多くみられる（次節参照）．このような取り組みは，費用対効果や CBT-I を実施する医療機関の不足を補ううえで臨床的にも有

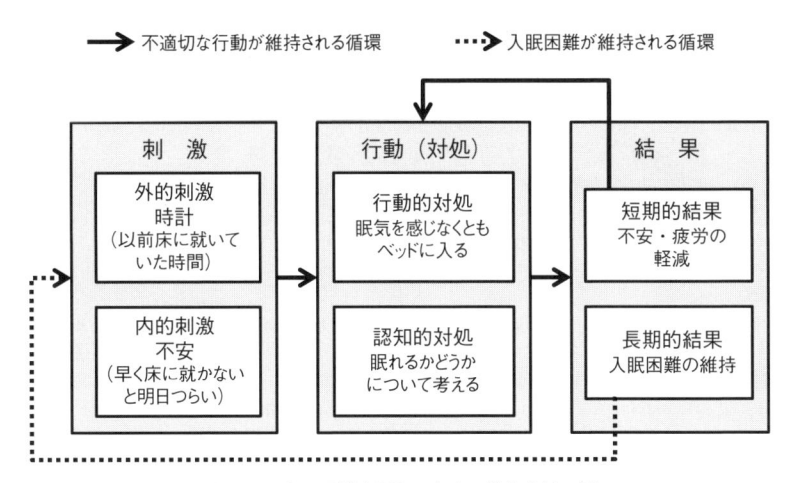

図 2.14 入眠困難を訴える患者の機能分析の例

用であると考えられる．しかしながら，不眠症患者の2～3割は従来のCBT-Iを実施したとしても症状の改善がみられないことが明らかにされている[3]．中には，従来のCBT-Iにマインドフルネス技法を併用することで治療効果を高められる可能性について言及している研究もあるが[14,15]，エビデンスは不十分である．したがって，今後は従来のCBT-Iで改善がみられない者に対して新たな治療技法を加えたCBT-Iの開発が望まれる．こうした取り組みによって，これまで治療抵抗性と呼ばれていた慢性不眠症患者に対してもエビデンスに基づいた適切な治療の提供が可能となるであろう． 〔中島　俊・岡島　義〕

● 文　献

1) Morgenthaler T et al.: Practice parameters for the psychological and behavioral treatment of insomnia: an update. An American academy of sleep medicine report. *Sleep*, **29**(11): 1415-1419, 2006.
2) Okajima I et al.: A meta-analysis on the treatment effectiveness of cognitive behavioral therapy for primary insomnia. *Sleep and Biological Rhythms*, **9**(1): 24-34, 2011.
3) Morin et al.: Nonpharmacological interventions for insomnia: a meta-analysis of treatment efficacy. *The American Journal of Psychiatry*, **151**(8): 1172-1180, 1994.
4) Schutte-Rodin S et al.: Clinical guideline for the evaluation and management of chronic insomnia in adults. *Journal of Clinical Sleep Medicine*, **4**(5): 487-504, 2008.
5) 土井由利子ほか：ピッツバーグ睡眠質問票日本語版の作成．精神科治療学，**13**(6)：755-763, 1998.

6) 岡島 義ほか：どの不眠重症度評定尺度がスクリーニングに優れているのか― PSQI, AIS, ISI の比較検討―．日本行動療法学会第 37 回大会発表論文集，pp. 146-147, 2011.
7) 宗澤岳史ほか：日本語版不眠重症度質問票の開発．精神科治療学，24(2): 219-225, 2009.
8) Murtagh DR, Greenwood KM: Identifying effective psychological treatments for insomnia：a meta-analysis. *Journal of Consulting and Clinical Psychology*, 63(1): 79-89, 1995.
9) Morin CM, Espie CA: *Insomnia: A Clinical Guide to Assessment and Treatment*, Springer, New York, 2004.
10) Bootzin RR: Stimulus control treatment for insomnia. *APA 80th Annual Convention*, pp. 395-397, 1972.
11) Spielman AJ et al.: Treatment of chronic insomnia by restriction of time in bed. *Sleep*, 10(1): 45-55, 1987.
12) Edinger JD et al.: *Overcoming Insomnia: A Cognitive-Behavioral Therapy Approach: Therapist Guide* (Vol. 1). Oxford University Press, 2008.（北村俊則監訳，坂田昌嗣訳：不眠の認知行動療法治療者向けマニュアル，日本評論社，2009.）
13) Harvey AG, Eidelman P: Behavioral experiments. *Behavioral Treatments for Sleep Disorders: A Comprehensive Primer of Behavioral Sleep Medicine Interventions* (Perlis et al.), pp. 71-78, Academic Press, 2010.
14) Ong JC et al.: Combining mindfulness meditation with cognitive-behavior therapy for insomnia：a treatment-development study. *Behavior therapy*, 39(2): 171-182, 2008.
15) Ong JC, Sholtes D: A mindfulness-based approach to the treatment of insomnia. *Journal of Clinical Psychology*, 66(11): 1175-1184, 2010.

2.9 認知行動療法の今後の展開

これまでの研究の蓄積によって，不眠の認知行動療法（CBT-I：Cognitive Behavioral Therapy for Insomnia）は不眠症に対する治療効果が高いことが明らかにされているが，睡眠薬の手軽さや利用しやすさと比較すると，CBT-I は経済的・時間的負担，改善への努力を要することなどから，普及率は依然として低い．そのような背景を受けて，最近では集団形式，セルフヘルプ書籍，ウェブ上での CBT-I についての効果の検討も行われるようになってきている．また，一般の医療機関の現状に合わせた簡易版の CBT-I も提案されている．

2.9.1 CBT-I の研究動向

これまでの研究によって個人形式の CBT-I の有効性が数多く示されてきており，最近の CBT-I の研究動向としては，①コスト削減，時間的負担の軽減を目指した治療法の検討，②睡眠薬減量のための導入，③二次性不眠症に対する治療効果の検討が目立つ．しかし，その多くは，個人形式用に開発された CBT-I マニュアル[1]に基づいている．技法の詳細については前節に譲るとして，ここで

は，集団形式，セルフヘルプ書籍，ウェブ版，簡易版のCBT-Iについての紹介，そして，睡眠薬減量効果と二次性不眠症への適用について紹介する．

a. CBT-Iのさまざまな実施方法

1）集団形式： 集団形式についての実践マニュアルがないため，実施方法にはばらつきがみられるが，1グループ6人程度（範囲：4～15人）で構成され，1回90分（範囲：50～150分），週1回，合計8セッション（範囲：5～10セッション）で実施させることが多い．また，リーダー1人（認知行動療法の専門家），サブリーダー数人で進められる．個人形式と集団形式の効果を直接比較した論文は少ないが[2,3]，主観的な睡眠指標の改善については両群に有意差はないことが報告されている．

2）セルフヘルプ書籍： 患者自身がCBT-Iに関するワークブックを読みながら実践し，不眠症の改善を図るものである．実施方法として，①ワークブックを渡すのみ（サポートなし），②電話やメールなどを用いてワークブックの実施をサポートする場合がある．実施期間にばらつきはあるが，6週間実施プログラムが多い（範囲：2～8週間）．ただし，効果は一貫しておらず，セルフヘルプ書籍の効果に関するメタ分析では，ウェイトリスト統制群と比べて主観的な睡眠指標に対する効果は弱～中程度であることが報告されている[4]．

3）ウェブ版： インターネット上にCBT-Iプログラムを作成し，そのプログラムを不眠症患者自身が実践していくものである．つまり，セルフヘルプ書籍のウェブ版といえる．ウェブ版CBT-Iに関する研究は少ないが，5～9週間で実施されており，ウェイトリスト統制群と比べて主観的な睡眠指標が有意に改善することが一貫して報告されている[5,6]．

4）簡易版： 一般の医療機関の現状に合わせてセッション回数とセッション時間を短縮したものである[7]．睡眠覚醒リズムの説明と睡眠スケジュール法の実施を合計4セッション（そのうち2セッションは電話による面接：1回30分程度）行う方法で，慢性不眠症だった高齢者の55%が寛解している．Edinger[8]は，CBT-Iを何セッション行うのが適切かについて検討しているが，1, 2, 4, 8セッションの実施回数の中で，4セッションの実施が不眠症状の改善効果が最も高いことを報告している．このことからも，従来のCBT-Iに比べてセッション数が少なくても遜色ない結果が得られる可能性が高い．

b. 不眠症状以外のCBT-Iの有効性

1) 睡眠薬減量効果： CBT-Iは不眠症に対する有効な非薬物療法としての地位を確立しているが，不眠症患者の多くがすでに睡眠薬を服用しており，しかもその服用が長期化していることから，睡眠薬中止を目的としたCBT-I導入効果も検討され始めている．2000年以降，睡眠薬を長期服用している不眠症患者に対して，CBT-Iの導入が睡眠薬の減量に貢献しうるかを検討した研究がいくつか行われている．例えば，Morin[9]は，ベンゾジアゼピン系睡眠薬を長期服用している慢性不眠症患者に対して，2週間間隔で1/4錠ずつ減量する減薬群とCBT-I＋減薬（併用）群の服薬中止率を比較した結果，減薬群よりも併用群の方が服薬中止成功例の割合が高く（48% vs. 85%），その効果が治療終結後も維持されていることを明らかにしている．また，服薬量を減らすことで，徐波睡眠などの客観的な睡眠指標が改善することも報告されている．このことから，睡眠薬の減量および服用中止を実施する際は，CBT-Iの併用は有用であろう．

2) 二次性不眠症への適用： 最近では，身体疾患や精神疾患に伴う不眠症に対してもCBT-Iが効果を発揮することが明らかにされている．身体疾患に関するこれまでの研究では，がん，慢性疼痛，変形性関節炎，線維筋痛，透析，慢性閉塞性肺疾患に対してCBT-Iが実践され，主観的な睡眠指標の軽減効果が一貫して報告されている．精神疾患に関しては，うつ病，PTSD，アルコール依存に対してCBT-Iが実践され，身体疾患と同様に不眠症状の改善効果が一貫して報告されている（表 2.8）．

また，二次性不眠症に対するCBT-Iは，主疾患特有の症状の改善効果も期待できることが示されている．これまでの研究では，慢性疼痛患者の痛み[10]，がん患者の疲労感[11]，うつ病患者の抑うつ症状[12]，PTSD患者のPTSD症状[13]の軽減が報告されている．特に，不眠症との併存率の高いうつ病に関する研究では，不眠を伴う中等症うつ病患者の50〜62%が，CBT-Iの実施後にうつ病が寛解に至ると報告されている．このように，不眠を伴う身体疾患，精神疾患に対してCBT-Iを行うことで，主疾患に特有とされている症状の改善効果が期待できる．

2.9.2 段階的治療 (stepped care) の必要性

一般人口の約25%が不眠症状に悩んでおり，約6%が不眠症の診断基準を満たすという報告からも，すべての対象者に対して専門家によるCBT-Iを提供し

2.9 認知行動療法の今後の展開

表 2.8 二次性不眠症に対する CBT-I の効果

対象疾患	症状の改善効果	
	不眠症状	主疾患に伴う症状
身体疾患		
がん (6)	↓↓	疲労感 ↓↓
慢性疼痛 (4)	↓↓	痛み ↓
変形性関節炎 (2)	↓↓	痛み ↓
線維筋痛症 (1)	↓↓	注意機能 ↑
透析 (2)	↓↓	疲労感 ↓
慢性閉塞性肺疾患 (1)	↓↓	疲労感 ↓↓
精神疾患		
うつ病 (3)	↓↓	抑うつ症状 ↓↓
PTSD (4)	↓↓	PTSD 症状 ↓
アルコール依存 (1)	↓↓	飲酒量 →

矢印は統制群と比較した場合の効果を示している．
↓もしくは↑：改善効果が弱〜中程度．↓↓：改善効果が中〜大．→：有意差なし．
括弧内は研究数．

ていては間に合わない．現在，英国では，NICE（National Institute for Health and Clinical Excellence）診療ガイドラインが作成されている．精神疾患ではうつ病に対して診療ガイドラインが作成されており，そこでは段階的治療が推奨されている．段階的治療とは，患者の病状に合わせて提供する治療を選んでいくというものであり，心理療法も情報提供レベルのものから低強度，高強度レベルに分かれている．そこで，本項では，段階的治療という観点から，不眠症の認知行動療法の今後の展開について考えてみたい．

a. ステップ 1：CBT-I に関する情報提供

健康増進や予防的介入の段階であり，睡眠医療の専門家によって作成された書籍，マスメディアやウェブサイト，市民公開講座での情報提供が中心となる．また，この段階の対象者は不眠症状がない者から不眠の自覚がある者までと幅広く，医療機関を受診する者は少ないため，地域の保健センターと連携しながらCBT-I に関する情報提供（例：パンフレット設置）を行うことも必要だろう（表 2.9）．

b. ステップ 2：低強度の CBT-I

この段階では，CBT-I のトレーニングを受けた非専門家（例：保健師，医療従

表 2.9 CBT-Iの段階的治療 (stepped care)

	治療提供者	対　象	介入手段
ステップ4	認知行動療法全般のトレーニングを受けたCBT-Iの専門家	①ステップ3の介入では効果がみられなかった中等〜重症の不眠症患者 ②多剤併用中の不眠症患者 ③逆説性不眠症患者 ④他の睡眠障害，精神疾患／身体疾患の合併症患者	高強度のCBT-Iと他の認知行動的技法の併用
ステップ3	睡眠医療に携わるCBT-Iの専門家	①ステップ2の介入では効果がみられなかった軽症の不眠症患者 ②中等〜重症の不眠症患者 ③睡眠薬治療抵抗性の患者	高強度のCBT-I
ステップ2	CBT-Iのトレーニングを受けた非専門家	①不眠症状が続いている人 ②軽症の不眠症患者	低強度のCBT-I
ステップ1	睡眠医療の専門家	①不眠症状のない人 ②不眠の自覚がある人	CBT-Iに関する情報提供

事者）による低強度のCBT-Iの提供が中心となる．この段階の対象者も非常に多く，①不眠症状が続いている者，②軽症の不眠症患者が対象であり，健康診断の際に不眠を訴えたり，近隣のかかりつけ病院やクリニックを受診する可能性がある．ただし，保健師や医療従事者がフルパッケージのCBT-I（例：1回50分，週1回，合計6回）を実施する時間を取るのは難しい．その場合は，上述した簡易版CBT-Iが適しているかもしれない．また，集団形式のCBT-Iを提供することも可能であろう．実際に，保健師主導で行われた集団形式によるCBT-Iによって，地域住民の主観的な不眠症状が軽減することが報告されている[14]．

ここまでの段階であれば，マニュアル化されたCBT-I（個人形式，集団形式）に従って実施しても効果が期待できるし，CBT-Iの直接提供が難しい場合は，CBT-Iの専門家によって作成されたセルフヘルプ書籍やウェブ版CBT-Iを利用することも可能である．

c．ステップ3：高強度のCBT-I

この段階では，専門的なアセスメントや治療経験が必要となってくるため，睡眠医療に携わるCBT-Iの専門家による高強度のCBT-Iを提供する．ここでは，すでに睡眠薬を服用している患者がほとんどであり，①ステップ2の介入では効果がみられなかった軽症の不眠症患者，②中等〜重症の不眠症患者，③睡眠薬治

療抵抗性の患者が対象となる．そのため，この段階以降では，マニュアル化された CBT-I による効果は限定的であり，患者個人に合わせたテイラーメイドの CBT-I を行う必要がある．加えて，睡眠薬治療との併用になるため，医師との連携が特に必須となってくる．

d. ステップ 4：高強度の CBT-I とその他の認知行動的技法の併用

この段階に入ると，CBT-I の知識とトレーニングだけでは，治療がうまくいかない可能性が高い．そのため，高強度の CBT-I に加えて，他の認知行動的技法を提供できる，認知行動療法全般の知識とトレーニングを受けた CBT-I の専門家によるアセスメントと介入が必要となる．ここでは，①ステップ 3 の介入では効果がみられなかった中等～重症の不眠症患者，②多剤併用中の不眠症患者，③逆説性不眠症患者，④ほかの睡眠障害，精神疾患・身体疾患の合併症患者が対象となる．ステップ 3 でも効果がみられない場合，難治性の不眠症と考えられるが，中には逆説性不眠症や他の睡眠障害や精神疾患・身体疾患を伴っている可能性もある．

逆説性不眠症の場合，客観的な睡眠と主観的な睡眠評価の乖離が大きいため（例：アクチグラフィや睡眠ポリグラフ検査の所見では 8 時間睡眠がとれているが，睡眠日誌では 3 時間睡眠と評価），認知の偏りへの介入が主体となる．

上述したように，精神疾患・身体疾患に伴う二次性不眠症に対しては CBT-I が有効であるため，マニュアル化された CBT-I でも一定の効果は得られるだろう．また最近では，CBT-I と精神疾患に対する既存の認知行動療法とを併用することで，主症状と不眠症状を軽減させる試み[15]や，不眠症は自殺リスクを高めることが報告されている．そのため，他の認知行動的技法も含めたテイラーメイドの CBT-I が求められる．

このように，段階的治療を行うことで，不眠に悩むより多くの人々に CBT-I を提供することが可能となるだろう．

2.9.3 我が国の現状と課題

我が国の現状では，CBT-I の効果研究は少なく，普及率は極めて低い．その背景には，睡眠医療領域における認知行動療法家が少ないこと，精神医療領域における認知行動療法家が CBT-I を知らないことがあげられる．不眠は様々な疾患に併存すること，うつ病に先行して起こる可能性が高いことを考えると，CBT-I

の専門家を育成していく必要が急務といえる.また,段階的治療という観点からすると,多くの人がアクセスできるようなCBT-Iツールの開発,CBT-Iを提供できる非専門家の育成を行っていく必要がある.　　　　　〔岡島　義・中島　俊〕

● 文　献
1) Morin CM, Espie CA: *Insomnia: A Clinical Guide to Assessment and Treatment*, Springer, 2004.
2) Bastien CH et al.: Cognitive-behavioral therapy for insomnia: comparison of individual therapy, group therapy, and telephone consultations. *J Consult Clin Psychol*, 72(4): 653-659, 2004.
3) Verbeek IH et al.: Cognitive behavioral treatment in clinically referred chronic insomniacs: group versus individual treatment. *Behav Sleep Med*, 4(3): 135-151, 2006.
4) van Straten A, Cuijpers P: Self-help therapy for insomnia: a meta-analysis. *Sleep Med Rev*, 13(1): 61-71, 2009.
5) Ritterband LM et al.: Efficacy of an Internet-based behavioral intervention for adults with insomnia. *Arch Gen Psychiat*, 66(7): 692-698, 2009.
6) Vincent N, Lewycky S: Logging on for better sleep: RCT of the effectiveness of online treatment for insomnia. *Sleep*, 32(6): 807-815, 2009.
7) Buysse DJ et al.: Efficacy of brief behavioral treatment for chronic insomnia in older adults. *Arch Intern Med*, 171(10): 887-895, 2011.
8) Edinger JD et al.: Dose-response effects of cognitive-behavioral insomnia therapy: a randomized clinical trial. *Sleep: J Sleep Sleep Dis Res*, 30(2): 203-212, 2007.
9) Morin CM et al.: Randomized clinical trial of supervised tapering and cognitive behavior therapy to facilitate benzodiazepine discontinuation in older adults with chronic insomnia. *Am J Psychiatry*, 161(2): 332-342, 2004.
10) Tan EP et al.: Efficacy of cognitive behavioural therapy for patients with chronic pain in Singapore. *Ann Acad Med Singapore*, 38(11): 952-959, 2009.
11) Espie CA et al.: Randomized controlled clinical effectiveness trial of cognitive behavior therapy compared with treatment as usual for persistent insomnia in patients with cancer. *J Clin Oncol*, 26(28): 4651-4658, 2008.
12) Watanabe N et al.: Brief behavioral therapy for refractory insomnia in residual depression: An assessor-blind, randomized controlled trial. *J Clin Psychiatry*, 72(12): 1651-1658, 2011.
13) Germain A et al.: Effects of a brief behavioral treatment for PTSD-related sleep disturbances: a pilot study. *Behav Res Ther*, 45(3): 627-632, 2007.
14) 尾崎章子ほか:地域住民における不眠の集団認知行動療法プログラムの開発.睡眠医療,4(3): 443, 2010.
15) Ulmer CS et al.: A multi-component cognitive-behavioral intervention for sleep disturbance in veterans with PTSD: a pilot study. *J Clin Sleep Med*, 7(1): 57-68, 2011.

● コラム3　他の睡眠障害に対する認知行動療法の適用 ●
　不眠症に対する認知行動療法は有効な治療法として確立されているが，最近では，閉塞性睡眠時無呼吸症候群（OSAS）や睡眠相後退障害（DSPD）に対し，既存の疾患に特化した治療法に認知行動療法を併用して実施することで，治療効果が高まることが報告されている．
　OSAS患者31人を「持続陽圧呼吸（CPAP）着用＋認知行動療法群」と「超低カロリーダイエット＋認知行動療法群」に無作為に割り付け，OSAS症状の改善効果を比較した研究[1]では，両群ともにBMI，酸素飽和度低下指数（ODI_4）の減少と健康感（well-being）を向上させる効果が報告されている．また，男性のOSAS患者96人を「通常治療＋認知行動療法群」と「通常治療のみ群」に無作為に割り付け，CPAP着用率を高める効果を比較した研究[2]では，認知行動療法を併用することで，CPAPの着用率と着用時間が高まることが報告されている．
　DSPDに対する研究[3]では，14歳のDSPD児49人を「高照度光療法＋認知行動療法（併用）群」と「治療待機群」に無作為に割り付け，DSPDの改善効果を比較している．その結果，併用群のほうが主観的睡眠指標，疲労感，眠気，抑うつ症状の改善効果が高く，併用群の87%が治療後にDSPDの診断基準を満たさなくなっていた（治療待機群：18%）．
　このように，認知行動療法を補完的に用いることで，既存治療の効果を高められる可能性は高い．今後，睡眠医療の中で認知行動療法の果たす役割は大きくなると期待される．
〔岡島　義・井上雄一〕

● 文　献
1) Kajaste S et al.: A cognitive-behavioral weight reduction program in the treatment of obstructive sleep apnea syndrome with or without initial nasal CPAP: A randomized study. *Sleep Med*, **5**: 125-131, 2004.
2) Richards D et al.: Increased adherence to CPAP with a group cognitive behavioral treatment intervention: A randomized trial. *Sleep*, **30**: 635-640, 2007.
3) Gradisar M et al.: A randomized controlled trial of cognitive-behavior therapy plus bright light therapy for adolescent delayed sleep phase disorder. *Sleep*, **34**: 1671-1680, 2011.

2.10　OTC・サプリメント

2.10.1　OTC・サプリメントの現状

　OTCとはOver The Counter drugの略で，医師の処方箋がなくても薬局・薬店などで購入できる一般用医薬品を指す．従来は「大衆薬」あるいは「市販薬」と呼ばれていたものであるが，2007年より「OTC医薬品」に呼称が変更された．また，従来は医師が処方する医薬品であった医療用医薬品のうち，「安全性

が高く,効果に実績があって,使い方がわかりやすい」ことを条件に処方箋がなくとも購入できる一般医薬品に切り替えられたものが「スイッチOTC薬」である.近年の健康ブームもあり,「自分自身の健康に責任をもち,軽度な身体の不調は自分で手当てすること」を目的としたセルフメディケーションの啓発が進むにつれて,OTC薬の売り上げは伸び続けている.

5人に1人が何らかの不眠症状を有するとされる現代日本社会の状況[1]を反映してか,不眠の改善を効能に表記しているOTC薬が増加傾向にある.また,サプリメントは厳密にはOTCではなく保健機能食品に分類されるが,「安眠」や「熟眠感」をうたい文句にしたものも販売されている.インターネットを含め,容易にOTC薬やサプリメントが入手できる時代ではあるが,これらの効能や安全性についての情報源は,製薬会社のホームページ(67.7%),個人のブログ(67%),情報サイト(51.9%)によるものが多く,客観的にこれらの効能・安全性を評価した行政機関や公的機関のホームページによる情報(36.1%)を超えている[2].OTC薬,サプリメントとはいえ薬理作用を有する物質である以上,副作用の危険性を伴うことは避けられない.本節では,「不眠」の改善を表記しているOTC薬,サプリメントの効果,安全性,副作用などの問題点について紹介する.

2.10.2 OTC睡眠薬・サプリメントの種類
a. 塩酸ジフェンヒドラミン製剤

現在,睡眠改善剤としてOTCの中で最も頻用されているのは,抗ヒスタミン剤である.1989年,米国ではFDA(米国食品医薬局)が一般用医薬品再評価で,抗ヒスタミン薬の塩酸ジフェンヒドラミンの睡眠改善の有効性および安全性を認めた[3].その流れを受け,2003年に塩酸ジフェンヒドラミンを成分とする日本で最初のOTC睡眠改善薬が発売された.承認に至る臨床試験では,不眠を訴えた15歳以上の30人において,本剤50mg服用による有効例は96.7%と報告された(消失半減期は5~8時間)[4].ラットを用いた動物実験では,用量依存性に入眠潜時の短縮と総睡眠時間の延長をもたらすことが報告されている[5].ヒトを対象とした研究では,服用3時間後をピークとして他の抗ヒスタミン剤よりも有意に強い眠気を生じることに加え,選択反応課題の反応時間の延長をはじめとした精神運動機能への影響が報告されている[6].しかし一方で,塩酸ジフェンヒ

ドラミン服用により,自覚的な中途覚醒回数のみが改善[7],あるいは,服用初日は入眠潜時の有意な短縮を認めるものの,連用4日後には入眠潜時の短縮はプラセボと有意差を認めなかったという報告もある[8].また,服用2週後に睡眠効率の自己評価と不眠重症度質問票（Insomnia Severity Index：ISI）の改善を認めたものの,睡眠潜時,総睡眠時間に関してはプラセボと有意差がなく,さらには,4週後には不眠重症度尺度もプラセボと有意差がなかったという報告もある[9].このように,塩酸ジフェンヒドラミンは一過性の入眠困難・中途覚醒には有効であるが,連用により効果の減弱・耐性形成が懸念される.実際,OTC睡眠改善薬としての塩酸ジフェンヒドラミン製剤の添付文書の適応・効能の項目にも「一時的な不眠の次の症状の緩和：寝つきが悪い,眠りが浅い」と記載されている.なお,医療用医薬品（アレルギー性疾患治療剤のジフェンヒドラミン製剤）の添付文書には,禁忌として「緑内障,前立腺肥大等下部尿路に閉塞性疾患のある患者」と記載されているが,同一成分であるOTC薬の添付文書にはこの点が記載されいてないことには注意が必要である.

b. 漢方製剤

効能・効果に「不眠」や「不眠症」をあげているOTC漢方製剤は少なくとも19種ある.その代表的なものを表2.10に記す.漢方薬は薬理作用が十分に解明されていないものが多いが,抑肝散加陳皮半夏は総睡眠時間の延長,入眠潜時短縮・睡眠効率改善をもたらすと報告されている[10].抑肝散を含む漢方薬は抗不安作用を有するとされ[11],インタビューフォームによれば,グルタミン酸放出抑制作用,セロトニン2Aダウンレギュレーション作用,セロトニン1A受容体アゴニスト作用があるとされており,これらの神経伝達物質への作用が抗不安効果ならびに催眠作用をもたらしていると考えられている.

一般に漢方薬は副作用が少ないとされているが,医療用漢方薬の添付文書には,大柴胡湯や柴胡加竜骨牡蛎湯などの柴胡を含む製剤では間質性肺炎が,抑肝散や酸棗仁湯などの甘草を含む製剤では偽アルデステロン症やミオパシーの副作用が記載されている.さらに,大柴胡湯や温経湯など大黄を含む製剤では,大黄の子宮収縮作用および骨盤内臓器の充血作用から「早流産の危険性」が記載されている.OTC漢方製剤は有効成分が医療用漢方薬より少ないとはいえ,副作用がまったくないというわけではないので,注意を怠るべきではない.

表 2.10 「不眠」の改善を表記した医療用漢方薬

漢方薬名	副作用	妊産婦・授乳婦への投与
大柴胡湯	間質性肺炎,肝機能障害,黄疸,食欲不振,腹痛,下痢	早流産の危険性*,母乳へ移行(乳児下痢)
柴胡桂枝乾姜湯	間質性肺炎,偽アルデステロン症,ミオパシー,肝機能障害,黄疸,発疹,発赤,掻痒	安全性は確立していない
柴胡加竜骨牡蛎湯	間質性肺炎,肝機能障害,黄疸,発疹,発赤,掻痒,蕁麻疹,胃部不快感	安全性は確立していない
半夏厚朴湯	(記載なし)	安全性は確立していない
抑肝散	偽アルデステロン症,ミオパシー,食欲不振,胃部不快感,悪心,下痢	安全性は確立していない
帰脾湯	偽アルデステロン症,ミオパシー,食欲不振,胃部不快感,悪心,下痢,発疹,発赤	安全性は確立していない
抑肝散加陳皮半夏	偽アルデステロン症,ミオパシー,食欲不振,胃部不快感,悪心,下痢	安全性は確立していない
酸棗仁湯	偽アルデステロン症,ミオパシー,食欲不振,胃部不快感,悪心,腹痛,下痢	安全性は確立していない
温経湯	偽アルデステロン症,ミオパシー,食欲不振,胃部不快感,悪心,下痢,発疹,発赤	早流産の危険性*
三黄瀉心湯 (高血圧に伴う不眠)	食欲不振,腹痛,下痢	早流産の危険性*,母乳へ移行(乳児下痢)
加味帰脾湯	偽アルデステロン症,ミオパシー,食欲不振,胃部不快感,悪心,腹痛,下痢,発疹,蕁麻疹	安全性は確立していない

*ダイオウの子宮収縮作用および骨盤内臓器の充血作用によるとされている.

c. サプリメント

サプリメントは保健機能食品に分類されるが,近年,鎮静作用を有するとされるセントジョーンズワート,バレリアン,カモミールなどのハーブ類に加え,5-HTP(5-ヒドロキシトリプトファン),グリシン,テアニンだけでなく,ビタミンB群やカルシウムなどのミネラル成分までもが,「不眠の改善」や「熟眠」を謳い文句に販売されている.表2.11に示すように,ハーブ類の中にはドイツなどの一部のヨーロッパ諸国では医薬品として承認されているものがあり,穏やかな鎮静作用を有するとされる.その代表としてバレリアンがあるが,当初バレリアンは不眠症状の改善が期待されたものの,その後,二重盲検無作為化プラセボ比較試験,メタ分析においてもその効果は否定されている[12, 13].セントジョーンズワートは,ドイツでは抗うつ薬として処方されてはいるが,不眠への直接的

表 2.11 睡眠の改善・熟眠を表記したハーブ系サプリメント

サプリメント名	主成分	考えられる薬理作用	副作用
バレリアン	セスキテルペン*	GABA放出促進・再取り込み阻害	まれに胃部不快感,接触性皮膚炎.連用にて,頭痛,不眠,散瞳,習慣性の報告あり.妊娠中,肝機能不全の患者には禁忌
カバ*2	カバラクトン*	ノルエピネフリン取込抑制 MAO-A阻害,COX阻害 GABA-A作用増強	妊婦・授乳婦,内因性うつ病には禁忌.連用にて,肝障害・肝不全,皮膚・髪・爪の変色の報告あり 不眠を訴える患者に対して120 mgを6週間投与した結果,67%に幻暈・消化器症状あり[17]
セントジョーンズワート	ヒペリジン*	セロトニン・ノルエピネフリン・ドパミン再取込阻害	光過敏症,CYP3A4誘導作用による薬物相互作用
カモミール	アピゲニン*(フラボノイド)	ベンゾジアゼピン受容体への作用?	アレルギー反応,ワーファリンとの併用注意
パッションフラワー	クリシン*(フラボノイド)	ベンゾジアゼピン受容体への作用?	特記・報告なし
ホップ	フムレン*	不明	過敏症

* 欧州（主にドイツ）では医薬品として承認.
*2 我が国では安全性の問題から健康食品としての販売は禁止.カバを含む製品は無承認無許可医薬品として,監視取締の対象.
独立行政法人 国立健康・栄養研究所資料（http://hfnet.nih.go.jp）をもとに作成.

な効果を評価した報告はない．また，セントジョーンズワートはシトクロムP450のCYP3A4を誘導するため，抗HIV薬のインジナビル，強心薬のジゴキシン，免疫抑制薬のシクロスポリン，経口避妊薬，フェニトインやカルバマゼピン，フェノバルビタールなどの抗てんかん薬の効果を減弱させることが報告されており，2000年に厚生労働省が「セントジョーンズワートと医薬品の相互作用についての注意喚起」の通達を行った経緯がある．カバに至っては，重篤な肝障害の報告[14]があることから，日本では健康食品としての販売が禁止されている．このように，ハーブ系サプリメントは，一部効果が期待されているものの，その薬理作用は十分に解明されておらず，表2.11に示したように多くの副作用が報告されている点には十分に注意を払うべきであろう．

最近，睡眠改善効果が注目されているものに「グリシン」がある．グリシンは

抑制性神経伝達物質の1つとされており，就寝前服用にて翌朝の疲労度の改善や起床時の爽快感を促し[15]，睡眠ポリグラフ検査（PSG）を用いた研究により睡眠時間の延長・ノンレム睡眠の増加をもたらすことが報告されている[16].

2.10.3 OTC・サプリメントの使用にあたって

安易に対症的にOTC薬やサプリメントに頼るのは，適切な不眠治療の導入を遅らせる要因にもなりうる．また，OTC薬やサプリメントは，消費者からは「手軽に買える睡眠薬」というイメージをもたれやすいが，上記のように副作用・薬物相互作用の問題も無視できない．これらの点に留意しつつ，睡眠習慣や生活習慣を整えたうえで，一時的に補助的に用いるのが，得策といえるだろう．

〔中村真樹・井上雄一〕

●文　献

1) Doi Y, Minowa M, Okawa M, Uchiyama M: Prevalence of sleep disturbance and hypnotic medication use in relation to sociodemographic factors in the general Japanese adult population. *J Epidemiol*, 10(2): 79-86, 2000.
2) 岸本桂子・吉田武史・福島紀子：インターネットによる一般用医薬品購入に関連する要因についての研究．薬学雑誌, 129(9): 1127-1136, 2009.
3) Administration FaD: Night-times sleep aid drug products for over the counter human use. *Federal Register*, 54: 6814-6824, 1989.
4) 水嶋　昇：不眠症に対するSD-02の臨床効果．新薬と臨床, 39(9): 2044-2056, 1990.
5) Saitou K, Kaneko Y, Sugimoto Y, Chen Z, Kamei C: Slow wave sleep-inducing effects of first generation H1-antagonists. *Biol Pharm Bull*, 22(10): 1079-1082, 1999.
6) Witek TJ Jr, Canestrari DA, Miller RD, Yang JY, Riker DK: The effects of phenindamine tartrate on sleepiness and psychomotor performance. *J Allergy Clin Immunol*, 90(6 Pt 1): 953-961, 1992.
7) Glass JR, Sproule BA, Herrmann N, Busto UE: Effects of 2-week treatment with temazepam and diphenhydramine in elderly insomniacs: a randomized, placebo-controlled trial. *J Clin Psychopharmacol*, 28(2): 182-188, 2008.
8) Richardson GS, Roehrs TA, Rosenthal L, Koshorek G, Roth T: Tolerance to daytime sedative effects of H1 antihistamines. *J Clin Psychopharmacol*, 22(5): 511-515, 2002.
9) Morin CM, Koetter U, Bastien C, Ware JC, Wooten V: Valerian-hops combination and diphenhydramine for treating insomnia: a randomized placebo-controlled clinical trial. *Sleep*, 28(11): 1465-1471, 2005.
10) Aizawa R, Kanbayashi T, Saito Y, Ogawa Y, Sugiyama T, Kitajima T et al.: Effects of Yoku-kan-san-ka-chimpi-hange on the sleep of normal healthy adult subjects. *Psychiatry Clin Neurosci*, 56(3): 303-304, 2002.
11) 丸山悠司・栗原　久・森田　誠：漢方薬の抗不安効果―改良型高架式十字迷路装置の開発とその成果．*Prog Med*, 17(4): 831-837, 1997.
12) Taibi DM, Vitiello MV, Barsness S, Elmer GW, Anderson GD, Landis CA: A randomized clinical trial

of valerian fails to improve self-reported, polysomnographic, and actigraphic sleep in older women with insomnia. *Sleep Med*, **10**(3): 319-328, 2009.
13) Fernandez-San-Martin MI, Masa-Font R, Palacios-Soler L, Sancho-Gomez P, Calbo-Caldentey C, Flores-Mateo G: Effectiveness of Valerian on insomnia: a meta-analysis of randomized placebo-controlled trials. *Sleep Med*, **11**(6): 505-511, 2010.
14) Teschke R, Genthner A, Wolff A: Kava hepatotoxicity: comparison of aqueous, ethanolic, acetonic kava extracts and kava-herbs mixtures. *J Ethnopharmacol*, **123**(3): 378-384, 2009.
15) Inagawa K, Hiraoka T, Kohda T, Yamadera W, Takahashi M: Subjective effects of glycine ingestion before bedtime on sleep quality. *Sleep and Biological Rhythms*, **4**(1): 75-77, 2006.
16) Yamadera W, Inagawa K, Chiba S, Bannai M, Takahashi M, Nakayama K: Glycine ingestion improves subjective sleep quality in huma volunteers, correlating with polysomnographic changes. *Sleep and Biological Rhythms*, **5**(2): 126-131, 2007.
17) Wheatley D: Stress-induced insomnia treated with kava and valerian: singly and in combination. *Hum Psychopharmacol*, **16**(4): 353-356, 2001.

2.11 不眠治療の実際

2.11.1 不眠治療の現状

日常臨床において出会う不眠症はDSM-IV-TR[1]の原発性不眠症に該当し，ICSD-2[2]の精神生理性不眠症，逆説性不眠症，特発性不眠症を合わせた概念に一致する．心理的要因を契機として発症し，中高年女性を中心に，専門機関を訪れる患者の約30%を占める[3]．治療原則としては，睡眠について正しく理解するよう指導することであり，睡眠衛生指導を通して，学習された睡眠妨害連想に対する認知の再構成を目指す[4]．欧米では，刺激制御療法，睡眠制限療法，筋弛緩療法などを組み合わせた集団認知行動療法（Combined Cognitive Behavioral Therapy for Insomnia：c-CBT-I）がfirst choiceである[5]．しかし我が国における実地臨床では，一部の睡眠医療専門機関における試験的な実施にとどまっている[6]．

本節では，2008年に作成された不眠症の診断・治療・連携ガイドラインをまず呈示した後に，加えて2010年に作成された一般診療における不眠マネジメントに関するコンセンサスレポートを紹介する．

2.11.2 「不眠症の診断・治療・連携ガイドライン」について[7]

2008年，厚生労働省精神・神経疾患研究委託費「睡眠障害医療における政策医療ネットワーク構築のための医療機関連携のガイドライン作成に関する研究」

を通して，我が国の一般医療機関，精神科医療機関および睡眠医療専門機関において活用されることを目的に「不眠症の診断・治療・医療連携ガイドライン」[7]が作成された．以下に治療および医療連携ガイドラインを示す．

a. 不眠症治療ガイドライン（図2.15）

1) 薬物療法： 不眠症が疑われた場合，睡眠衛生指導を主として，適切な薬物療法を施行する．適切な薬物療法とは，ベンゾジアゼピン受容体作動型睡眠薬（benzodiazepine receptor agonist hypnotics：BZRA）の眠前単剤常用量投与とする．

2) 睡眠衛生指導： 睡眠衛生指導とは睡眠に関する正しい知識を与え，質の良い睡眠をとることができるように生活上の条件を整え，日常生活を通して睡眠を整える工夫をさせるものである．以下に，厚生労働省委託研究班による「睡眠障害対処12の指針」[4]を示す．

①睡眠時間は人それぞれ，日中眠気で困らなければ十分，②刺激物は避け，眠る前には自分なりのリラックス法，③眠たくなってから床に就く，就床時刻にこだわりすぎない，④同じ時刻に毎日起床，⑤光の利用でよい睡眠，⑥規則正しい3度の食事，規則的な運動習慣，⑦昼寝をするなら，15時前の20〜30分，⑧眠りが浅いときは，むしろ積極的に遅寝・早起きに，⑨睡眠中の激しいいびき・呼吸停止や足のぴくつき・むずむず感は要注意，⑩十分眠っても日中の眠気が強いときは専門医に，⑪睡眠薬代わりの寝酒は不眠のもと，⑫睡眠薬は医師の指示で正しく使えば安全である．

3) 薬物療法の実際―睡眠薬の使用上の注意―[4]：

①原則として睡眠薬（BZRA）を単剤かつ常用量を用いる．
②副作用に十分注意を払う．
③作用特性（半減期・受容体選択性）に関する知識をもち，使い分ける．
  a) 入眠障害：超短時間・短時間作用型BZRA
  b) 中途覚醒・早朝覚醒：短時間・中間型・長時間作用型BZRAあるいは抗うつ薬
  c) 熟眠障害：BZRAあるいは抗うつ薬
④BZRAの多剤併用より，抗うつ薬の使用（変更あるいは併用）を考慮する．
⑤アルコールとの併用は禁止する．
⑥高齢者に対しては慎重に投与し，以下の注意をする．

2.11 不眠治療の実際

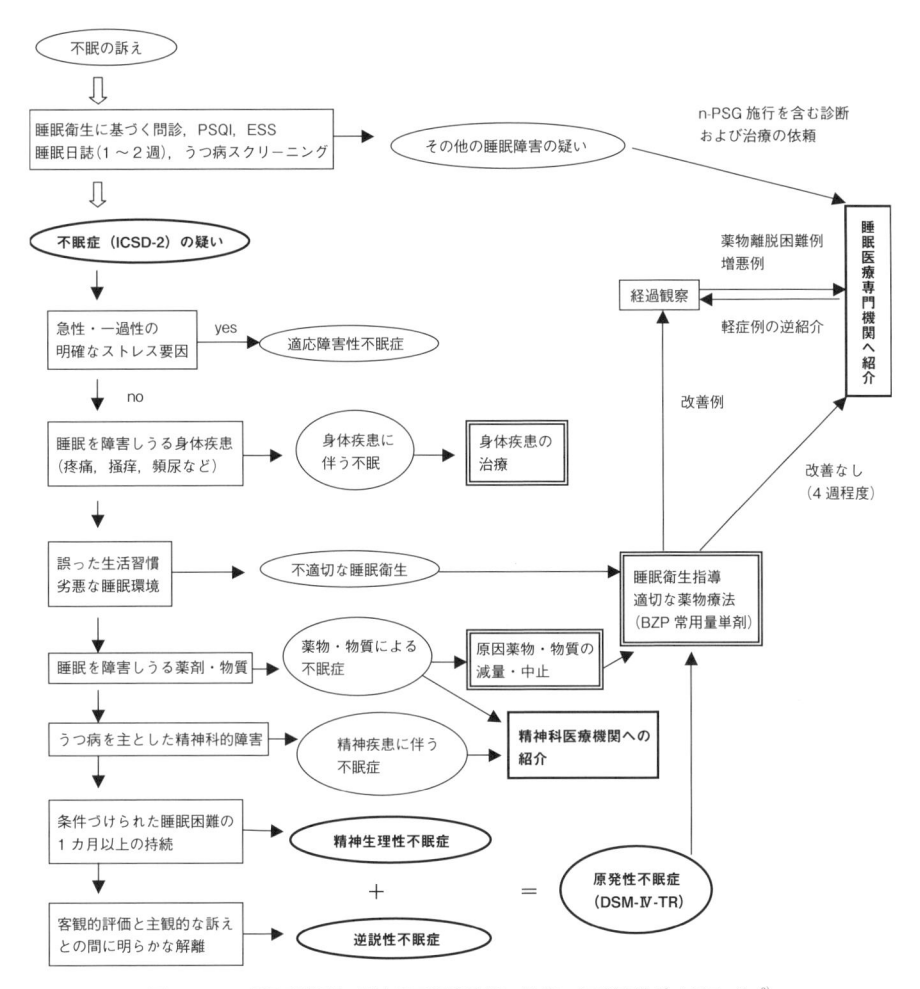

図 2.15 一般医療機関における不眠症診断・治療・医療連携ガイドライン[8]
PSQI：ピッツバーグ睡眠質問票，ESS：エプワース眠気尺度，BZP：ベンゾジアゼピン系睡眠薬，n-PSG：終夜睡眠ポリグラフ検査．

a) 半減期の短い薬物（活性代謝産物をもたない）を用いる．
b) 筋弛緩作用の少ない薬物を用いる．
c) 初期投与量は成人用量の 1/2～1/3 程度から開始する．
d) トイレに行く際は転倒予防のために点灯を促す．

4) 非薬物療法の実際例[7]：　患者個々の要因を配慮しながら①睡眠衛生指導，

②認知療法，③刺激調整法，④睡眠時間制限法，⑤その他：筋弛緩療法，自律訓練法，バイオフィードバック法などを外来個人精神療法として施行する．薬物療法と併用あるいは薬物からの離脱に際しても有用である．

b. 不眠症の医療連携ガイドライン（図 2.15）

1) 各医療機関における紹介・逆紹介の基準：
①一般医療機関→総合的睡眠医療機関：
　不眠症の鑑別診断および不眠症の治療に対する抵抗例
②一般医療機関→精神科医療機関：
　心理的要因あるいは精神科的障害（特にうつ病性障害）に伴う睡眠障害
③睡眠障害専門機関（呼吸障害主体）→総合的睡眠医療専門機関：
　①および②に準ずる
④総合的睡眠医療専門機関：
　BZRA 単剤程度まで軽快するに至った不眠症の経過観察目的の逆紹介

2) 各医療機関および医療連携に関する不眠症治療の原則：
①睡眠衛生指導：　一般医療機関における施行の徹底
②睡眠薬による適切な薬物療法（原則 BZRA 単剤常用量眠前投与）：
　一般医療機関，精神科医療機関，睡眠医療専門機関
③非薬物療法（認知行動療法）：　総合的睡眠医療専門機関

2.11.3 「一般診療における不眠マネジメントに関するコンセンサスレポート」[9)]

不眠患者の多くは睡眠障害を専門としない医師のもとで投薬などの治療を受けていることが多く，一般診療の現場において医師，薬剤師，看護師，検査技師などの医療従事者に対して不眠治療の指針を提供することはとても重要である．

それに答えるべく，2010 年に「一般診療における不眠マネジメントに関するコンセンサスレポート」[9)] が作成された．以下に概説する．

a. 治療の対象となる不眠

一般的な就床時間帯に一定の時間寝床で過ごし，十分睡眠がとれる環境であるにもかかわらず，入眠障害，中途覚醒，早朝覚醒，熟眠障害があり，これらにより苦痛を受けているものを治療対象とする．薬物療法に関しては，不眠が頻度として週 3 日以上，期間として 1 カ月以上持続し，以前には存在しなかった日中の

機能障害などが存在する場合に適応とする．

b. 不眠治療の目標とゴール・効果判定

不眠になりにくい生活習慣を身につけ，主観的な睡眠の質や量を改善した結果，日中の眠気や疲労感，認知機能の減退など機能障害を回復させたり，うつ病その他の疾病のリスクを低下させたりすることを目標とする．

効果判定は，まず睡眠日誌を活用して服薬状況や主観的な睡眠の質や量，不眠の頻度，日中の不調感などを把握したうえで，必要に応じて質問票を用いた症状など調べたい項目に関するテストを行い，さらにアクチグラフィ（体動記録装置）や睡眠ポリグラフ検査などを用いて睡眠の客観的評価を行うことが推奨される．

c. 睡眠衛生指導

不眠治療において，まず睡眠衛生指導を行うことが重要であり，その具体的な項目として以下のものがあげられる．

1）概日リズムを維持・強化する：
- 毎朝同じ時刻に起床し，太陽光を浴びる
- 規則正しく3食をとる
- 規則的な運動習慣（特に午後遅く，ないし早朝に軽く汗ばむ程度の運動）をもつ
- 昼寝をするなら，午後3時までに20〜30分程度とする
- 就寝1〜2時間前にぬるめの温度でゆったり入浴する
- 休日前の夜更かしや休日の朝寝坊をしない

2）生活習慣を見直す：
- 1週間単位で生活リズムを見直し，睡眠不足に注意する
- 夕方以降，精神的興奮や激しい運動を避ける
- 夜は，光が強く当たる場所を避ける
- 就寝前1〜2時間はリラックスする時間帯を設け，興奮するような感覚刺激（TV，インターネット，ゲームなど）を入れない
- 就寝前に考え事や心配事をしてしまう場合は，その内容を書き留める時間や場所を別に設ける

3）嗜好品に注意する：
- 就寝前4時間のカフェイン摂取，就寝前1時間の喫煙は避ける

- 夜中に目が醒めたときに喫煙をしない
- 寝酒はしない（リラックスや気分転換のための適度の晩酌は可）
- 就寝前にカフェインを含まない温かい飲み物（ホットミルクなど）を飲む

4) 寝室環境を快適にする：
- 明るさ，音，温度，湿度，換気を調節し，部屋の模様替えをする
- 寝具にも気を配る（マットの固さ，布団の保温性・通気性，枕の固さ・高さなど）
- 寝室を眠ること以外の目的で使用しない

5) 睡眠にこだわりすぎない：
- 睡眠時間，不眠の原因やその影響について考えすぎない
- 無理に眠ろうとせず，眠たくなってから床に就く
- 就床時間を生理的な睡眠可能時間に合わせる（成人7時間程度，高齢者6〜7時間）
- 30分以上寝つけないとき，夜中に目が醒めて再入眠できないときには，一度寝床を離れる
- 夜中に目が醒めたとき，時刻を確認しない

d. 睡眠薬の選択

睡眠薬の効果が期待できる条件として，概日リズムの著しい乱れ（昼夜逆転など）がないこと，睡眠に対する欲求があること，睡眠をとるための行動をとっていること，床に就いても眠れないという自覚があることなどがあげられる．

反対に，意識障害・中枢神経系変性疾患・概日リズム障害が存在する場合，海外渡航時に時差解消目的で使用する場合，躁状態などで睡眠欲求が少ない場合，服薬しても床に就かない場合は効果が減弱する．

使用に際しては，作用時間，抗不安作用，筋弛緩作用，睡眠段階への影響などを考慮したうえで，BZRAを主に選択する（表2.12）．

e. 服薬指導，副作用

睡眠薬処方の際，以下の服薬指導を行う．

睡眠薬を処方されたら……
- アルコールと併用しない
- 適切な時間に服用する
- 服用後は20分以内に就床する

2.11 不眠治療の実際

表 2.12 主なベンゾジアゼピン受容体作動薬の推奨容量と作用[9]

	一般名	先発品商品名	推奨容量 (mg)	睡眠	抗不安	徐波睡眠	レム睡眠
超短時間作用型 (半減期6時間未満) 翌朝に効果消失	ゾルピデム*	マイスリー®	5〜10	◎		↑↑	
	ゾピクロン*	アモバン®	7.5〜10	◎	○	↑	
	トリアゾラム	ハルシオン®	0.125〜0.5	◎	◎		↓
短時間作用型 (半減期6〜12時間) 翌入眠時効果消失	ブロチゾラム	レンドルミン®	0.25	◎	◎		↓
	リルマザホン	リスミー®	1〜2	◎	◎		↓

*非ベンゾジアゼピン系睡眠薬.

- 服用は医師の指示を守り，勝手に増減したり中止したりしない
- 服薬時刻，就床時刻，起床時刻を遵守する
- 眠れないからと必要以上長く床にいず，7 時間程度を目安とする
- 効果がない，あるいは副作用が出現した場合はすぐに主治医に申し出る

また，必要に応じて，BZRA は常用量を適正使用すれば依存や耐性をほとんど起こさず，通常は単独で過量投与による死亡の原因とはならないことなどの安全性に関する情報を提供する．

副作用には，①持ち越し効果（薬効が翌朝以降も持続するため，日中の眠気，ふらつき，脱力・頭痛，倦怠感などを生じる），②記憶障害（服薬後から入眠まで，中途覚醒時，翌朝覚醒後の出来事に対する前向性健忘），③早朝覚醒や日中の不安感，④反跳性不眠や耐薬症状（連用後，突然の中断により出現する強い不眠，あるいは不安・焦燥，振戦，発汗，ごくまれにせん妄，けいれんなどの症状），⑤筋弛緩作用（ふらつきや転倒，特に高齢者では転倒に注意），⑥奇異反応（服用後，不安・緊張の高まり，興奮，攻撃性，錯乱状態）などがあり注意を促す．

f. 高齢者，妊婦，小児・思春期の不眠に対する薬物療法

高齢者に対しては少量から開始し，有効用量には個体差が大きいことに注意しながら必要に応じて増量する．また前向性健忘や転倒が生じやすく，認知機能低下や骨折の原因となるため，筋弛緩作用の少ないものを選択する．

妊婦に対してはベンゾジアゼピン系睡眠薬の中には催奇形性と関連するとされる薬物があるため注意が必要である．なお非ベンゾジアゼピン系睡眠薬（ゾルピ

デム，ゾピクロン）では催奇形性と関連する報告はない．また，レストレスレッグス症候群や睡眠関連呼吸障害などの合併にも注意する．

小児・思春期の不眠に対してはまず原因検索を行い，使用する際には少量から慎重に投与する．

g. 睡眠薬の減薬・中止基準

超短時間型や短時間作用型ベンゾジアゼピン系睡眠薬を長期投与すると反跳性不眠を生じやすい．そのため，減量・中止にあたっては，睡眠衛生指導を並行して行ったうえで，徐々に行う．減量・中止が困難な場合は専門医への紹介も検討する．

減量開始は，少なくとも1カ月程度不眠および睡眠覚醒リズムの改善，もしくは不安やうつ症状などの精神症状の安定を確認する．そのうえで，不眠症状の再燃や，反跳性不眠，耐薬症状などのリスクを十分に説明する．

慢性患者に対しては，睡眠薬は急激に中止せず，4～8週間以上の時間をかけて漸減（例えば2週から4週おきに3/4，1/2ついで1/4に減量）する．超短時間ないし短時間作用型ベンゾジアゼピン系睡眠薬を服用中の患者で中止を試みる場合には反跳性不眠を生じやすいので，長時間作用型ベンゾジアゼピン系睡眠薬あるいは非ベンゾジアゼピン系睡眠薬への変更を考慮するのがよい．

不眠による日常生活への影響が強い場合は，漸減法を用いて十分に減量したのち，隔日法を開始する．なお，睡眠衛生指導や認知行動療法の併用が減量・中止には重要である．不眠が著しく悪化する場合には，無理をせず元の服用量に戻し，時期をみて再度減量を試みる． 〔青木　亮・小曽根基裕〕

● 文　献

1) American Psychiatric Association: *Diagnostic and Statistical Manual of Mental Disorder*, 4th ed. Text Revision (DSM-IV-TR), American Psychiatric Association, Washington DC, 2000.
2) American Sleep Disorders Association, Diagnostic Classification Steering Committee; Thorpy MJ Chairmen: *International Classification of Sleep Disorders 2nd: Diagnostic and Coding Manual*, Rochester, 2005.
3) 山寺　亘ほか：睡眠覚醒障害を主訴とした外来患者の臨床的研究．精神医学，**38**：363-370, 1996.
4) 睡眠障害の診断・治療ガイドライン研究会編：睡眠障害の対応と治療ガイドライン，じほう，2002.
5) Morin CM et al.: Nonpharmacological interventions for insomnia: a meta-analysis of treatment efficacy. *Am J Psychiatry*, **151**: 1172-1180, 1994.
6) Sato M et al.: The clinical efficacy of cognitive behavior therapy for psychophysiological insomnia

outpatient. *Sleep*, **28**: S346, 2005.
7) 山寺　亘ほか：不眠症診断・治療・医療連携ガイドライン．厚生労働省・神経疾患研究委託費「睡眠障害医療における政策医療ネットワーク構築のための医療機関連携のガイドライン作成に関する研究」平成17～19年度総括研究報告書，pp. 89-102，2008.
8) 山寺　亘ほか：不眠症の診断・治療・連携ガイドライン．日本臨牀，**67**(8)：1469-1474，2009.
9) 内山　真ほか：一般診療における不眠マネジメントに関するコンセンサス・レポート．ねむりと医療，**3**(2)：109-131，2010.

chapter 3 不眠各論

3.1 女性と不眠

　女性は男性に比べ不眠の頻度が高いという報告が多い．その要因として，育児や家事，家族の介護等に伴う心理社会的ストレスのほかに，月経，妊娠，出産，更年期等によって，卵巣や胎盤で産生される性ホルモンが変動することが考えられる．本節では，それらのライフイベントに焦点をあてて女性の不眠について概説する．

3.1.1　月経周期と不眠

　健常人では，月経周期のうち黄体後期に主観的な夜間睡眠の障害を自覚するという報告が多い[1]．ただし，1割あまりの被験者では逆に黄体後期に睡眠が改善することも報告されており[2]，個体差が存在する．

　我が国では，石束ら[3]が女子学生に対する調査票をもとに，月経に関連した睡眠変化を報告している．それによると月経前および月経時に過眠の訴えが多かった（各43％，51％）が，一方で1％に月経前の不眠が，5％に月経時の不眠が認められたと報告している．

　ほかに，月経前症候群，月経前不快気分障害をはじめとして，多くの精神疾患が月経前または月経期に悪化することが知られており，それに伴って不眠ないしは過眠の増悪を認める．

　月経周期に伴う不眠の治療として，基礎疾患がある場合にはそちらの治療が優先される．基礎疾患がない場合には，一般の不眠症に準じた生活調整等の非薬物療法とともに，必要であれば短期的な睡眠薬の使用を検討する．

　なお，これらの変動の個体差には，黄体後期から月経期にかけてのエストロゲ

ン，プロゲステロンの減少が関与していると考えられる．

特に，プロゲステロンやその活性代謝産物は，脳内でニューロステロイドとして，ベンゾジアゼピン系薬物と同様に $GABA_A$ 受容体複合体に結合して神経細胞の興奮を抑制することがわかっているが，その持続的な増加は，$GABA_A$ 受容体複合体の種類や数の変化，感受性の変化を引き起こし，神経細胞の興奮抑制作用を逆に減弱しうる．さらに $GABA_A$ 受容体複合体の変化は，セロトニンその他複数の神経伝達系に変化を及ぼしうる[4]．したがって，例えばニューロステロイドの代謝酵素産生や $GABA_A$ 受容体複合体，神経伝達系等に関する様々な個体差が，黄体期のプロゲステロンの持続的な増加および増加後の減少に伴って，睡眠の変化や不安等を引き起こしている可能性がある．

3.1.2 妊娠と不眠

妊娠中は，ホルモン変動を含む身体的変化ばかりでなく，心理社会的要因も加わり，睡眠が変化しやすい．Schweiger ら[5]は100人の妊婦中68%が妊娠中のいずれかの期間に睡眠障害を自覚しており，その比率は妊娠第一期の3カ月間に13%，第二期の3カ月間に19%，第三期の3カ月間には66%と第三期に圧倒的に多かったと報告している．

妊娠第一期には，むしろ眠気が亢進することが多いが，悪阻，頻尿などが，夜間睡眠を妨げる．頻尿はその後も持続し，第二期からは，腰背部痛，関節痛，胎動，胸やけ，下肢のこむらがえりや蟻走感，息切れ，鼻閉その他の上気道狭窄等が加わり睡眠を障害する．第三期には，腰背部等の痛みに加え腹囲の増大のため，心地よい睡眠体位がとれなくなる．

睡眠ポリグラフ検査（PSG）では，第二期の終わりから第三期にかけ，覚醒回数が増加し，入眠潜時，中途覚醒時間も増加する．妊娠末期になると徐波睡眠も減少する．

このように，妊娠に伴う不眠は妊婦のほとんどが経験するが，実際に治療を受けることは少ない[6]．これは睡眠薬による催奇形性への不安が大きいためもある．

過去にベンゾジアゼピン系薬剤で口唇口蓋裂等の先天異常の発生率が上昇するという報告があり，米国食品医薬品局（FDA：Food and Drug Administration）による，妊娠中の薬剤安全性評価基準においても，睡眠薬の多くは胎児への危険性を否定できない，ないしは事実上の禁忌となっている（表3.1）．一方，近年

表 3.1 主な睡眠薬に関する FDA の胎児危険度分類（2011 年現在）

カテゴリー A	適切な対象比較試験で妊娠第一期における胎児への危険が認められていない．	なし
カテゴリー B	動物実験で胎児への危険は認められていないが，妊婦において適切な対象比較試験がなされていない．または動物実験で胎児への有害作用が認められているが，妊婦において適切な対象比較試験で胎児への危険が認められていない．	なし
カテゴリー C	動物実験で胎児への有害作用が認められているが，妊婦において適切な対象比較試験がなされていない．潜在的な危険性はあるが，予想される有益性によっては妊婦への使用が正当化されることがありうる．	ゾルピデム（マイスリー®） ザレプロン（ソナタ®） ラメルテオン（ロゼレム®） ゾピクロン（アモバン®） プロメタジン（ヒベルナ，ピレチア®）
カテゴリー D	ヒトでの調査研究で胎児への有害作用が認められている．潜在的な危険性はあるが，予想される有益性によっては妊婦への使用が正当化されることがありうる．	なし
カテゴリー X	妊婦への投与の危険性は有益性を明らかに上回る．	トリアゾラム（ハルシオン®） エスタゾラム（ユーロジン®） フルラゼパム（ダルメート，ベノジール®） クアゼパム（ドラール®）
記載なし	米国で現在販売ないしは承認されていない等の理由から記載がない．	ブロチゾラム（レンドルミン®） フルニトラゼパム（ロヒプノール，サイレース®） ニトラゼパム（ベンザリン，ネルボン®） ロルメタゼパム（ロラメット，エバミール®） リルマザホン（リスミー®） エチゾラム（デパス®）

多くの睡眠薬で，妊娠中の服薬と先天異常との関連を否定する報告がなされている[7]．

実際，主に合併精神疾患等のコントロールのために不眠への薬物治療を行うこともやむを得ない場合もある．ただしその際には，一般人口においても児の 2～5% は先天異常を有し，もし先天異常が認められた場合，家族としては服薬に原因を求めがちなこと，および，分娩直前の睡眠薬の使用は，新生児に傾眠，筋緊張低下，呼吸抑制，薬物離脱症候群等が出現する可能性があることは考慮しなければならない．妊娠中の睡眠薬使用に関しては，あくまでも治療上の有益性がリ

スクを上回る場合に限り，十分なインフォームドコンセントと，用量，投与期間，代替療法の検討など，個々の症例ごとに細心の注意を払ったうえで行う必要があろう．

妊娠中に合併し不眠をきたしやすい睡眠障害として，レストレスレッグス症候群（RLS：restless legs syndrome），周期性四肢運動障害，睡眠関連こむらがえり，睡眠関連呼吸障害等があげられる．

RLSは妊娠中，特に妊娠第三期にはその出現頻度が増加し11～27%にまでのぼるという報告もある．妊娠中にRLSを発症する原因はわかってない．鉄や葉酸の欠乏が関係するという説や，妊娠に伴う下肢の血流不全等が関係するという説がある．欠乏が疑われる場合は鉄や葉酸を補給するとともに，良性の疾患であり妊娠中に発症したRLSはほとんどが出産後軽快する旨を保証することも大切である．我が国でRLSへの保険適用を有するプラミペキソールは，妊娠女性には投与禁忌であるため，妊娠中は非薬物療法が優先される．

妊娠中の周期性四肢運動障害に関し，Nikkolaら[8]は10人の多胎妊婦の全員に周期性四肢運動を認めたと報告しており，多胎が同疾患のリスクファクターの1つである可能性がある．

睡眠関連こむらがえりも，妊娠中，特に妊娠後半に合併することが多く，その出現率は5～40%と報告されている．腓腹筋等の伸展運動不足や，過度の運動，脱水，重い寝具による足関節の底屈等がほかに誘因としてあげられる．発症した場合は，足関節の他動的背屈やふくらはぎのマッサージで症状を軽減させる．予防には，就寝前の入浴や下肢のストレッチのほか，足関節以下への寝具の圧迫を減らしたり，足底をベッドの足板につけたり，足底に枕を置いたりして，睡眠中に足関節が底屈しないようにするといった方法がある．ビタミンEやマグネシウム等が有効であるとの報告もあるが，効果は明確ではない．芍薬甘草湯等の漢方薬が有効とする報告もある．

妊娠に伴う上気道の狭窄は睡眠関連呼吸障害を悪化させる可能性がある．実際，妊娠中にいびきが増えるのは経験的に知られている．Mindellら[6]は妊婦の1/3がいびきをかき，窒息感による覚醒が妊娠の経過に伴って有意に増加すると報告している．

産後の期間は出産時に始まり，子どもが1晩中寝るようになる生後6から12カ月まで続く．その間の睡眠障害の最も大きな要因は，授乳と新生児の育児であ

る．母乳を与えている母親は，哺乳びんで授乳している母親に比べ夜間の中途覚醒と睡眠時間の減少が大きいという．また，母親の睡眠は新生児の睡眠覚醒サイクルに大きく影響されて分断されるばかりでなく，ほかの家族構成や様々な家庭内環境によっても影響を受ける．ほかに子どものいる母親は，初産の母親ほど睡眠は分断されないが，睡眠時間は同程度であったという報告がある．その理由として，別の子どもの世話のために日中眠る機会が少なくなること等が推察されている[1]．

母親の睡眠の分断は子どもの成長とともに改善する．初産の母子を対象とした主観的及び客観的研究で，出産後3カ月頃には子どもの睡眠覚醒リズムはより規則的となり，それが今度は母親の睡眠をより持続的にしていることが示された．ただし，子どもが1〜2歳になってもなお，約2, 3割の母親に夜間の中途覚醒が認められる[1]．

マタニティーブルーは，褥婦の10〜50%[9]，初産婦の75〜80%[1]が，産後3日から5日をピークに経験する，気分の不安定さと涙もろさ，不眠，集中困難，不安，焦燥等を伴う抑うつ状態である．マタニティーブルーの発症機序としては，妊娠中高値であったプロゲステロンやエストロゲンが出産後に急激に低下することによって起こるとする，プロゲステロン説やエストロゲン退行説等が考えられているが，詳細は不明である[9]．マタニティーブルーは通常，長くとも数日のうちに症状が消失するため治療を必要とすることは少ない．

産後うつ病は，出産後2週間から数カ月の間に発症するうつ病である．妊娠後期の睡眠不足と産後の抑うつ気分，ないしは母親自体の産後の睡眠障害と気分障害の関係については一定の結論が出ていないが，Swainら[10]は出産後の睡眠不足が気分の悪化と関係があると報告している．出産前からの睡眠の確保が望ましいが，もし産後うつ病の発症が疑われた場合には，薬物治療と並行して，育児，家事の負担をできるだけ減らし，休養できるように環境を調整することが必要である．

3.1.3 更年期と不眠

更年期は卵巣機能が衰退・消失する時期であり，閉経（日本人の平均閉経年齢約50歳）の前後5年間ずつを指す．この間は，卵巣ホルモンの急激な低下をはじめとする身体的変化に加え，月経や若さに対する喪失体験，子どもの独立や高

齢家族の介護などの家庭内の変化，職場その他での社会的状況の変化が加わり，高率に不眠が起こる．

更年期のホルモン変化に随伴した不眠は，睡眠障害国際分類第2版（ICSD-2）[11]）では，身体疾患による不眠症に分類されている．特徴として「ほてり」や「寝汗」を伴い，夜間の頻回の中途覚醒を伴うが，多くの場合数カ月ないし数年のうちに自然消失するとされる．

自覚症状としての不眠の改善にはホルモン補充療法が有効とされるが，長期的な副作用として，心血管系への悪影響や乳ガン発生率の上昇等が報告されていることから，効果不十分例に漫然と長期投与を行うことは避けるべきである．他の薬物療法としては，当帰芍薬散，加味逍遙散，桂枝茯苓丸等の漢方薬や，睡眠薬等が使用される．

非薬物的治療の試みもなされている．香坂[12]）は更年期女性に5000 luxの高照度光を連日1時間ずつ7日間にわたって照射し，客観的には総睡眠時間，レム睡眠時間の延長を認め，主観的にはVisual analogue scale（VAS）にて，起床時の気分や昼食前の気分・意欲の改善を認めたと報告している．また，白川ら[13]）は，香気成分セドロールによる，更年期女性の更年期指数と睡眠の改善作用を報告している．

ここで注意しなければならないのは，更年期の不眠のうち，前述のホルモン変化に随伴する不眠は，その一部にすぎないということである．

更年期には前述したように心理社会的ストレスが多いために，適応障害性不眠症（急性不眠症），および精神生理性不眠症をきたしやすい．また，不適切な睡眠衛生も不眠をきたす．ほてりや寝汗その他の更年期症状と併発する場合があるので，鑑別診断には，不眠のタイプの問診のほかに，発症状況や経過，どのようなときに不眠が増悪あるいは軽減するか，ストレッサーの有無，生活環境ならびに生活習慣，1日の生活スケジュールなどの詳細な聴取が望ましい．治療は，可能であればストレッサーの除去や環境調整を行い，また疾患教育，カウンセリング，認知行動療法，睡眠薬の使用等を必要に応じて選択する．

更年期には不安障害に伴う不眠症も比較的多い．不安障害の場合には，パニック発作や持続的で過剰な不安感等が診断の手がかりとなる．治療としては，睡眠薬だけではなく，少量の選択的セロトニン再取込み阻害薬や抗不安薬を使用し，精神療法を併用する．抑うつ状態に伴う不眠もこの年代には多いが，抑うつ気分

を自らは訴えず，不眠や身体症状のみを主訴に受診することがしばしばある．睡眠関連呼吸障害やRLSも閉経以降頻度が増加する．また，動悸，発汗，不眠，不安焦燥感を呈する甲状腺機能亢進症等の内科疾患も，更年期の不眠の原因となりうるので身体的検索もおろそかにはできない．

うつ病の不眠，睡眠関連呼吸障害，RLS等の診断・治療に関しては別章に譲るが，いずれも見過ごされやすい病態であり，注意を要する．　　　〔本間裕士〕

●文　献

1) Moline ML et al.: Sleep in women across the life cycle from adulthood through menopause. *Sleep Med Rev*, 2: 155-177, 2003.
2) Manber R, Armitage R: Sex, steroids, and sleep: a review. *Sleep*, 22: 540-555, 1999.
3) 石束嘉和ほか：女性の睡眠の問題．眠りのバイオロジー「われわれはなぜ眠るのか」(Lisa 増刊 11，井上昌次郎)，pp. 15-17，メディカルサイエンスインターナショナル，1998.
4) Sundström I et al.: GABA receptors, progesterone and premenstrual dysphoric disorder. *Arch Womens Ment Health*, 6: 23-41, 2003.
5) Schweiger MS: Sleep disturbances in pregnancy. *Am J Obstet Gynecol*, 114: 879-882, 1972.
6) Mindell JA, Jacobson BJ: Sleep disturbances during pregnancy. *J Obstet Gynecol Neonatal Nurs*, 29: 590-597, 2000.
7) 伊藤直樹：睡眠障害の妊婦に対する薬物治療と先天異常リスク．薬局，62(10)：3319-3324，2011.
8) Nikkola E et al.: Sleep in multiple pregnancy: breathing patterns, oxygenation, and periodic leg movements. *Am J Obstet Gynecol*, 174: 1622-1625, 1996.
9) 山田和男：性ホルモンと気分関連障害．臨床精神医学，27：1105-1112, 1998.
10) Swain AM et al.: Prospective study of sleep, mood, and cognitive function in postpartum and nonpostpartum women. *Obstet Gynecol*, 90: 381-386, 1997.
11) 日本睡眠学会診断分類委員会訳：身体疾患による不眠症．睡眠障害国際分類第2版　診断とコードの手引（米国睡眠医学会），pp. 29-30，医学書院，2010.
12) 香坂雅子：日常生活における快適な睡眠の確保に関する総合研究（平成11年～13年）成果報告書．pp. 60-74, 文部科学省研究振興局, 2002.
13) 白川修一郎ほか：ハーブやアロマによる睡眠改善．薬局，62(10)：3388-3390，2011.

3.2　小児期の不眠

3.2.1　日本の小児の睡眠の現状と問題点

日本は国民の睡眠時間が最も少ない国の1つである[1,2]．また，就床時刻が年々遅くなり，国民生活の夜型化が進んでいる．この傾向は，子どもにおいても例外ではない．夜10時以降に就寝する幼児の割合は，1歳6カ月児で25％から55％へ，2歳児では29％から59％へ，3歳児では22％から52％，4歳児では13

%から39%へ，5〜6歳児では10%から52%へ，とすべての年代において1980年に比べて2000年で顕著に増加している[3]．起床時刻にはさほど変化はないため，結果として就床時刻の遅れが睡眠時間の減少を引き起こしている．小学生以上の児童の平均就床時刻を調べた調査によると，小学生で22時台，中学生で23時半，高校生では0時半とかなり遅く，1970年に比べて睡眠時間は50分から1時間短くなっている．同時に睡眠不足を感じている子どもは，小学生で約60%，中学生で67%に及ぶと報告されている[4]．

では，睡眠不足はどのような問題を引き起こすのだろうか．乳幼児期では中枢神経の発達がさかんな時期であり，この時期の睡眠不足は認知能力の低下や不可逆的な異常な神経発達につながる可能性が指摘されている．また，幼児期の短時間睡眠はその後の肥満のリスク因子であると報告されている[5]．睡眠不足による日中活動の影響は，大人では眠気，集中力・注意力低下という症状で出現するが，小児では，これに加えていらいら感や落ち着きのなさという症状が出現する．こうした日中の症状がみられた場合は，睡眠習慣（就床時刻，起床時刻，睡眠時間など）を，問診や睡眠日誌などを用いて睡眠習慣を確認する．休日には平日に比べてかなり長い睡眠をとる．本人にとって十分な睡眠時間を確保すれば，日中の症状は消失する．慢性的な睡眠不足の解消には，2週間以上はかかると思われ，週末に寝だめをするだけでは診断・治療ともに不十分である．起床時刻を一定にし，個人や年代に合った睡眠時間から逆算して就床時刻を設定する．休日など自由に眠れる日に長時間の睡眠をとっている状態では，まだ普段の睡眠時間は不足していると考えられる．

このように睡眠の問題は小児期において非常に重要であるが，社会的認知度はあまり高くない．社会全体が夜型になり，夜更かしや睡眠不足はあまり大きな問題ではないと考える大人も多く，子どもの睡眠習慣にも影響を与えていると考えられる．睡眠不足を引き起こす睡眠習慣について，社会全体が正しい認識をもつことが望まれる．加えて睡眠障害に関しては，これを見逃さずに適切に治療を行う必要がある．本節では，小児期に不眠を呈する可能性のある睡眠障害について概説する．なお，過眠を呈する疾患については成書を参考にされたい．

3.2.2 不 眠 症[6]

小児にみられる不眠症のうち，行動的原因に起因するものを行動性不眠症と呼

ぶ．これは，寝付けない，あるいは眠っていられない状態で，入眠関連障害としつけ不足症候群がこの疾患に入る．入眠関連障害は，特別な寝かしつけがないと寝入ることができない状態である．日本では，添い寝，子守歌を歌う，絵本を読む，などは普通に行われている寝かしつけである．ここでいう「特別な寝かしつけ」は，毎日長時間くるまに乗せないと寝ないといったような，非常に手がかかることであり，これをしないとなかなか寝つけないような場合に限定される．しつけ不足症候群は，「寝たくない」とぐずって布団に入るのを拒否する状態である．子どもが本来寝るべき時刻に寝かせるというしつけができていないことも多いが，大人の生活自体が夜型にならざるを得ない，遅くまで塾通いをする，などの社会的な要因も関係している．

3.2.3　睡眠関連呼吸障害[6]：閉塞性睡眠時無呼吸

　子どもにおける閉塞性睡眠時無呼吸（OSA：obstructive sleep apnea）はさほどめずらしいものではなく，1〜3％の頻度でみられる．大人では肥満がその原因となることが多いが，子どもで最も多いのは扁桃腺肥大である．いびきで気づかれることが多い．苦しそうないびきに加え，陥没呼吸，寝汗，頻回の寝返り，夜尿，朝起床困難などの症状が特徴である．また日中の症状としては，学業不良，多動，注意力低下，成長障害などが認められる．閉塞性睡眠時無呼吸は子どもの認知・行動面も含めた成長に影響を与えるため，いびき＋上記症状が1つでもあれば本疾患を疑って扁桃を確認する．

3.2.4　睡眠関連運動障害[6]：レストレスレッグス症候群

　レストレスレッグス症候群（RLS：restless legs syndrome）では，下肢を動かさずにはいられない衝動が，夕方〜夜にかけて，安静な状態で生じ，下肢を動かすと改善するという特徴をもつ．むずむずするというような異常感覚を伴うことも多いことからむずむず脚症候群とも呼ばれる．この症状のために，寝つくことが困難となる．小児にみられるレストレスレッグス症候群は，疾患の認知度が少ないこと，子どもが症状を適切に表現できないことなどから，診断・治療を受けているケースが非常に少ない．小児では異常感覚を訴えることができない場合が多く，夕方から落ちつきなく動き回る，寝床で脚を頻繁に動かす，脚を布団や親の体の下に入れようとする，脚をさすってやらないと寝つかない，などの症状

があればこの疾患を考慮する[7]．家族歴があることが多い．睡眠不足やストレス，カフェインなどが誘因となっていることもあり，まずは睡眠習慣を見直す．体内貯蔵鉄の減少がリスクファクターであるため，血中フェリチン値が低下している例では鉄の補充をする．診断基準を表3.2に示す．

3.2.5　概日リズム睡眠障害[6]

概日リズム睡眠障害（CRSD：circadian rhythm sleep disorder）とは，睡眠覚醒リズムと外界の24時間リズムがずれてしまい，望ましい時間帯に眠れない状態を指す[8]．原因として，体内時計の機能不全が推定されている．小児で問題となる概日リズム睡眠障害は，睡眠相後退型と自由継続型である．睡眠相後退型は，睡眠時間帯が望ましい時間帯から遅れて固定してしまうという特徴を示す．典型的な症状を以下に示す．明け方にならないと眠れず，またいったん眠ると朝には起床できずに昼頃まで寝続けてしまう．早くから就床しても明け方まで眠れない．テストや重要な用事などで強い動機付けがあっても，朝起床できない．長期休暇や夏休みで夜型の生活になり，休み明けの朝に起きられないことは誰しも経験することではあるが，健常人の場合は数日で元の生活に戻ることができる．しかし，睡眠相後退型ではいったん睡眠時間帯が遅れると戻すことが非常に困難であり，このような長期休暇や風邪などの体調不良を機に発症する例も多い．自由継続型は，睡眠時間帯が毎日1時間程度遅れていくという特徴を示す．このリ

表3.2　レストレスレッグス症候群（むずむず脚症候群）の診断基準

成人患者の診断（12歳よりも年長）
- A. 下肢を動かそうとする強い衝動を訴える．通常，下肢に不快で嫌な感覚をおぼえる，あるいは，この感覚のために衝動が生じる．
- B. 動かそうとする衝動や不快感は，休息中，また寝転んだり座ったりして静かにしているときに始まる，または悪化する．
- C. 動かそうとする衝動や不快感は，歩いたり身体を伸ばしたりすれば，少なくともそういった運動をしている間は，部分的または全体的に楽になる．
- D. 動かそうとする衝動や不快感は夕方や夜に強くなる，または夕方や夜にしか生じない．

小児患者の診断（2〜12歳まで）
　成人の診断基準を満たし，AあるいはBのうち2つ以上が当てはまる場合．
- A. 成人の基準すべてが適合し，自分の言葉で下肢の不快感と関連する表現をする．
- B. 1）年齢にふさわしくない睡眠障害．
　　2）血のつながった親や兄弟姉妹にはっきりとむずむず脚症候群が認められる．
　　3）睡眠ポリグラフ検査上，周期性四肢運動指数が1時間あたり5回以上認められる．

ズムに合わせて睡眠をとっていれば,睡眠自体の質には異常はなく,起きている時間帯にも症状は認められない.無理に外界の時刻に合わせて生活しようとすると,眠気や頭痛・倦怠感などの身体的不調が出現する.

概日リズム睡眠障害は,思春期に発症することが多いが,小児期に発症することもある.視覚障害者や,引きこもりによって光に当たらない生活をしている場合にみられることがある.概日リズム睡眠障害は,体内時計のリズムを外界リズムに同調させることが治療となる[9].同調させる最も強力な因子は,光である.睡眠相後退症候群では,習慣的な起床時刻の1〜2時間前から,自由継続型では起床時刻が朝の時間帯に来たときに,たっぷり光を浴びるようにする.軽症例では,ベッドを日当りの良い位置に移動し,朝の一定時刻にカーテンを開けて日光を浴びることで改善できる場合もある.

3.2.6 発達障害に伴う睡眠障害

広汎性発達障害(PDD:pervasive developmental disorders)や注意欠陥・多動性障害(ADHD:attention deficit hyperactivity disorder)では,睡眠の問題が高率に認められる[10].PDDでは30〜90%程度,ADHDでは25〜50%程度に睡眠の問題がみられると報告されている[11,12].PDDに伴う睡眠障害のタイプは,入眠障害と睡眠維持障害であり,なかなか就床しない,夜中に起きて騒ぐ,ちょっとしたことで起きてしまうなどが多い.多くは乳幼児期から認められ,知的障害の有無とは関連しない.睡眠障害の背景には,GABAやセロトニン系の発達遅延が,睡眠障害と自閉症状に強い影響を及ぼしていると考えられている.睡眠に問題の多い広汎性発達障害の児童では,情緒面や行動面の問題が多いことが報告されている.ADHDの睡眠障害のタイプは,入眠障害と睡眠維持障害,日中の眠気などが多い.加えて,様々な睡眠障害を合併していることが指摘されている[13].特にレストレスレッグス症候群や周期性四肢運動障害といった睡眠障害は高頻度に合併し,ADHDのレストレスレッグス症候群合併症例では,多動症状をさらに増悪させている可能性がある.入眠困難は,概日リズム睡眠障害睡眠相後退型が合併している可能性が指摘されている.また,過眠症状は,睡眠呼吸障害の合併に起因していることも多い.発達障害を診察する場合には,睡眠の問題について治療者は十分な診察を行うことが望ましい.睡眠の問題に対しては,乳幼児期からの正しい睡眠衛生の励行が重要である.決まった時刻に早寝・

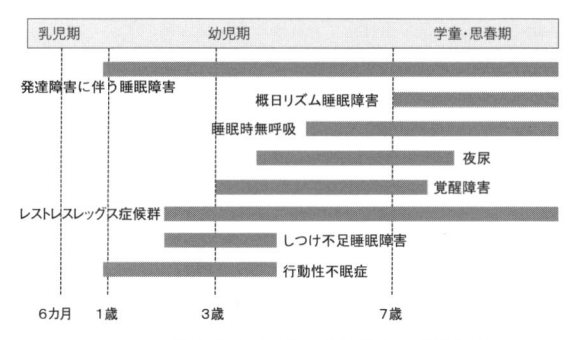

図 3.1 不眠を呈する小児の睡眠障害の好発年齢

早起きの習慣をつけること，入眠前の入眠儀式をうまく確立させること，就寝前のテレビやビデオなどの制限などの睡眠習慣を付けていく．睡眠の問題を改善させることは，日中の症状を改善させることにつながる．また，合併している治療可能な睡眠障害を見逃さないことも重要である．

3.2.7 子どもの正常な発達のために

子どもによくみられる，不眠を呈する睡眠障害の好発年齢を図3.1に示す．子どもの正常な発達のために，睡眠不足にならない規則正しい生活の重要性と，睡眠障害の適切な診断と治療の必要性について，すべての大人，特に医療関係者や教育関係者は十分に認識すべきであると考えている．　〔**亀井雄一・岩垂喜貴**〕

● 文　献

1) NHK放送文化研究所：2010年国民生活時間調査，http://www.nhk.or.jp/bunken/yoron/lifetime/index.html
2) 総務省：平成18年社会生活基本調査，http://www.stat.go.jp/data/shakai/2006/index.html
3) 日本小児保健協会：平成12年度幼児健康度調査報告書，2000．http://www.jschild.or.jp/book/report_2000.html
4) 石原金由：学校教育における睡眠障害の問題点．*Pharma Media*, **20**：93-98, 2002.
5) Sekine M, Yamagami T, Handa K et al. : A dose-response relationship between short sleeping hours and childhood obesity: results of the Tpoyama Birth Cohort Study. *Child Care Health Dev*, **28**: 163-170, 2002.
6) American Academy of Sleep Medicine: *The International Classification of Sleep Disorders: Diagnostic and Coding Manual*, 2nd ed., American Academy of Sleep Medicine, 2005.
7) Oka Y, Kadotani T, Kadotani H: Usufulness of video behavior recording in the diagnosis of restless legs syndrome in young children. *Movement Disorder*, **20**: S67, 2005.

8) 早川達郎・亀井雄一・内山　真：概日リズム睡眠障害．臨床精神医学，34：45-51，2005．
9) 亀井雄一：概日リズム睡眠障害の治療．*Current Therapy*, 22：69-72，2004．
10) 亀井雄一・岩垂喜貴：児童精神疾患に併存する睡眠障害の特徴．精神神経学雑誌，112：921-927，2010．
11) Mindell JA, Owens JA: *A Clinical Guide to Pediatric Sleep Diagnosis and Management of Sleep Problems: Sleep and Neurodevelopmental Disorders*, Lippincott Williams and Wilkins, Philadelphia, 2009.
12) Silvestri R, Gagliano A, Arico I et al.: Sleep disorders in children with Attention-Deficit/Hyperactivity Disorder (ADHD) recorded overnight by video-polysomnography. *Sleep Medicine*, 10: 1132-1138, 2009.
13) Baeyens D, Roeyers H, Hoebeke P et al.: Attention deficit/hyperdisorder in children with nocturnal enuresis. *J of Urology*, 171: 2576-2579, 2004.

3.3　高齢者の不眠

　高齢者では不眠の頻度が高い．とりわけ，「ひと寝すると目が覚める」「ねむりが浅い」「朝早くめざめてしまう」など睡眠の持続障害を特徴とするタイプの不眠症状が多い．これには理由が大きく2つあり，第一は加齢に伴って深い睡眠が減少すること，第二は不眠を引き起こす疾患に罹患しやすくなるためである．高齢者の不眠症は一般的に慢性経過をたどりやすい．また不眠症状があることイコール不眠症ではない点にも留意する必要がある．加齢とともに増加する睡眠障害も数多くあり，それらの中には不眠症状がありながら睡眠薬が無効か，むしろ悪化させるものが含まれているからである．ストレスや精神疾患に起因する不眠が多い若年者の不眠と異なり，高齢者の不眠の原因は多様で，かつ複数存在することも少なくない．したがって高齢者の不眠医療では睡眠薬を用いた薬物療法を選択する前に，不眠の正しい診断と背景要因の分析が必要である．高齢者の不眠の特徴とその対策を表3.3にまとめた．本節ではその内容に沿って解説する．

表3.3　高齢者の不眠の特徴と対策

1　必要な睡眠時間には大きな個人差がある（8時間睡眠をめざさない）
2　若い頃より睡眠は浅くなり睡眠時間は大幅に短くなる（若干の中途覚醒は受け入れる，深追いしない）
3　就床時刻が早すぎ，床上時間も長すぎる（若干の遅寝と早起きが効果的）
4　"不眠あり＝不眠症"ではない（うつ病，レストレスレッグス症候群などの鑑別）
5　睡眠薬を服用後も症状が残っているケースが多い（治療開始後も丁寧な薬物調整）
6　認知症の不眠には薬物療法は効果が乏しい（処方する場合は短期勝負，生活リズムを改善する）

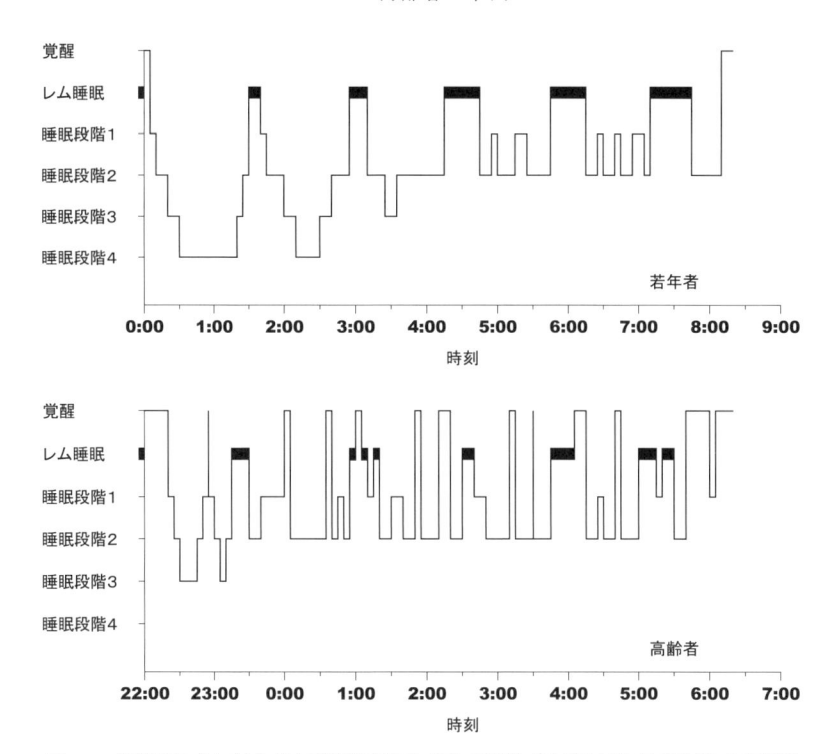

図 3.2 健常若年成人（上）および健常高齢者（下）の睡眠ポリグラフ検査（PSG）の定型例
横軸は実時刻を，縦軸は各睡眠段階を示す．説明は本文を参照．

3.3.1 高齢者では睡眠の持続障害が特徴である

高齢者では睡眠の長さや質（睡眠深度，レム・ノンレム睡眠構築）に特徴的な変化が生じる．図3.2に若年成人と高齢者の睡眠構築を例示した．高齢者では一般的に就床・離床時刻，および入眠・覚醒時刻が若年者に比較して早まるし，徐波睡眠量が減少する一方，浅い睡眠と中途覚醒が増加し，睡眠効率は低下する．また，若年者に比較してレム潜時の短縮が生じ睡眠後半でのレム睡眠の持続性が低下する．

図3.3上は睡眠構築の発達と加齢変化に関する既存研究の結果をまとめたものである[1]．徐波睡眠の減少および中途覚醒時間の増加が高齢者の睡眠で認められる最も顕著な所見である．これらの結果からもわかるように，高齢者では睡眠を開始する機能に比較して睡眠を維持する機能が優位に障害される．実際，高齢

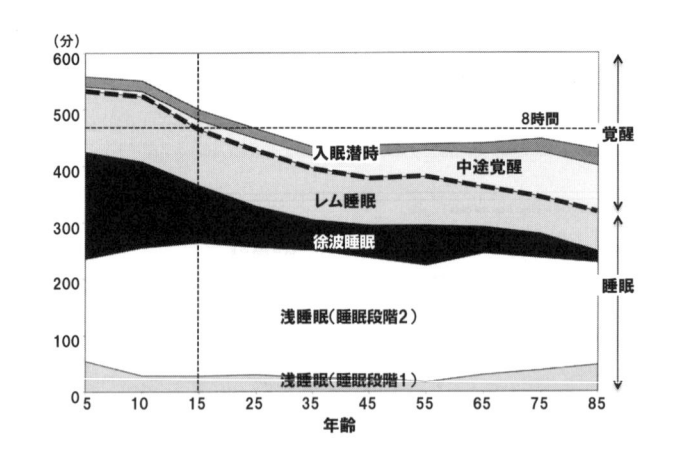

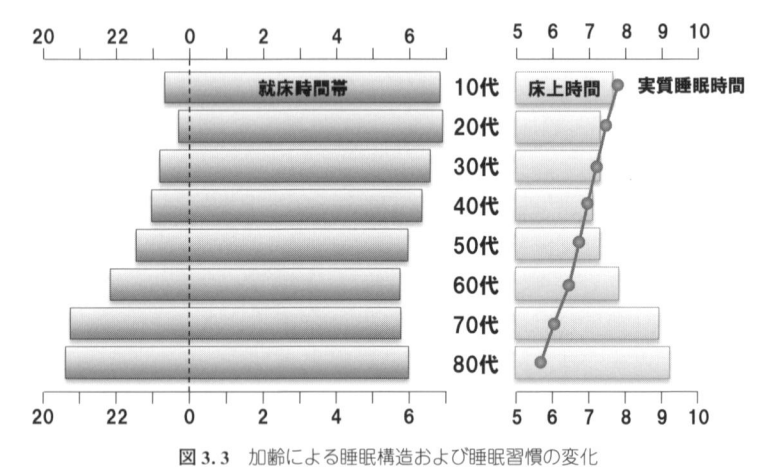

図 3.3 加齢による睡眠構造および睡眠習慣の変化
上：メタ分析による睡眠構築の加齢変化（文献1から改変して引用）．実質睡眠時間は10年ごとに10分の割合で減少する．平均で8時間眠れるのは15歳頃（縦横点線）．
下：各年代での平均就床・離床時刻（左），および床上時刻（右）（文献3から改変して引用）．右図の折れ線は文献1から作成して挿入した．

者では覚醒閾値が低下しており，同じ深さの睡眠でも若年者より小さな刺激で覚醒してしまう．一方，入眠潜時には明らかな加齢変化は認めず，このことが若年者と比べても高齢者でさほど入眠困難が増加しない背景と考えられる．日本の一般成人を対象とした疫学調査でも高齢者では睡眠維持障害が多いことが明らかになっている[2]．

3.3.2 認知症での不眠と睡眠問題

認知症患者では重篤な夜間不眠，過眠，不規則な睡眠覚醒など多様な睡眠障害が持続することが多い．アルツハイマー病では浅い睡眠，中途覚醒の増加，総睡眠時間および睡眠効率の減少など通常の高齢者の睡眠特徴をより顕著にした変化がみられる．徐波睡眠の減少や中途覚醒の増加は発症早期から認められ，重症化するにつれてより顕著になる[4]．

家族や介護者の陳述は介護負担につながる夜間の不眠症状に偏りがちである．しかし，認知症患者の睡眠状態を把握するには，日中の午睡（過眠）や随伴症状（精神行動障害，せん妄など）にも注意を払う必要がある．夜間不眠を呈している認知症患者であっても必ずしも不眠症とは限らず，過眠型，不規則型（概日リズム睡眠障害）など非常に多彩な睡眠パターンを呈している．また，睡眠時無呼吸症候群，レストレスレッグス症候群，せん妄などその他の睡眠障害の可能性も考慮する必要がある．

認知症高齢者では不規則型睡眠覚醒パターンがしばしば認められる．本症は睡眠覚醒リズム障害（概日リズム睡眠障害）の一型であり，夜間の不眠症状が目立つために不眠型と誤診されやすいが，日中時間帯にも睡眠エピソードがしばしばみられ1日を通じた総睡眠時間は年齢相応に保たれている．日中の低活動や過剰な午睡など睡眠衛生上の問題から夜間睡眠が低質になっている高齢不眠症患者との鑑別は必ずしも容易ではないが，いずれのケースにおいても薬物による夜間の鎮静だけでは治療効果が十分に得られない点では同じであり，日中の覚醒を促すなど生活リズムを整える必要がある．

3.3.3 二次性不眠症やその他の睡眠障害をはじめに疑う

高齢者では身体精神疾患に起因する不眠症や，不眠症以外の睡眠障害の罹患を第一に疑うべきである[5]．高齢者では何らかの基礎疾患をもっていることが多いため二次性不眠症の頻度はきわめて高い．不眠が生じやすい疾患として，気管支喘息，慢性閉塞性肺疾患，胃潰瘍，十二指腸潰瘍，逆流性食道炎，虚血性心疾患，うっ血性心不全，甲状腺機能障害，糖尿病などの内分泌疾患，腰痛症，線維筋肉痛症，リウマチなどの疼痛性疾患，アトピー性皮膚炎などの皮膚掻痒性疾患がある．例えば，糖尿病では夜間多尿や神経痛で不眠が生じ，逆に不眠によって耐糖能障害や高血圧が悪化するなど相互増悪的な関係にある．

また，治療薬が不眠を惹起することがある．降圧薬，抗ヒスタミン剤，ステロイド剤，抗パーキンソン病薬，インターフェロン，抗うつ剤などで不眠，悪夢，日中の過眠，夜間ミオクローヌス，うつ状態などが生じやすい．

不眠症以外の睡眠障害の中では，睡眠時無呼吸症候群やレストレスレッグス症候群（下肢静止不能症候群，むずむず脚症候群），睡眠時周期性四肢運動障害などは高齢者の数%～十数%で認められる頻度の高い睡眠障害であり，不眠症と誤診されるケースも多い．ベンゾジアゼピン系睡眠薬は呼吸抑制や筋弛緩作用により睡眠時無呼吸を増悪させ，夜間の呼吸・循環器機能を低下させる危険性がある．うつ病は高齢者で頻度が高く，不眠はほぼ必発であり，時にはうつ病に先行して出現することもあるため，難治性の不眠患者ではうつ病の併存も疑うべきである．

3.3.4 治療の基本的な考え方

a. 睡眠の加齢変化を理解し受け止めてもらう

睡眠構造の加齢変化をみてもわかるように，「若い頃は眠れた」「あの頃のように眠りたい」という願望はそもそもない物ねだりであるという認識を治療者と患者の間で共有することからスタートする．一部の不眠高齢者は若者のように長く寝たがるなど目標設定が高すぎることがあり，ある程度眠れているにもかかわらず充足されず，診察時に「効果が乏しい」と訴えるケースがある．また不眠症患者は「横になっているだけでも体が休まる」「目を閉じていれば眠くなるはず」など誤った観念に縛られ床上時間が延長する傾向が強く，このような「眠れないままにベッド上で苦しむ体験」が不眠恐怖を招きむしろ睡眠感を悪化させる．とりわけ高齢者では総睡眠時間が短いのに逆比例して床上時間が長くなり，この傾向がいっそう顕著になる（図3.3下）．「眠くなるまで床に入らない」「目が覚めてしまったら床から出る」など，就床行動と不眠の条件付けを緩和するための認知行動療法的指導も効果的であり，またすでに服用している睡眠薬の減量も可能である[6,7]．

b. 薬物治療の注意点

不眠症の薬物療法の主剤はベンゾジアゼピン系および非ベンゾジアゼピン系睡眠薬，メラトニン受容体作動薬（ラメルテオン，ロゼレム）である．そのほか鎮静系抗うつ薬，抗不安薬，少量の抗精神病薬，抗ヒスタミン薬などが代替薬物と

して用いられることがある．ただし，高齢者に対して催眠鎮静系薬物を用いる際には，加齢に伴う薬力学，薬動態学的な変化による副作用に注意して用いる必要がある．特に高齢者ではベンゾジアゼピン系睡眠薬はリスク・ベネフィット比が低いことが指摘されているので，若年者の1/2〜1/3程度の少量から開始して，転倒，骨折，認知機能への影響を適宜検討しながら処方調整するのが望ましい．

c．不眠の特徴に合わせた投薬をする

高齢者の眠りを妨げる本質的な問題は眠りを持続できないことにある．そのため，自ずと治療は中途覚醒や早朝覚醒の対処になるが，国内の睡眠薬の処方動向を調べた厚生労働科学研究班の調査では不眠のタイプにかかわらず超短半減期もしくは短半減期の睡眠薬が用いられる傾向が強い[8]．そのため，睡眠薬を服用中の高齢患者の実に3人中2人は治療後にも不眠症状を抱えていることが明らかになっている[9]．高齢者では薬剤代謝能が低下し，転倒や認知機能障害のリスクが高いことを勘案すると安易な半減期の長い睡眠薬の使用は躊躇われるが，不眠症状が改善しないままに睡眠薬を漫然と継続しているのでは不眠の慢性化や治療アドヒアランスが低下するばかりである．不眠症状のタイプをよく見極め，治療開始後にも効果の有無について丁寧な聞き取りをすることで，患者の苦痛や断薬，不必要な睡眠薬の長期投与を防ぐことができる．

d．認知症患者の不眠

認知症の夜間不眠と徘徊などの異常行動には睡眠薬や向精神薬が用いられることが多いが，残念ながら効果が乏しい．筋弛緩や失調による転倒や骨折，その後の褥瘡，感染症のために臨床的予後をむしろ悪化させる危険性がある．薬物療法が奏功しにくい理由の1つが認知症の夜間不眠が不眠症以外の睡眠障害で生じていることも多い点にあり，過眠型や不規則型睡眠覚醒に対しては睡眠薬や向精神薬の効果は乏しい．薬物療法で一時的に夜間睡眠が確保されたようにみえても，薬物の体内蓄積や午睡の増加により中長期的にはADL（日常生活動作，activity of daily living）の低下に陥るケースが多い．したがって，催眠鎮静系薬物を使う際にも3カ月以内の短期投与にとどめ，適宜減量と休薬を試みるべきである．1カ月単位で薬効評価を行い，不眠・行動障害が緩和されていればいったん休薬して必要に応じて少量から再投与を行うことが推奨される．手間のかかる作業だが，結果的に患者のADLとQOL（生活の質，quality of life）は保たれる．ラメルテオン（ロゼレム）など生体リズムの調整効果があり，筋脱力や認知機能障害

表 3.4 高齢者，認知症高齢者の夜間睡眠を保つための睡眠衛生指導

問題の同定	睡眠問題の原因を特定し，適切に対処する
生活環境	外出する機会をもつ（日照暴露） 日中は室内を明るく保つ 就寝環境を整える（寝室は暗く保つ） 就寝環境を整える（施設の場合は気の合った同室者を選ぶ）
睡眠衛生	休日も含めて入床，覚醒時刻を整える 昼寝はできるだけ控える／午後の早い時間に1時間以内／日中にベッドを使用しない 日中の定期的な身体運動（入床前の4時間以降は避ける） 食事時刻を整える 夕方以降の定期的な入浴・半身浴（就寝2～3時間前）
嗜好品	アルコール，カフェイン，ニコチンの摂取を控える（特に夕方以降）
服薬	コリンエステラーゼ阻害剤の夜間の服薬を避ける 睡眠を阻害する薬物，日中の過眠をもたらす薬物の調整
合併疾患	疼痛性疾患への対処（疼痛，搔痒，頻尿などへの対処）

Cooke らの推奨（2006），米国アルツハイマー協会の推奨（http://www.alz.org/）にその他の知見を追加して作成．

などの副作用が少ない睡眠薬を生活指導と併用して補助的に用いる方法を試みている研究もあり，今後の成果が期待される．

認知症の睡眠・行動障害に対しては，デイケアなど精神的・身体的刺激を与えて日中の覚醒を促す，生体リズムを整える効果のある自然光を浴びさせる，定時の食事や入浴など生活リズムを整えるなどの生活指導が効果的である．表 3.4 は米国アルツハイマー協会[10]および Cooke ら[11]による睡眠衛生指導をまとめたものであり，夜間睡眠を促し，日中の覚醒水準を極力保つための日常生活上のポイントが列挙されている．

e. 不眠，向精神薬，転倒リスク

高齢者では転倒が多い．国内の在宅高齢者の 10～25％ が少なくとも 1 年間に 1 回の割合で転倒している[12]．施設入所者ではさらに転倒発生率が高い．スウェーデンの高齢者施設における調査では，転倒の約 27％ は夜間（21 時～6 時）に，28％ はトイレ歩行時に生じている[13]．21 時～6 時の大部分は睡眠中であることを考えると，転倒が夜間に好発していることがわかる．転倒のリスク要因としては環境要因（段差や照明など）のほか，認知症やうつ病の罹患，筋力低下，歩行障害などの個体側の要因がある．また，向精神薬は筋弛緩，反応時間の遅延，協調運動の障害，低血圧などをもたらすため，転倒リスクを約 30 倍近く高

める.睡眠薬や向精神薬の処方は常に慎重であるべきで,効果や服薬状況が安定した後にも副作用のチェックを怠ってはならない.加えて,不眠やうつ病そのものが向精神薬の服用とは独立した転倒リスクであることも明らかになっている.また,高齢者の中途覚醒の頻度が高いが,頻尿が原因になっていることも多い.実際,男女ともに夜間の排尿回数や夜間尿量が股関節部骨折と関連することが知られている.

〔三島和夫〕

●文 献

1) Ohayon MM, Carskadon MA, Guilleminault C, Vitiello MV: Meta-analysis of quantitative sleep parameters from childhood to old age in healthy individuals: developing normative sleep values across the human lifespan. *Sleep*, **27**(7): 1255-1273, 2004.
2) Kim K, Uchiyama M, Okawa M, Liu X, Ogihara R: An epidemiological study of insomnia among the Japanese general population. *Sleep*, **23**(1): 41-47, 2000.
3) 三島和夫:睡眠と生物時計の老化.睡眠学(日本睡眠学会編),pp. 182-189,朝倉書店,2009.
4) 三島和夫:認知症.睡眠学(日本睡眠学会編),pp. 600-604,朝倉書店,2009.
5) 三島和夫:不眠症:内科疾患および精神疾患に伴う不眠.精神科臨床ニューアプローチ8:睡眠障害・物質関連障害(上島国利・市橋秀夫・保坂 隆・朝田 隆編),pp. 84-95,メディカルビュー社,2006.
6) 宗澤岳史・三島和夫:CBT-Iを用いた睡眠薬の減薬・中止.不眠の医療と心理援助(大川匡子・三島和夫・宗澤岳史編),pp. 166-174,金剛出版,2010.
7) 宗澤岳史・三島和夫:【特集2:認知行動療法】不眠症に対する認知行動療法.精神保健研究,**55**: 71-78, 2010.
8) 三島和夫:高齢者に対する向精神薬の使用実態と適切な使用方法の確立に関する研究.厚生労働科学研究費補助金・長寿科学総合研究事業「高齢者に対する向精神薬の使用実態と適切な使用方法の確立に関する研究」平成21年度総括・分担研究報告書,pp. 5-22, 2010.
9) Enomoto M, Tsutsui T, Higashino S, Otaga M, Higuchi S, Aritake S et al.: Sleep-related problems and use of hypnotics in inpatients of acute hospital wards. *General Hospital Psychiatry*, **32**(3): 276-283, 2010.
10) Alzheimer's Association: http://www.alz.org/
11) Cooke JR, Ancoli-Israel S: Sleep and its disorders in older adults. *The Psychiatric Clinics of North America*, **29**(4): 1077-1093, 2006.
12) 長谷川美規・安村誠司:日本人高齢者の転倒頻度と転倒により引き起こされる骨折・外傷.骨粗鬆症治療,**7**: 180-185, 2008.
13) Jensen J, Lundin-Olsson L, Nyberg L, Gustafson Y: Falls among frail older people in residential care. *Scandinavian Journal of Public Health*, **30**(1): 54-61, 2002.

3.4 うつ病の経過と不眠

臨床の現場では,不眠はうつ病患者にとって切っても切れない関係にあるにも

かかわらず，今までうつ病に伴う不眠は治療上注目されてきたとは言い難い．しかし最近，薬物療法・精神療法の両面から，不眠を標的症状として治療することで，不眠だけではなくうつ病の全般的症状が改善するという研究結果が出てきている．

本節では，まずうつ病の疫学事項・社会的損失について概観し，うつ病と不眠の関係，特にうつ病の経過と不眠について文献レビューを行う．また，うつ病不眠に対する薬物療法や精神療法について述べ，最後に著者らの研究グループによる精神療法のエビデンスを紹介する．

3.4.1 うつ病の社会にもたらす影響

うつ病は最も頻度の高い精神疾患である．世界保健機関（WHO）の World Mental Health Survey では，我が国における単極性うつ病の生涯有病率は女性では約9％，男性では約4％であった．また12カ月有病率は3％で，そのうちの22％が重篤と評価される[1]．これらの数字は，欧米各国より低いものの他疾患と比較しても高い．

また我が国では，この10年間毎年3万人以上が自殺している．うつ病は自殺と強い関連があり，海外の研究では自殺者の9割に直前に何らかの精神疾患があり，その半分がうつ病だった[2]．また自殺既遂には至らないまでも，うつ病患者が自傷行為を行う生涯有病率は16～40％である[3]．

うつ病は自殺以外にも，社会にとって大きな損失をもたらす．エピソードから回復後，生涯まったく抑うつ的にならない患者は8人に1人のみで，大部分の患者は長期的には3/5の期間を何らかの調子の悪い状態で過ごす[4]．いったん寛解してもうつ病エピソードの回数を重ねると，再燃率は50％，70％，90％と増加する[5]．またエピソードを重ねると，あとにいくほど寛解している時期が短くなり，うつ病エピソード期間はより長くより重症となる．治療への反応率も低下する．

うつ病は患者本人のみならず，家族・職場などにも間接的に多大な負担を強いる．医療費・社会サービス費用を含めた直接費用と，罹病費用，死亡費用を有病率から計算した我が国の調査では，2005年時点で直接費用は1800億円，罹病費用9200億円，死亡費用8800億円で，総費用は約2兆円とされた[6]．世界的にもWHOの集計では，うつ病はすべての疾患の中で死亡を含めない健康損失の最大

の原因である．精神疾患に携わる医療者は，どのような専門でも多かれ少なかれうつ病を意識して治療にあたる必要がある．

3.4.2 うつ病の経過中に生じる不眠

うつ病は，抑うつ気分，興味・喜びの減退などの中核症状と，食欲低下，自責感，易疲労性，精神運動焦燥や制止，希死念慮等の周辺症状があるが，最も多くみられる症状の1つに睡眠障害がある．我が国の成人2万5000人を対象に調査した結果，うつの睡眠障害は過眠と不眠の2峰性という研究[7]もあるので過眠も重要な睡眠障害といえるが，ここでは紙面の都合から不眠を中心に述べる．

a. うつ病発病前の不眠

不眠は準備因子・促進因子としてもうつ病との関連が強い．一般人口における精神疾患有病率調査の先駆けである米国のECA（Epidemiologic Catchment Area）研究では，ベースラインと1年後の2時点でうつと不眠の有病率を調査し，ベースラインと1年後調査の両方で不眠があるとその1年間で新たにうつ病を罹患するオッズ比が40（95%信頼区間：20〜80）になると報告した[8]．また，無作為抽出した21〜30歳の1200人を3.5年間追跡した米国の縦断的疫学研究では，過去に不眠の既往がある者はない者と比較してオッズ比4.0（95%信頼区間：2.2〜7.0）で大うつ病を発症した（図3.4）[9]．我が国では不眠は患者本人が早期から自覚しやすいうつ病初期症状として考えられており，内閣府は不眠によるうつの早期発見を啓発するキャンペーンを自殺対策の一環として行っている．

b. うつ病急性期の不眠

米国で抗うつ薬とCBT（認知行動療法）の抗うつ効果を比較した臨床試験に

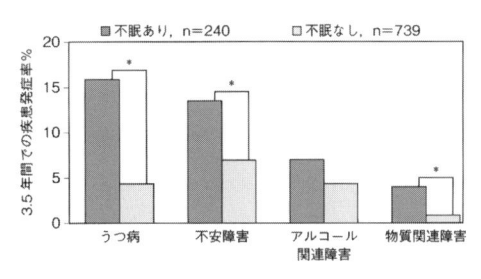

図3.4 精神疾患の危険因子としての不眠[9]
* $p<0.05$

登録されたうつ病外来患者では，59％に入眠困難，71％に睡眠維持困難による不眠，50％に早朝覚醒がみられた[10]．

さらに，DSM-IV（精神障害の診断と統計の手引き第4版，Diagnostic and Statistical Mannual of Mental Disorders）の単極性大うつ病性障害と鑑別の必要な病態として，双極性気分障害のうつ状態があげられる．米国で多施設共同臨床試験に関連して双極うつ患者と大うつ病患者の心理社会的特性や症状の差異を検討した研究では，双極うつの患者は症状のうち恐怖感で特徴づけられたのに対し，大うつ病では悲しみ，認知機能，身体症状，インタビュー時の抑うつ的行動と並んで不眠と強い関連がみられ，不眠のオッズ比は統計学的に有意だった[11]．大うつ病と不眠の強い関連を示唆する結果といえよう．

c. うつ病寛解後の不眠

不眠はうつ病で最もよくみられる残遺症状である．薬物療法でうつ病自体が寛解しても，何らかの睡眠障害は50％近くの患者に残る（図3.5）[12]．また，先述の抗うつ薬やCBTで寛解を達成したうつ病外来患者では，寛解後も22％に入眠困難，26％に睡眠維持困難，17％に早朝覚醒がみられ，全体の51％に何らかの睡眠障害が残存した[10]．これは抗うつ薬治療とCBTを受けた者との間で，統計学的有意差はなかった．

うつ病治療の大規模臨床試験STAR*Dでも，最初の抗うつ薬で33％が重症度閾値以下となる寛解を達成したが，その30％に入眠困難，55％に中途覚醒，17％に早朝覚醒，24％に過眠が軽症以上の重症度で残存した[13]．

さらに，このような残遺症状としての不眠は，うつ病再発の重要な危険因子でもある．先ほどのSTAR*Dでは1年間の追跡で残遺不眠の有無はうつ再燃に統

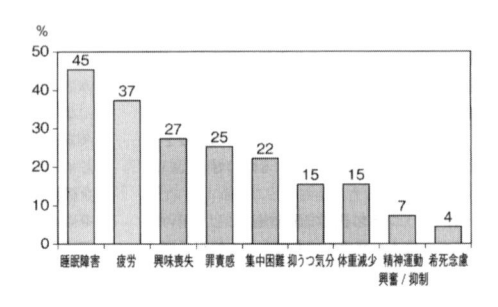

図3.5 治療により寛解したうつ病不眠患者の残存症状[12]

計学的に有意な寄与はなかった[13]が，一般社会のうつ病既往がある60歳以上145人を2年間追跡した米国の研究では，睡眠障害がある者はない者に比較して調整ハザード比4.8（95％信頼区間：1.4〜16.7）でうつ病の再発率が高かった[14]．我が国の成人を対象に2年間追跡した調査でも，不眠はうつ病再発の危険因子であることが示されている[15]．

このような背景から，うつ病に伴う不眠は，うつに付随した二次的なものではなく，うつ病に並行した併存症と見なして積極的に治療対象とすべきと近年提唱されている．

3.4.3 うつ病不眠の薬物療法

ある無作為割り付け対象試験（RCT：randomized controlled trial）では，うつ病の初期治療として抗うつ薬と睡眠薬の併用療法を，抗うつ薬とプラセボ併用とを比較すると，前者は後者と比較して不眠のみならず不眠項目を除いたうつ病重症度もHAM-D（ハミルトンうつ病評価尺度，Hamilton Depression Scale）で1点程度ではあるが有意に減少させることが示された[16]．

しかし一般的によく使われるベンゾジアゼピン系睡眠薬は，日中の鎮静や眠気，失語，精神運動性失調をきたしうるし，高用量ならば依存をきたす．4〜6週間の継続使用後，特に短時間作用型では断薬時の反跳性不眠がみられることもあるため，長期使用には注意が必要だろう．

一方，抗うつ薬も不眠の薬物療法として用いられてきた．抗うつ薬の中でもトラゾドンやアミトリプチリンのような鎮静作用が強い抗うつ薬は，時に睡眠導入目的で用いられる．しかしトラゾドンでも，25％から30％の患者が忍容性の問題から途中で脱落する[17]．また仮に自殺目的で大量服薬がされた場合，特にアミトリプチリンのような三環系抗うつ薬では安全域が狭い．そのためうつ病の不眠に対する薬物療法は，初期治療として試みるのはよいかもしれないが，安易な長期投与するのは避けるなど適切使用が望まれる．

3.4.4 うつ病不眠の精神療法

近年精神療法，特に認知行動療法（CBT：Cognitive Behavioral Therapy）が注目されている．CBTは気分障害・不安障害などに有効性が示されており，また原発性不眠に対しても有効性が認められている．

治療要素や手順等の詳細は他節を参考にされたい．

うつ病不眠に対するCBTの効果研究は今までほとんどみられなかったが，近年になって徐々に臨床試験が出てきている．米国のRCTでは，うつ病初期治療としてCBTを抗うつ薬と併用して行うと，抗うつ薬とプラセボ精神療法の併用療法よりも睡眠状態・うつ病の両方とも有意に改善することを示した[18]．しかしこの研究は，精神療法をうつ病初期治療として行っており，十分な薬物療法難治性の不眠やうつ病の患者に，不眠の精神療法が有効かどうかには疑問が残る．

3.4.5 うつ病不眠に対する短期睡眠行動療法RCT

この問題に回答を与えるべく，本節の筆者らは名古屋市立大学・高知大学の2施設共同でRCTを行い，精神療法の効果を検証した[19]．

まず既存の不眠CBTを6～8セッションで実施することは，多忙な臨床現場では困難と考え，短期睡眠行動療法（bBTi：brief Behavioral Therapy for insomnia）として開発した．これは質を担保するために構造化・マニュアル化し，最終的には毎週1回50分，全4回セッションの個人精神療法とした．治療要素としては，以下の3点に絞った（治療マニュアルは患者自身が行うワークブック[20]として出版した）．

①睡眠日記：　患者本人が睡眠をモニタリングして，誤った睡眠習慣の是正を推奨する．また1週間ごとのサマリーは睡眠スケジューリングの基礎データとなる．

②睡眠衛生教育：　睡眠の環境要因（運動，食事・アルコール，寝室環境など）について，患者個々の適切な環境をつくる．

③睡眠スケジューリング：　この治療で最も重要な部分で，2つの治療要素がある．睡眠日記をもとにスケジュールを立案し，次の週にまた睡眠日記のデータから見直していく．

 i) 睡眠制限法：　実際の睡眠時間をもとに就寝・起床時間を厳格に規定し，部分的な睡眠剥奪を行うことでホメオスタシスによる睡眠リズムを増加させる．

 ii) 刺激コントロール法：　患者に寝室では睡眠以外のことはしないこと，また眠くないときは寝室から離れるように指導し，睡眠環境と覚醒との古典的条件付けを断ち切る．

患者登録基準はDSM-IV大うつ病性障害の成人外来患者，抗うつ薬2種類以上を一定期間使用済み，日本語版Insomnia Severity Index（ISI，自記式不眠重症度質問票）で8点以上，日本語版17項目GRID-HAMD（他者評価のうつ病重症度評価表）で8点以上23点以下（部分寛解に相当）とした．薬物療法を含む通常治療とbBTiの併用群（治療群）と，通常治療のみの単独群（対照群）へ中央ブロック無作為割り付けを行った．評価は試験登録時，介入開始後4週，8週の3時点で，分析はintention-to-treat（ITT）で行い，8週時点のISI平均変化点を主要アウトカムとした．二次アウトカムは，ISIによる不眠寛解率，睡眠パラメーター，GRID-HAMD総得点の平均変化点・睡眠3項目を除いた14項目HAMDの変化点，抗うつ薬・睡眠薬用量，自殺企図・入院などの有害事象の発生頻度などを設定した．GRID-HAMDの評価者はブラインド化し，統計はベースライン値を調整した共分散分析で行った．

　結果として，治療群20人，対照群17人の患者を登録した．両群で1人ずつうつ病増悪の入院があり，また治療群で1人bBTiから脱落したが，8週時評価まで全員行った．介入群では主要アウトカムの不眠重症度得点は共分散分析で調整済みの値で9.2(標準誤差1.1)，通常治療のみの対照群は15.9(1.2)となり，介入群で重症度は有意に低かった（P<0.0005）（図3.6）．二次アウトカムでは，睡眠効率（P=0.015），うつ病重症度総合評価（P=0.013），不眠項目を除いたうつ病重症度（P=0.008）とも介入群で有意に優れていた（図3.7）．また臨床的有意性では，8週に不眠の寛解（50%［10/20］vs 0%［0/17］．治療効果発現最小必要症例数（NNT)2），うつの寛解（50%［10/20］vs 6%［1/17］．NNT2）とも介入群で有意に優れていた[19]．

　本研究は難治うつ・不眠への精神療法のRCTとしては，世界初である．精神療法を初期から行うのは治療資源の観点から難しいが，不眠が残るうつ病患者の治療にセカンドラインとしてbBTiを追加するのは，実現可能性・治療効果の両面から有用かもしれない．

3.4.6　今後の展望

　うつ病と不眠の関連，またそれに対する治療について概観した．現在筆者らは，一般臨床場面での短期睡眠行動療法の効果をみるための教育ワークショップ開催・効果研究や，インターネット短期睡眠行動療法の研究を開始している．う

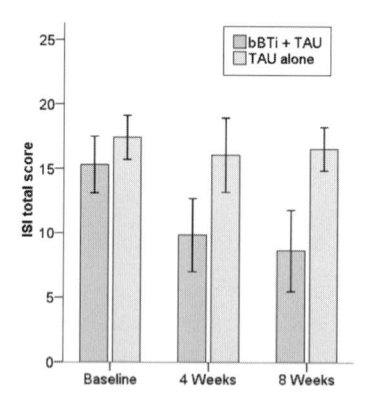

図 3.6 短期睡眠行動療法の不眠（ISI）への影響[19]
bBTi：短期睡眠行動療法，TAU：通常治療．

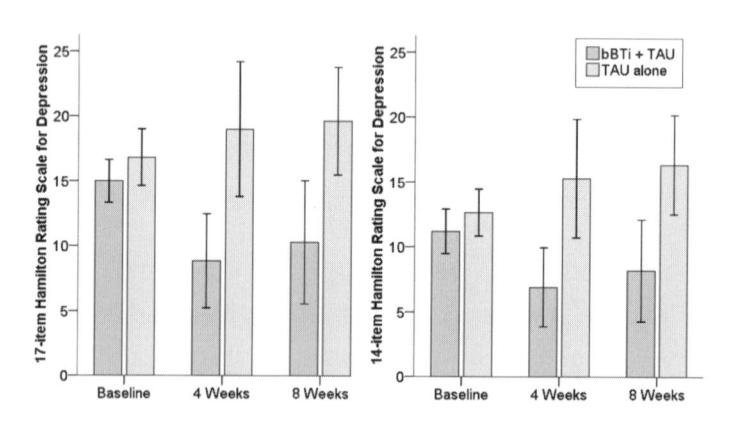

図 3.7 短期睡眠行動療法のうつ（17 項目 HAM-D と睡眠 3 項目を除いた 14 項目 HAM-D）への影響[19]
bBTi：短期睡眠行動療法，TAU：通常治療．

つ病不眠に対して真に患者中心の医療を提供できるようになるためには，我々医療者には大きな観点からさらなる努力が必要だろう． 〔渡辺範雄〕

● 文 献

1) Kawakami N et al.: Twelve-month prevalence, severity, and treatment of common mental disorders in communities in Japan: preliminary finding from the World Mental Health Japan Survey 2002-2003.

Psychiatry Clin Neurosci, **59**: 441-452, 2005.
2) Arsenault-Lapierre G et al.: Psychiatric diagnoses in 3275 suicides: a meta-analysis. *BMC Psychiatry*, **4**: 37, 2004.
3) Oquendo MA et al.: Prospective studies of suicidal behavior in major depressive and bipolar disorders: what is the evidence for predictive risk factors? *Acta Psychiatr Scand*, **114**: 151-158, 2006.
4) Judd LL et al.: A prospective 12-year study of subsyndromal and syndromal depressive symptoms in unipolar major depressive disorders. *Arch Gen Psychiatry*, **55**: 694-700, 1998.
5) Keller MB et al.: Time to recovery, chronicity, and levels of psychopathology in major depression. A 5-year prospective follow-up of 431 subjects. *Arch Gen Psychiatry*, **49**: 809-816, 1992.
6) Sado M et al.: Cost of depression among adults in Japan in 2005. *Psychiatry Clin Neurosci*, **65**: 442-450, 2011.
7) Kaneita Y et al.: The relationship between depression and sleep disturbances: a Japanese nationwide general population survey. *J Clin Psychiatry*, **67**: 196-203, 2006.
8) Ford DE, Kamerow DB: Epidemiologic study of sleep disturbances and psychiatric disorders. An opportunity for prevention? *JAMA*, **262**: 1479-1484, 1989.
9) Breslau N et al.: Sleep disturbance and psychiatric disorders: a longitudinal epidemiological study of young adults. *Biol Psychiatry*, **39**: 411-418, 1996.
10) Carney CE et al.: A comparison of rates of residual insomnia symptoms following pharmacotherapy or cognitive-behavioral therapy for major depressive disorder. *J Clin Psychiatry*, **68**: 254-260, 2007.
11) Perlis RH et al.: Clinical features of bipolar depression versus major depressive disorder in large multicenter trials. *Am J Psychiatry*, **163**: 225-231, 2006.
12) Nierenberg AA et al.: Residual symptoms in depressed patients who respond acutely to fluoxetine. *J Clin Psychiatry*, **60**: 221-225, 1999.
13) Nierenberg AA et al.: Residual symptoms after remission of major depressive disorder with citalopram and risk of relapse: a STAR*D report. *Psychol Med*, **40**: 41-50, 2010.
14) Cho HJ et al.: Sleep disturbance and depression recurrence in community-dwelling older adults: a prospective study. *Am J Psychiatry*, **165**: 1543-1550, 2008.
15) Okajima I et al.: Insomnia as a risk for depression: a longitudinal epidemiologic study on a Japanese rural cohort. *J Clin Psychiatry*, (in press) 2011.
16) Fava M et al.: Eszopiclone co-administered with fluoxetine in patients with insomnia coexisting with major depressive disorder. *Biol Psychiatry*, **59**: 1052-1060, 2006.
17) Mendelson WB: A review of the evidence for the efficacy and safety of trazodone in insomnia. *J Clin Psychiatry*, **66**: 469-476, 2005.
18) Manber R et al.: Cognitive behavioral therapy for insomnia enhances depression outcome in patients with comorbid major depressive disorder and insomnia. *Sleep*, **31**: 489-495, 2008.
19) Watanabe N et al.: Brief behavioral therapy for refractory insomnia in residual depression: an assessor-blind, randomized controlled trial. *J Clin Psychiatry*, **72**: 1651-1658, 2011.
20) 渡辺範雄：自分でできる「不眠」克服ワークブック―短期睡眠行動療法自習帳，創元社，2011.

3.5 糖尿病と不眠

3.5.1 不眠が糖尿病に与える影響

複数の疫学調査において，不眠を有する患者では糖尿病の発症リスクが高まる

ことが明らかとなっている．海外においては，健常人男性6599人を平均14.8年間追跡した調査では，不眠群は非不眠群に比べると糖尿病の発症リスクが1.52倍に高まることが報告されている[1]．我が国においても，非糖尿病男性2649人を8年間追跡した調査において，糖尿病の発症リスクが，高頻度の入眠障害群では低頻度の入眠障害群に比べて2.98倍，また中途覚醒群では非中途覚醒群に比べて2.23倍と有意に高まることが報告されている[2]．

なお，睡眠時間が短いと糖尿病の発症リスクが高まることは確かであるが，一方で，長すぎる睡眠時間もまた糖尿病の発症リスクを高める可能性があるので注意が必要である．米国においては，健常人男性1139人を17年間追跡した調査において，7時間の睡眠時間を対照とした場合，糖尿病の発症リスクが，6時間以下では約2倍，8時間以上では約3倍になるという結果がえられている[3]．我が国でも，1062人の一般住民を対象とした調査において，空腹時血糖値が126 mg/dL以上およびHbA1c値が6.5％以上である割合が，睡眠時間が6時間未満と9時間以上の群において優位に高かったとの報告がなされている[4]．

不眠で糖尿病の発症リスクが高まる機序としては，不眠によって肥満が引き起こされ，それによって二次的に糖尿病のリスクが高まる経路と，不眠そのものが直接糖尿病のリスクを高める，という2つの経路に大別される．

a. 不眠によって肥満が引き起こされ，それによって二次的に糖尿病のリスクが高まる経路

肥満は2型糖尿病の主要な危険因子である．不眠と肥満の関係性については，海外における1024人を対象とした縦断調査[5]において睡眠時間が短いと体格指数（BMI：body mass index）が増加することが明らかとなっており，また我が国における日本人男性2万1963人を対象とした縦断調査[6]においても同様の結果がえられており，不眠によって肥満が引き起こされることが示唆されている．肥満の危険因子としては，エネルギー摂取量の増大とエネルギー消費量の減少がある．

エネルギー摂取量の増大に関しては，睡眠時間と，食欲増進物質であるグレリンおよび食欲抑制物質であるレプチンの関係性が重要視されている．1000人以上を対象としたWisconsin Sleep Cohort研究[5]において，睡眠ポリグラフ検査（PSG：polysomnography），アンケートおよび睡眠日誌に基づく睡眠時間と，単回の早朝空腹時採血による血中グレリン濃度および血中レプチン濃度の相関性

の検討がなされたが，睡眠時間が5時間の群では睡眠時間が8時間の群に比べて，血中レプチン濃度は15.5%の減少，血中グレリン濃度は14.9%の増加が認められた．さらに，健常成人12人を対象にVisual analogue scale（VAS）を用いて空腹感や食欲についても検討した研究では，睡眠制限期（2日間の4時間睡眠）において，血中レプチン濃度は18%減少，血中グレリン濃度は28%増加し，それと同時に空腹感は24%，食欲は23%の増加が認められた[7]．したがって不眠は，グレリンの増加およびレプチンの減少を介して空腹感の発生と食欲の増進をもたらし，食事摂取量を増加させ，結果的にエネルギー摂取量が増大すると考えられている．

エネルギー消費量の減少に関しては，エネルギー消費の割合は一般的に，約60%が基礎代謝，約10%が食事による熱産生，残りの約30%が身体活動によるエネルギー消費量（AEE：activity energy expenditure）であるが，不眠を有する患者ではAEEが低下することが報告されている[8]．その理由として，夜間不眠を有すると日中に眠気のために活動性が低下するためと考えられるが，明らかな機序は不明である．また身体部位別には，一般的にエネルギーの約20%が脳で消費されるが，不眠になると脳のグルコース代謝量が低下し，その結果エネルギー消費量が減少するという報告がなされている[9,10]．

なお肥満が糖尿病の主要な危険因子である理由の1つに，肥満が閉塞性睡眠時無呼吸症候群（OSAS：obstructive sleep apnea syndrome）を惹起することで，耐糖能異常を引き起こしうるという点があげられる．OSASと糖尿病の関係性に関しては，無呼吸低呼吸指数（AHI：apnea hypopnea index）が高値であるほど経口グルコース負荷試験2時間後の血糖値が高くなるという報告がなされている[11]．なお同報告においては，BMI値および体脂肪率で調整を行ってもAHI≧5で耐糖能異常の頻度が約2倍になるとの結果もえられており，OSAS自体も肥満とは独立した糖尿病のリスク因子であることが示唆されている．OSASで耐糖能異常が引き起こされる機序であるが，OSASによる睡眠中の慢性的・間欠的な低酸素血症および頻回の覚醒反応が，交感神経系の活性亢進やインスリン拮抗ホルモンであるコルチゾールの分泌亢進を引き起こすためと推測されている．この機序に関しては，OSASによる睡眠状態の悪化が，後述する徐波睡眠を減少させる影響もあるものと考えられる．

b. 不眠そのものが直接糖尿病のリスクを高める経路

不眠そのものが直接糖尿病のリスクを高める場合，睡眠の時間のみならず，睡眠の質も影響してくる．

まず睡眠の時間に関してであるが，健常成人11人を対象に平常の8時間前後の睡眠時間を4時間に短縮して6日間観察（睡眠制限期）し，その後に睡眠時間を12時間に延長して6日間観察（回復期）した研究において，睡眠制限期に朝食後の血糖値の増加，交感神経系の活性亢進およびコルチゾール値の増加が認められ，これらの変化は回復期にはいずれも改善が認められた[9]．このことから，睡眠時間の不足は，交感神経系の活性亢進およびコルチゾールの分泌増加を介してインスリン抵抗性を増大させ，糖尿病の発症リスクを高めると考えられている．

次に睡眠の質に関しては，主に脳の休息・回復にかかわるとされる徐波睡眠が，近年，神経内分泌機能にも影響を与えていることが明らかとなってきている．健常成人9人を対象に3日間にわたって総睡眠時間は変えずに徐波睡眠の出現のみを強制的に抑制させた研究があるが，この研究では終夜にわたってPSGを施行し，脳波上徐波睡眠が出現するたびにスピーカーから被験者が覚醒しない程度の音を発生させ，その聴覚刺激によって徐波睡眠を浅いノンレム睡眠である睡眠段階1～2へ移行させることで，睡眠は継続したまま徐波睡眠のみを抑制した[12]．その結果，血中コルチゾール値に著変はなかったが，交感神経系の活性亢進を示唆する所見が得られ，またインスリン感受性指数は約25%の減少が認められた．そのため徐波睡眠は正常な耐糖能の恒常性に寄与していると考えられるようになってきている．

以上のように，睡眠の時間の短縮も，睡眠の質の悪化も，いずれも糖尿病の発症リスクを高める可能性があることが示唆されている．

3.5.2 糖尿病が不眠に与える影響

健常者に比べると糖尿病患者における不眠の割合は高いことがいくつかの報告で示されている．一般的な不眠の有病率は約20%であるが，糖尿病の専門外来を受診している糖尿病患者では約40%が何らかの睡眠障害を抱えているとされている．糖尿病患者158人と健常者205人を対象とした我が国における調査においては，糖尿病患者群では健常者群に比べると不眠を訴える割合が2倍以上多

く，患者全体の 37.3％ で頻回の不眠症状，特に入眠困難や早朝覚醒が認められたと報告されている[13]．3.5.1 項で述べたように，不眠は糖尿病のリスク因子となるため，糖尿病群において不眠を有する患者の中には，糖尿病の結果としてではなく，糖尿病になる以前から不眠を有していた患者も含まれると考えられるが，血糖コントロールが良好であったり，病状の程度が軽い糖尿病患者群においては，睡眠障害の発症頻度に有意な増加は認められないという報告[1]があることから，不眠が糖尿病の発症に影響を与える一方で，糖尿病も不眠の発症に影響を与えていると考えられる．そしていったん不眠あるいは糖尿病のどちらかを発症すると，各々が相互に悪影響を及ぼしあって，それぞれが悪化していくものと推測されている．

糖尿病が不眠の発症に影響を与える機序としては大きく分けて，高血糖によるもの，糖尿病の症状によるもの，糖尿病合併症の症状によるもの，が考えられる．

高血糖が睡眠に与える影響に関しては，睡眠障害の訴えのない糖尿病患者 14 人と健常者 14 人を対象にして，PSG で睡眠構築を比較検討した研究[14]において，糖尿病患者では睡眠前半の徐波睡眠が少なくなるという報告がなされており，睡眠障害の自覚がなくとも高血糖が潜在的に睡眠の質を悪化させている可能性が示唆されている．なお，低血糖でも睡眠状態は悪化する可能性があり，糖尿病治療薬を使用している患者の不眠では，その可能性も念頭においておく必要がある．

糖尿病の症状によるものとしては，夜間頻尿や口渇による中途覚醒や熟眠障害があげられる．

糖尿病合併症の症状によるものはいくつか種類がある．末梢神経障害や閉塞性動脈硬化症では痺れや疼痛によって中途覚醒や熟眠障害が生じる．末梢神経障害は夜間こむらがえりの原因にもなる．糖尿病性の末梢神経障害の症状を有する患者群では，53.5％ に不眠が認められたと報告されている[13]．自律神経障害では消化管の機能異常による腹部膨満感や逆流性食道炎などによる胃もたれによって中途覚醒や熟眠障害が生じる．

また糖尿病患者ではレストレスレッグス症候群（むずむず脚症候群，RLS：restless legs syndrome）がしばしば合併し，その頻度は約 30％ 前後とされている．RLS では就寝時に下肢の異常感覚や脚を動かしたい強い衝動が生じるため，

入眠困難を呈する．また RLS では睡眠中に周期性四肢運動障害（PLMD：periodic limb movement disorder）を呈することがあり，PLMD では睡眠中に足関節の背屈運動が周期的に生じるため，中途覚醒や熟眠障害を呈する．

さらに糖尿病患者では，予後や合併症などに対する悲観的思考や，食事制限，運動およびインスリン注射の継続などによるストレスなどから抑うつや不安を合併しやすく，それら精神症状による睡眠への影響も無視できない．糖尿病患者群におけるうつ病の有病率は約20%であり，一般集団の約3倍といわれている．

3.5.3 対　策

3.5.1項および3.5.2項をまとめると，図3.8のようになるが，不眠と糖尿病は一方向の関係性ではなく，相互に悪影響を及ぼしあっていることがわかる．そのため，不眠と，糖尿病およびその合併症を同時に改善させていく必要がある．

糖尿病に合併した不眠の治療であるが，糖尿病では OSAS を合併しやすいため，筋弛緩作用が少なく，また徐波睡眠の減少は耐糖能異常を引き起こしうるために徐波睡眠を増加させるタイプの睡眠薬が望ましい．このことから，ω1選択性の非ベンゾジアゼピン系睡眠薬がまずは選択肢になると考えられる．不眠の改

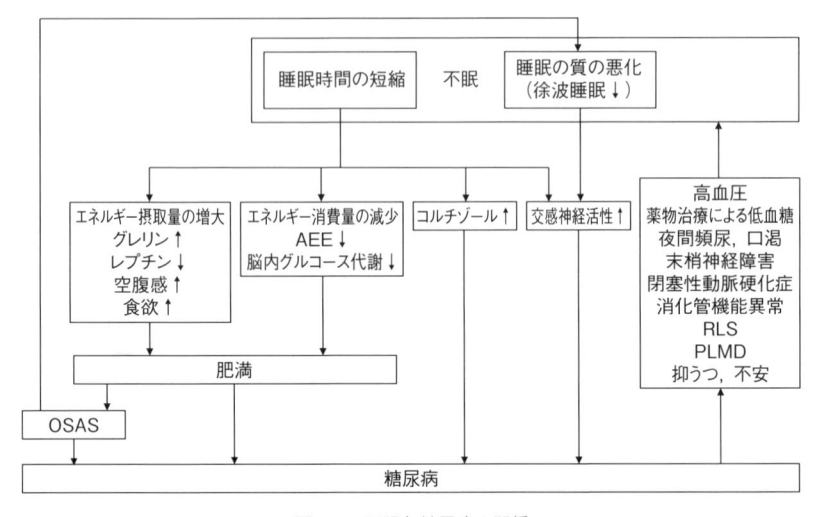

図 3.8 不眠と糖尿病の関係

善による糖尿病への影響に関しては，入眠困難を合併した糖尿病患者を対象とした調査[13]において，短時間作用型睡眠薬の投与群 22 人と非投与群 19 人を比較検討したところ，平均 HbA1c が非投与群で 0.12% 増加したのに対し，投与群では 0.47% と有意な減少が認められたとの報告がなされており，不眠治療で糖尿病の状態が改善することが期待される． 〔河野公範〕

●文 献
1) Nilsson PM et al.: Incidence of diabetes in middle-aged men is related to sleep disturbances. Diabetes Care, 27(10): 2464-2469, 2004.
2) Kawakami N et al.: Sleep disturbance and onset of type 2 diabetes. Diabetes Care, 27(1): 282-283, 2004.
3) Yaggi HK et al.: Sleep duration as a risk factor for the development of type 2 diabetes. Diabetes Care, 29(3): 657-661, 2006.
4) Nakajima H et al.: Association between sleep duration and hemoglobin A1c level. Sleep Med, 9(7): 745-752, 2008.
5) Taheri S et al.: Short sleep duration is associated with reduced leptin, elevated ghrelin, and increased body mass index. PLoS Med, 1(3): e62, 2004.
6) 井谷 修ほか：睡眠時間と心血管疾患危険因子との関連性．第 67 回日本公衆衛生学会総会抄録集，p. 405, 2008.
7) Spiegel K et al.: Brief communication: Sleep curtailment in healthy young men is associated with decreased leptin levels, elevated ghrelin levels, and increased hunger and appetite. Ann Intern Med, 141(11): 846-850, 2004.
8) Briones B et al.: Relationship between sleepiness and general health status. Sleep, 19(7): 583-588, 1996.
9) Spiegel K et al: Impact of sleep debt on metabolic and endocrine function. Lancet, 354(9188): 1435-1439, 1999.
10) Knutson KL, Van Cauter E: Associations between sleep loss and increased risk of obesity and diabetes. Ann N Y Acad Sci, 1129: 287-304, 2008.
11) Punjabi NM et al.: Sleep-disordered breathing and insulin resistance in middle-aged and overweight men. Am J Respir Crit Care Med, 165(5): 677-682, 2002.
12) Tasali E et al.: Slow-wave sleep and the risk of type 2 diabetes in humans. Proc Natl Acad Sci USA, 105(3): 1044-1049, 2008.
13) 小路眞護ほか：糖尿病における睡眠障害．Prog Med, 24(4)：987-992, 2004.
14) Jauch-Chara K et al.: Altered neuroendocrine sleep architecture in patients with type 1 diabetes. Diabetes Care, 31(6): 1183-1188, 2008.

3.6 高血圧・虚血性心疾患と不眠

近年の疫学調査において睡眠時間や不眠が心血管疾患発症の関連因子であるとする研究結果が蓄積されつつある．その病態生理として，特に短い睡眠時間と高

血圧発症との関連が示唆されている．一方，最近の研究ではメラトニン低値や徐波睡眠障害が高血圧発症や血圧日内変動異常に関与する可能性が示されている．本節では，こうした背景をもとに，睡眠障害と心血管疾患発症および高血圧との関連を概括した．

3.6.1 睡眠時間と心血管疾患発症に関する疫学調査

これまでの大規模疫学研究から，7時間または8時間睡眠に比し，それより短い睡眠または長い睡眠時間の群において，心血管疾患の有病率または発症率が高くなることが示されている[1]．Cappuccio らによる15件の疫学研究における47万4684人のメタ解析[2]では，6.9〜25年の追跡期間中1万6067人に脳心血管疾患の発症を認めた．短い睡眠時間は冠動脈疾患，および脳卒中発症に関与し，長い睡眠時間は冠動脈疾患，脳卒中，および全心血管疾患の発症に関与した．

近年の研究では，睡眠時間の異常に加え，不眠の心血管疾患発症に対する影響も検討されている．WhitehallⅡ研究では，35〜55歳のロンドン市公務員1万308人に対し15年間の追跡調査が施行された[3]．短い睡眠時間と不眠は冠動脈イベント発症に関与したが，交絡因子で補正後は不眠のみがリスクの増大に関与した．不眠を伴い睡眠が6時間以下の群で有意に高い冠動脈疾患の発症を認めている．

以上より，短いまたは長い睡眠時間，および不眠は心血管疾患発症に関与する可能性が示唆される．

3.6.2 睡眠障害と高血圧

a. 睡眠時間と高血圧

1) 睡眠時間と高血圧に関する疫学調査（表 3.5）： これまでの First National Health and Nutrition Examination Survey（NHANES I）[4]，Sleep Heart Health Study（SHHS）[5] において睡眠障害，特に短い睡眠時間が高血圧の有病率，発症率に関与することが示されている．

一方，Whitehall II Study における横断的検討では，中高年のロンドン市公務員5766人に対し，睡眠時間と高血圧との関連が検討されている[6]．女性では睡眠が7時間の群に比し，5時間以下の群で高血圧の有病率は1.72倍であったが，男性ではこの傾向は認められなかった．一方，血圧正常者3691人に対する5年

3.6 高血圧・虚血性心疾患と不眠

表3.5 睡眠時間と高血圧に関する最近の疫学研究

試験,州または国名	著者名	対象	年齢(歳)	追跡期間	結果の概要
NHANES I (アメリカ)	Gangwisch, et al. (2006)	正常血圧者 4810人	25～74	8～10年	5時間以下の睡眠が高血圧発症に有意に関連.
SHHS (アメリカ)	Gottlieb, et al. (2006)	一般住民 5910人	40～100	(－) (横断研究)	睡眠7～8時間の群に比し,6時間未満,6～7時間,8～9時間,9時間より多い群で高い高血圧有病率. U字型現象(＋).
Whitehall II (イギリス)	Cappuccio, et al. (2007)	公務員 5766人	47～67	(－) (横断研究)	女性のみで睡眠が7時間の群に比し,5時間以下の群で高い高血圧有病率.
		正常血圧の公務員 3691人	47～67	5年	睡眠7時間の群に比し,5時間以下,6時間の群で,高い高血圧発症のリスク.
Pennsylvania (アメリカ)	Vgontzas, et al. (2009)	一般住民 1741人	平均48歳	(－) (横断研究)	不眠非合併の睡眠が6時間以上の群に比し,不眠を合併する5時間未満の群において高血圧の有病率は最も高値.
Western New York Health Study (アメリカ)	Stranges, et al. (2010)	一般住民 白人3027人	中央値56歳	(－) (横断研究)	女性のみで睡眠が6時間以上の群に比し,6時間未満の群で高い高血圧有病率. 特に閉経前の女性で短い睡眠時間と高血圧が強く関連.

間の追跡調査において,720人(20.0％)に新規高血圧発症を認めたが,特に女性において睡眠が7時間の群に比し,6時間,5時間以下の群で高血圧発症のリスクは1.56倍,1.94倍であった[6]．

さらにWestern New York Health Studyにおいて心血管疾患既往のない中央値56歳の白人3027人(女性56.5％)に対し,睡眠時間と高血圧との関係が検討されている[7]．その結果,女性のみで睡眠時間が6時間未満の群において6時間以上の群に比し,高い高血圧の有病率を示した．閉経の有無別にみた場合,短い睡眠時間の高血圧有病率に対する効果は閉経前の女性で閉経後の女性に比し強く認められた．

Vgontzasら[8]のペンシルバニア州在住の平均年齢48歳の1741人を対象とした検討では,睡眠時間が6時間以上の不眠非合併群に比し,5時間未満の不眠合

併群において高血圧の有病率が最も高く，5～6時間の不眠合併群で2番目に高血圧の有病率が高いことが示されている．

以上より，高齢者に比し中年において短い睡眠時間が高血圧の発症に関与する可能性が示唆される．性差に関しては，特に閉経前の中年女性において短い睡眠時間と高血圧が強く関連することが考えられる．

2) 睡眠時間と血圧日内変動： Eguchiら[9]は，平均年齢70.4歳の高血圧患者1255人に対し自由行動下血圧測定を施行し，平均50カ月の追跡調査を施行した．その結果，短い睡眠時間は脳心血管イベントに対する有意な関連因子であった．また短い睡眠時間は夜間血圧が上昇するRiserパターンとの間に有意な交互作用を有し，特に短い睡眠時間のRiser群では，正常な睡眠時間の非Riser群に比し，有意に高い心血管疾患の発症率を認めている．

またFriedmanら[10]は正常血圧者108人と高血圧患者417人に対し，睡眠時間と自由行動下血圧との関連を検討した．睡眠時間の1時間減少によりnon-dipperに対するオッズ比は1.12倍上昇し，5歳の年齢上昇により1.15倍上昇した．また睡眠時間の1時間増加によりモーニングサージ高値（18.7 mmHg以上）に対するオッズ比は1.13倍上昇した．

短い睡眠時間はnon-dipper，長い睡眠時間はモーニングサージに関与し，睡眠障害と血圧日内変動異常は相乗的に脳心血管イベント発症に寄与することが示唆される．

b. 睡眠障害による高血圧発症の病態

睡眠不足が血圧に影響を及ぼすことが報告されているが，睡眠不足により自律神経のバランスが崩れ，交感神経優位な状態にシフトすることがその原因として考えられる[1]．

一方，Fungら[11]は，高血圧非合併の高齢男性784人に対し睡眠ポリグラフ検査を施行し，平均3.4年間の追跡調査を施行した．新規高血圧発症を243人に認め，高血圧発症率は低酸素血症，睡眠段階1および睡眠段階2の高い割合，睡眠段階3（徐波睡眠）の低い割合と有意な関連を示した．年齢，人種，BMIで補正後，徐波睡眠の割合のみが高血圧発症と有意に関連し，さらに睡眠時間，微小覚醒，および睡眠呼吸障害で補正後も，有意性は残存した．高齢男性において徐波睡眠の減少が高血圧発症に関与する可能性が示唆される．

またSaykら[12]は健常者11人に対し，脳波ガイド下で音刺激を与え，選択的

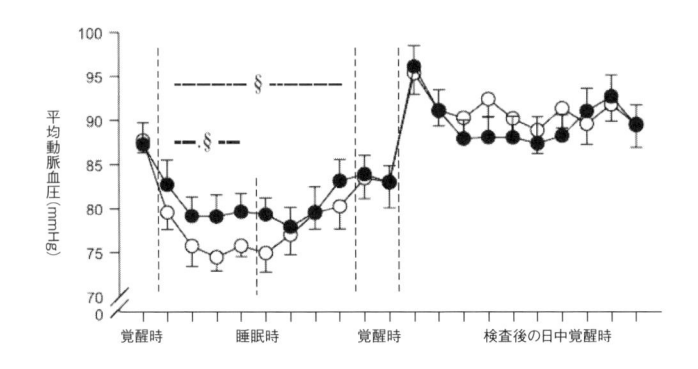

図 3.9 徐波睡眠を障害した場合（●）と障害しなかった場合（○）の血圧値の比較[12]
1時間あたりの平均血圧値を比較．§P<0.05．

に徐波睡眠を消失させた場合と通常の睡眠をした場合の血圧，心拍数，および夜間カテコールアミン排出量を測定した．徐波睡眠を消失させた場合，睡眠前半での夜間平均血圧の下降は有意に消失した．一方，レム睡眠の多い後半では有意な変化を認めず，血圧下降は徐波睡眠の消失にもかかわらず存在した．また徐波睡眠の有無で日中覚醒時の血圧，心拍数，夜間カテコールアミン排出量，筋交感神経活性にも有意な変化を認めなかった（図3.9）．

3.6.3 睡眠管理を踏まえた血圧コントロール：メラトニンとの関連を中心に

これまでの研究をまとめると，睡眠不足は高血圧の危険因子であり，1日あたり7～8時間の睡眠が適度ではないかと考えられる．睡眠不足に伴い交感神経活性は亢進し，血圧も上昇するため，脳心血管疾患発症のリスクが高まることが示唆される．こうした観点から，睡眠時間が少ない高血圧患者に対しては交感神経遮断薬が有用と考えられるが，具体的なエビデンスに乏しい．

一方，近年の研究では，メラトニン分泌の減少が血圧上昇の一因であり，血圧日内変動の観点からヒトにおいてもメラトニン内服によりnon-dipperがdipperに改善する可能性が指摘されている．

Formanら[13]は，ベースライン時正常血圧の若年女性554例に対する8年間の追跡調査において，早朝尿のメラトニン値と高血圧発症との関連を検討した．追跡期間中，計125人が高血圧を発症した．尿中メラトニン値を4分位に分け，

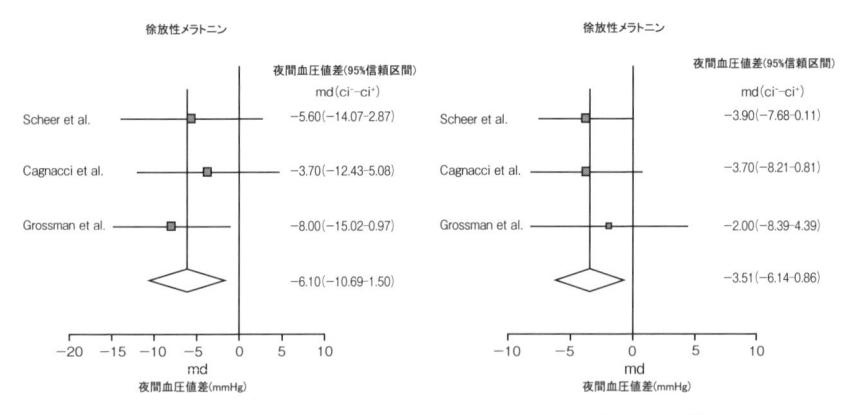

図 3.10 徐放性メラトニン内服の夜間睡眠時血圧値に対する効果[15]
左側は夜間収縮期血圧，右側は夜間拡張期血圧を示す．

交絡因子で補正して検討した結果，メラトニン最高値群（＞27 ng/mg creatinine）において最低値群（＜10.1 ng/mg creatinine）に比し，高血圧発症の相対危険度は 0.49 倍の有意な低値を示した．早朝尿のメラトニンレベルの減少は高血圧発症に対し有意な独立した関連因子であることが示された．

一方，Scheer ら[14]は，男性の未治療本態性高血圧患者 16 人に対し，眠前メラトニン（2.5 mg）内服の 24 時間血圧，および睡眠の質に対する効果を測定した．その結果，プラセボ内服に比し 3 週間のメラトニン内服により，心拍数は有意な変化がみられなかったが，夜間血圧は収縮期で 6 mmHg，拡張期で 4 mmHg の低下を認め，睡眠の質も改善傾向にあった．最近報告されたメタ解析では，徐放性メラトニン内服により夜間収縮期および拡張期血圧が低下することが示されている（図 3.10）[15]．

以上から，心理ストレスや環境ストレスの暴露により脳神経活動は調節障害をきたし，夜間メラトニン産生量の低下により結果として睡眠不足や睡眠の質の低下が生じる可能性が示唆される．これら睡眠障害により夜間の交感神経活動は亢進し，ひいては血圧日内変動異常がもたらされ，脳心血管疾患の発症に寄与することが考えられる（図 3.11）[1]．

3.6.4 心血管疾患の予防にむけて

近年の研究により，短いまたは長い睡眠時間，および不眠は心血管疾患発症に

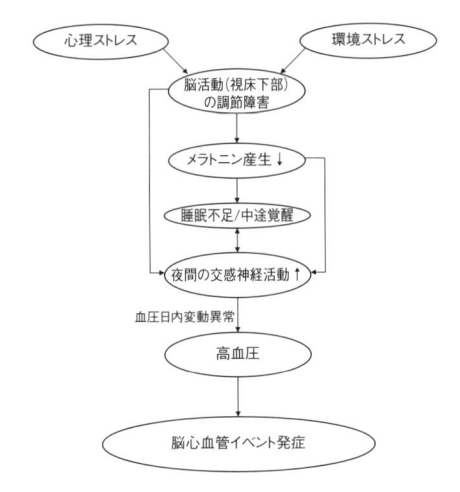

図 3.11 睡眠障害と高血圧発症に関するシェーマ（文献1を参考に作成）

関与する可能性が示唆される．特に中年，女性において，短い睡眠時間と高血圧が密接に関連し，両者の関連における病態に交感神経活性亢進，メラトニン分泌低下，および睡眠構造の変化などが背景に存在することが考えられる．不眠の少ない適度な睡眠時間は，ストレス社会に直面する我々現代人の高血圧発症の予防に寄与し，ひいては脳心血管疾患発症の予防にも重要であることが示唆される．

〔永井道明・苅尾七臣〕

● 文　献
1) Nagai M et al.: Sleep duration as a risk factor for cardiovascular disease- a review of the recent literature. *Curr Cardiol Rev*, **6**(1): 54-61, 2010.
2) Cappuccio FP et al.: Sleep duration predicts cardiovascular outcomes: a systematic review and meta-analysis of prospective studies. *Eur Heart J*, **32**(12): 1484-1492, 2011.
3) Chandola T et al.: The effect of short sleep duration on coronary heart disease risk is greatest among those with sleep disturbance: a prospective study from the Whitehall II cohort. *Sleep*, **33**(6): 739-744, 2010.
4) Gangwisch JE et al.: Short sleep duration as a risk factor for hypertension. Analyses of the First National Health and Nutrition Examination Survey. *Hypertension*, **47**(5): 833-839, 2006.
5) Gottlieb DJ et al.: Association of usual sleep duration with hypertension: the Sleep Heart Health Study. *Sleep*, **29**(8): 1009-1014, 2006.
6) Cappuccio FP et al.: Gender-specific associations of short sleep duration with prevalent and incident hypertension: The Whitehall II Study. *Hypertension*, **50**(4): 693-700, 2007.
7) Stranges S et al.: A population-based study of reduced sleep duration and hypertension: the strongest

association may be in premenopausal women. *J Hypertens*, 28(5): 896-902, 2010.
8) Vgontzas AN et al.: Insomnia with objective short sleep duration is associated with a high risk for hypertension. *Sleep*, 32(4): 491-497, 2009.
9) Eguchi K et al.: Short sleep duration as an independent predictor of cardiovascular events in Japanese patients with hypertension. *Arch Intern Med*, 168(20): 2225-2231, 2008.
10) Friedman O et al.: Relationship between self-reported sleep duration and changes in circadian blood pressure. *Am J Hypertens*, 22(11): 1205-1211, 2009.
11) Fung MM et al.: Osteoporptic Fractures in men research group. Decreased slow wave sleep increases risk of developing hypertension in elderly men. *Hypertension*, 58(4): 596-603, 2011.
12) Sayk F et al.: Effects of selective slow-wave sleep deprivation on nocturnal blood pressure dipping and daytime blood pressure regulation. *Am J Physiol Regul Integr Comp Physiol*, 298(1): R191-197, 2010.
13) Forman JP et al.: Urinary melatonin and risk of incident hypertension among young women. *J Hypertens*, 28(3): 446-451, 2010.
14) Scheer FA et al.: Daily nighttime melatonin reduces blood pressure in male patients with essential hypertension. *Hypertension*, 43(2): 192-197, 2004.
15) Grossman E et al.: Effect of melatonin on nocturnal blood pressure: meta-analysis of randomized controlled trials. *Vasc Health Risk Manag*, 7: 577-584, 2011.

3.7 薬剤・アルコールと不眠

3.7.1 薬剤,アルコールによる不眠のメカニズム

　薬剤,アルコールなどの物質は様々なタイプの不眠やその他の睡眠障害を引き起こす.急性投与や慢性投与では,覚醒作用による不眠,催眠作用の持ち越しによる不眠(熟眠障害,睡眠不足感,概日リズム睡眠障害),睡眠関連呼吸障害誘発による不眠(中途覚醒,熟眠障害),レストレスレッグス症候群(RLS:restless legs syndrome)や周期性四肢運動障害(PLMD:periodic limb movement disorder),歯ぎしりなどの睡眠関連運動障害誘発による不眠(入眠障害,中途覚醒,熟眠障害),睡眠時遊行症やレム睡眠行動障害(RBD:REM sleep behavior disorder)などの睡眠時随伴症誘発による不眠(中途覚醒,悪夢),頻尿誘発による不眠,などである.薬剤・物質により,せん妄などの意識障害が誘発されることがあり,せん妄は夜間に悪化するため,「不眠」と捉えられることがある.また,慢性投与後の離脱期に不眠が出現することがある.

　薬剤性睡眠障害は,様々な睡眠障害を引き起こすため,睡眠障害国際分類第2版[1]ではすべての大分類の中に「薬剤あるいは物質によるもの」として小分類が設けられている.

3.7.2 薬剤・物質による睡眠障害[2]

表3.6は薬剤添付文書に睡眠障害や睡眠に関連する副作用が記載されている薬剤についてまとめたものである．これらは，患者の主訴や，担当医の評価に基づく症状の記載であり，意識障害による夜間異常行動や，睡眠関連呼吸障害や睡眠関連運動障害などによる不眠，不快な副作用（咳，痒み，頻尿など）による不眠が含まれていると考えられる．

処方頻度が高いもの，睡眠障害が出現しやすいものには以下のような薬剤がある．

a. 中枢神経疾患・精神疾患治療薬
- 抗パーキンソン病薬：不眠，悪夢，過眠・過鎮静のほか，幻覚，せん妄，躁状態など
- 三環系抗うつ薬，四環系抗うつ薬，単環系抗うつ薬，ノルアドレナリン作動性特異的セロトニン作動性抗うつ薬（NaSSA：noradrenergic and specific serotonergic antidepressant）：過鎮静
- 選択的セロトニン再取込み阻害薬（SSRI：selective serotonin reuptake inhibitor），セロトニン・ノルアドレナリン再取込み阻害薬（SNRI：serotonin and norepinephrine reuptake inhibitor）：夜間不眠，日中の眠気
- 定型抗精神病薬：過鎮静・傾眠，アカシジアによる不眠
- ベンゾジアゼピン系薬剤，非ベンゾジアゼピン系薬剤：過鎮静・眠気．多量に服用，エタノールと併用で奇異反応（不安や不眠が増強）．閉塞性睡眠時無呼吸症候群（OSAS：obstructive sleep apnea syndrome）誘発・悪化
- ほとんどの抗てんかん薬：過眠・過鎮静

b. 身体疾患治療薬による睡眠障害
- ニューキノロン系抗菌薬：不眠
- 抗ウイルス薬，抗腫瘍薬，副腎皮質ステロイド，インターフェロン：不眠，傾眠，せん妄，精神病状態
- ヒスタミンH1拮抗薬：過鎮静，尿閉塞，イレウス，低血圧
- ヒスタミンH2拮抗薬，特にシメチジン：眠気，せん妄
- 降圧薬，利尿薬，脂質異常症治療薬：不眠，悪夢，過鎮静，焦燥感，過覚醒など
- ジギタリス，ジゴキシンなどの強心配糖体：せん妄，不眠

表 3.6 睡眠障害をきたす薬剤

薬剤		睡眠障害の種類
抗パーキンソン病薬	ドパミン製剤	不眠，過眠，悪夢
	MAO-B 阻害薬，ドパミン放出促進薬	不眠など
	ドパミンアゴニスト	不眠，過眠
	抗コリン薬	幻覚，妄想，躁状態，不安など
片頭痛治療薬	キサンチン誘導体，エルゴタミン製剤	不眠
抗てんかん薬	バルビツール酸	過鎮静，過眠，連用で不眠
	バルプロ酸，カルバマゼピンなど	鎮静，眠気
	ラモトリギン	不眠
抗認知症薬，脳代謝改善薬		不眠，眠気
抗うつ薬	三環系抗うつ薬，四環系抗うつ薬，単環系抗うつ薬，ノルアドレナリン作動性特異的セロトニン作動性抗うつ薬（NaSSA）	過鎮静，過眠，RLS，PLMD
	モノアミン酸化酵素阻害薬（MAOI）	不眠，過鎮静
	選択的セロトニン再取り込み阻害薬（SSRI），セロトニン・ノルアドレナリン再取り込み阻害薬（SNRI）	不眠，過鎮静，RLS，PLMD
抗精神病薬	定型抗精神病薬	過鎮静，過眠，せん妄，アカシジアによる不眠など
	非定型抗精神病薬	肥満による睡眠時無呼吸
抗不安薬，睡眠薬	ベンゾジアゼピン系薬剤，非ベンゾジアゼピン系薬剤	過鎮静，眠気，睡眠時無呼吸
精神刺激薬	メチルフェニデート，ペモリン	不眠
抗菌薬	ニューキノロン系抗菌薬	不眠
抗ウイルス薬		不眠，傾眠，幻覚，興奮，抑うつ，せん妄など
抗腫瘍薬		不眠，傾眠，抑うつ，せん妄，妄想など
ステロイド	プレドニゾロンなど	不眠，幻覚，抑うつ，せん妄，妄想など
抗アレルギー薬	第 1 世代 H1 ブロッカー	過鎮静
	第 2 世代 H1 ブロッカー	眠気
	その他の抗アレルギー薬	眠気，不眠

降圧薬	βブロッカー	不眠，悪夢
	α2刺激薬	不眠，悪夢，過鎮静
	カルシウム拮抗薬	焦燥感，過覚醒など
	アンジオテンシンII拮抗薬	不眠
	レセルピン	過鎮静，不眠，悪夢，抑うつ
利尿薬		多尿による不眠，過眠
脂質異常症治療薬	アトルバスタチン，コレスチラミン	不眠
	クロフィブラートなど	倦怠感，過眠
強心配糖体	ジギタリス，ジゴキシン	せん妄，不眠
気管支拡張薬	β刺激薬，キサンチン誘導体	不眠
鎮咳薬	麻薬性鎮咳薬，コデイン類	過眠，過鎮静
制吐剤	ドパミン拮抗薬，オピアト作動薬	過眠，過鎮静
腸運動抑制薬		眠気
下剤		下痢による不眠，過眠
消化性潰瘍治療薬	H2ブロッカー（特にシメチジン）	不眠，過鎮静，意識障害，幻覚，錯乱
	プロトンポンプ阻害薬，抗コリン薬	眠気，過鎮静
インターフェロン製剤		不眠，せん妄，抑うつなど
中枢性筋弛緩薬		眠気，不眠，幻覚
鎮痛薬	麻薬系鎮痛薬，非麻薬系鎮痛薬	眠気，過鎮静，せん妄，睡眠時無呼吸
消炎鎮痛薬	非ステロイド性抗炎症薬	不眠
禁煙補助薬	ニコチンパッチ	不眠

- 気管支拡張薬：β刺激薬，キサンチン誘導体：不眠
- 麻薬性鎮痛薬・非麻薬性鎮痛薬：眠気・過鎮静，せん妄，呼吸抑制による SAS（睡眠時無呼吸症候群，sleep apnea syndrome）
- 非ステロイド性抗炎症薬：不眠

表3.7は睡眠障害を引き起こす嗜好品，大衆薬，サプリメントについてまとめたものである．覚醒作用のある成分により不眠が，催眠作用のある成分により眠気，過鎮静が出現する．睡眠改善薬（ジフェンヒドラミン，ブロムワレリル尿素）は急性投与では眠気，過鎮静を引き起こす．慢性投与で容易に耐性が形成され，依存性，強い離脱症状がある．緑内障発作，尿閉を誘発する．

表3.7 睡眠障害をきたす嗜好品・大衆薬・サプリメント

区分・効能など		成分	睡眠障害の種類
嗜好品	アルコール	エタノール	不眠, 睡眠時無呼吸, 周期性四肢運動
	紙巻きタバコ, 葉巻, 刻みタバコなど	ニコチン	不眠
	コーヒー, 紅茶, 緑茶, 中国茶, ココア, チョコレートなど	カフェイン	不眠
大衆薬	眠気・倦怠感除去薬	カフェイン	不眠
	鎮咳薬	エフェドリン誘導体, キサンチン類	不眠
	総合感冒薬, 鼻炎薬, 解熱鎮痛薬	カフェイン	不眠
		抗ヒスタミン薬など	眠気, 過眠
	乗り物酔い薬, かゆみ止め	抗ヒスタミン薬など	眠気, 過眠
	睡眠改善薬	ジフェンヒドラミン, ブロムワレリル尿素など	眠気, 長期使用で依存・不眠
サプリメント	記憶力増強	ホスファチジルセリン	不眠
	中性脂肪, コレステロール, 血糖値正常化	クロム	不眠
	健康維持	ビタミンC	不眠
	ストレス緩和, 不眠の改善	セイヨウカノコソウ（バレリアン）	不眠
	うつ状態の改善	セイヨウオトギリソウ（セントジョーンズワート）	不眠
	疲労回復, 強心作用	朝鮮人参（高麗人参）	不眠
	心臓病	サンシチニンジン（三七人参）	不眠
	疲労回復・滋養強壮	健康ドリンク（カフェイン含有）, 薬用酒など（高濃度エタノール含有）	不眠

3.7.3　アルコール（エタノール）による睡眠障害[3]

　エタノールは血中濃度が上昇している段階（摂取後約30分まで）では興奮・覚醒作用を，血中濃度が低下している段階では鎮静作用を呈する．このため，摂取後30～60分では入眠を促進するが，この作用は摂取量が少ないほうが強いと報告されている．睡眠構造に対しては，エタノールは徐波睡眠を増加させ，レム睡眠を抑制する．摂取されたエタノールは4～5時間で代謝され，1晩の中で離脱による覚醒促進作用，レム睡眠増加が出現するため，睡眠の後半では不眠とな

る．総睡眠時間は，エタノール摂取によりかえって減少する場合が多い．

　エタノールの連用により耐性が生じ（5日間の連用で耐性が観察される），催眠作用，徐波睡眠増強作用，レム睡眠抑制作用は次第に軽減してくるが，1夜の中での離脱による覚醒促進作用，レム睡眠増強作用には変化がない．このため，エタノール摂取開始当初と同様の催眠作用を得ようとして，摂取量が増加していくことが多い．この状態でエタノール摂取を中止すると，離脱による徐波睡眠減少とレム睡眠増強が生じ，さらに強い不眠となる．

　二日酔いを生じるような多量のエタノールを摂取すると，エタノールが完全に代謝されたあとも翌日夕方まで遂行能力の低下がみられる．

　エタノールは，OSAS患者の無呼吸低呼吸指数を増加させ，慢性閉塞性肺疾患患者の低酸素血症を悪化させ，イビキをかくが無呼吸がない者で無呼吸を出現させた．また，睡眠中の周期性四肢運動とエタノール摂取量が正の相関を示すことが報告されている．

　アルコール依存症では，不眠，日中の過眠，睡眠中の異常行動がよくみられる．大量飲酒の時期には，概日リズムが消失し，多相性睡眠がみられることがある．アルコール依存症では，断酒後最大3年にわたって，睡眠の短縮やレム睡眠の増強など，睡眠の異常が残存することが報告されている．

3.7.4　睡眠関連呼吸障害を誘発・悪化させる薬剤・物質
a. 外科手術に用いる薬剤

　術前の鎮静薬，術中術後の麻酔薬・筋弛緩薬はOSASを悪化させ，全身管理の障害となる．術前には，未診断のOSASの検索，診断済みのOSASの評価を行う必要がある．術前の鎮静薬は極力避けること，極力部分麻酔を選択すること，全身麻酔が必要である場合は，なるべく早く意識を回復させ，術後の維持麻酔薬を最低限とすること，入院中は極力経鼻的持続陽圧呼吸（n-CPAP：nasal continuous positive airway pressure）を使用すること，が推奨されている[4]．

b. オピオイド鎮痛薬

　急性の疼痛治療や，緩和医療でオピオイドが使用されている．オピオイドには呼吸抑制作用があり，メタドンで維持療法を受けているヘロイン中毒患者の30％で中枢性睡眠時無呼吸症候群がみられる．オピオイドにより，低酸素に対する呼吸促進作用が亢進し，高炭酸に対する換気促進は低下する．しばしば，鎮痛

補助薬として抗うつ薬が併用されるが，オピオイドによる呼吸抑制をさらに悪化させることがあるので注意が必要である[5]．

c. 抗精神病薬，抗不安薬と睡眠薬

OSASでは中途覚醒などの不眠を訴えることが多いため，診断確定前から鎮静・催眠作用がある薬剤が投与されていることが多い．OSAS患者に対する聞き取り調査では，30％の患者が診断前に抗精神病薬，抗不安薬，睡眠薬などを投与されており，これらの投与は交通事故と有意に関連していた[6]．

d. テストステロン製剤

テストステロン補充療法がOSASを誘発・悪化させるという症例報告がいくつかあるが，エビデンスは不十分である[7]．

e. エタノール

エタノールは中枢神経系抑制作用により睡眠関連呼吸障害を悪化させる．

3.7.5 睡眠関連運動障害を誘発・悪化させる薬剤・物質

抗うつ薬はRLS，PLMDを悪化させるとともに，歯ぎしりなどの不随意運動も増加させる．コミュニティーでの横断研究[8]や，RLS連続例研究[9]によると，抗うつ薬服用はRLSの危険因子である．睡眠ポリグラフ検査（PSG：polysomnography）でPLM指数を検討した研究では，SSRI，SNRIはPLMを2～3倍増加させた[10]．

過去の文献のメタアナリシスでは，抗うつ薬（エスシタロプラム escitalopram，フルオキセチン fluoxetine，ミアンセリン mianserin，ミルタザピン mirtazapine）と抗精神病薬（オランザピン olanzapine）がRLSを，抗うつ薬（シタロプラム citalopram，フルオキセチン fluoxetine，パロキセチン paroxetine，セルトラリン sertraline，ベンラファキシン venlafaxine）がPLMDを悪化させたと報告されている[11]．

エタノール，カフェイン，ニコチンはRLS，PLMDを誘発・悪化させる．

3.7.6 睡眠時随伴症を誘発・悪化させる薬剤

薬剤による睡眠時随伴症は，若干の意識障害を伴っていると考えられるものが多い．このタイプは，普段何気なく行っている行動や，注意力を欠いた不適切な行動が出現し，呼びかけに対する反応が悪く，後で行動内容を完全に想起できな

い．歩き回る，食べ物を食べる（睡眠関連食行動異常），怪我をする，暴力をふるうなどの異常行動がみられる．精神科外来通院患者に対する聞き取り調査では，これらの異常行動は非ベンゾジアゼピン系睡眠薬と抗うつ薬併用者で多かった[12]．エタノールはこれらの異常行動を誘発・悪化させる．

RBDと同様の夢の行動化による睡眠時随伴症はSSRI服用者で多かった[12]．過去の文献のメタアナリシスでは，RBD様の睡眠時随伴症はクロミプラミン（clomipramine），セレギリン（selegiline）服用と関連していた[11]．

3.7.7 不眠に対して用いられる薬剤による「不眠」

睡眠薬，抗不安薬，三環系抗うつ薬，四環系抗うつ薬，NaSSA，抗精神病薬，抗ヒスタミン薬などの眠気を呈する薬剤が，不眠に対する効果を期待されて用いられている．これらの薬剤によりせん妄が誘発されることがあるので，注意が必要である．一部の薬剤以外は半減期が24時間以上と長く，起床困難や，日中の居眠り，昼夜逆転を引き起す．熟眠障害や昼夜逆転の訴えがある場合には，半減期が長く眠気をきたす薬剤の減量，眠気を呈さない薬剤への置換が有効であることがある．

睡眠薬により不眠症状が改善しても，不眠の原因が取り除かれていない場合は，睡眠薬を中止すれば不眠が再燃する．睡眠薬に対する不安・恐怖を抱いている者が多く，無理に睡眠薬から離脱しようとしたり，寝酒で代用しようとする者がいるので，十分な服薬指導が重要である[3]．

ベンゾジアゼピン系薬剤を多量に投与すると，不安や興奮の強まる奇異反応を起こし，不眠が増悪することがある．　　　　〔田ヶ谷浩邦・村山憲男・袴田優子〕

● 文　献

1) American Academy of Sleep Medicine: *The International Classification of Sleep Disorders: Diagnostic and Coding Manual*, 2nd ed., American Academy of Sleep Medicine, 2005.
2) 田ヶ谷浩邦・袴田優子・村山憲男：薬剤性睡眠障害．薬局, **62**(10)：3307-3312, 2011.
3) Berry RB: *Fundamentals of Sleep Medicine*, Elsevier Saunders, Philadelphia PA, 2012.
4) Hillmana DR, Loadsmanc JA, Plattb PR, Eastwooda PR: Obstructive sleep apnoea and anaesthesia. *Sleep Med Rev*, **8**: 459-471, 2004.
5) Wanga D, Teichtahla H: Opioids, sleep architecture and sleep-disordered breathing. *Sleep Med Rev*, **11**: 35-46, 2007.
6) Lu B, Budhiraja R, Parthasarathy S: Sedating medications and undiagnosed obstructive sleep apnea: physician determinants and patient consequences. *J Clin Sleep Med*, **1**(4): 367-371, 2005.

7) Hanafy HM: Testosterone therapy and obstructive sleep apnea: is there a real connection? *J Sexual Med*, **4**(5): 1241-1246, 2007.
8) Juuti AK, Läärä E, Rajala U, Laakso M, Härkönen P, Keinänen-Kiukaanniemi S, Hiltunen L: Prevalence and associated factors of restless legs in a 57-year-old urban population in northern Finland. *Acta Neurol Scand*, **122**: 63-69, 2010.
9) Baughman KR, Bourguet CC, Ober SK: Gender differences in the association between antidepressant use and restless legs syndrome. *Mov Disord*, **24**(7): 1054-1059, 2009.
10) Yang C, White DP, Winkelman JW: Antidepressants and periodic leg movements of sleep. *Biol Psychiatr*, **58**: 510-514, 2005.
11) Hoque R, Chesson AL, Jr.: Pharmacologically induced/exacerbated restless legs syndrome, periodic limb movements of sleep, and REM behavior disorder/REM sleep without atonia: literature review, qualitative scoring, and comparative analysis. *J Clin Sleep Med*, **6**(1): 79-83, 2010.
12) Lam SP, Fong SYY, CKW, Yu MWM, Wing YK: Parasomnia among psychiatric outpatients: a clinical, epidemiologic, cross-sectional study. *J Clin Psychiatry*, **69**: 1374-1382, 2008.

3.8 悪性腫瘍と不眠

がん患者において，不眠はQOL（生活の質，quality of life）低下要因として重要であるとともに[1,2]，治療に対する認容性を決定する要因ともなり，気分障害の発症にも大きく関連する．さらに，がん患者における睡眠の分断や概日リズムの乱れは，疲労感や倦怠感の原因となることが指摘されている[1]．しかし，がん患者における睡眠の問題については，主観的な睡眠評価によるものがほとんどであり，客観的なデータに基づくものが少ない．睡眠障害に合併ないし起因する昼夜のリズムについても詳細な研究は少ないのが現状である．ここでは，悪性腫瘍と睡眠の問題について，不眠を中心に展望する．

3.8.1 疫学的側面
a. 横断研究の結果

900人以上の種々のがんに罹患した患者についての横断的検討では，最も頻度の高い睡眠に関連した愁訴は，疲労倦怠感の44％，次に下肢のレストレスレッグス様症状41％，不眠31％，日中の過剰な眠気28％であることが報告されている[3]．がん患者の61％が主観的睡眠欠如をもっており，およそ半分のがん患者で睡眠効率が85％未満であったが，がん以外の身体疾患との比較では不眠の頻度に関する有意差はみられなかった[1]．化学療法または放射線療法を受けている患者では，そうでない患者より自覚的睡眠障害の頻度が高い傾向がみられ，こ

表 3. 8 身体疾患の有無と不眠の頻度（文献 4 より改変）

疾患	医学的問題あり		医学的問題なし		単回帰	多変量調整†
	例数	不眠頻度(%)	例数	不眠頻度(%)	オッズ比（95% CI）	オッズ比（95% CI）
心疾患	68	44.1	470	22.8	2.68(1.58-4.53)***	2.11(1.07-4.15)*
がん	29	41.4	509	24.6	2.17(1.01-4.67)*	2.50(1.01-6.21)*
高血圧	134	44.0	404	19.3	3.29(2.16-5.01)***	3.19(1.87-5.43)***
神経疾患	15	66.7	523	24.3	6.24(2.09-18.59)**	5.21(1.22-22.21)*
呼吸障害	57	59.6	481	21.4	5.43(3.06-9.62)***	2.79(1.27-6.14)*
排尿障害	65	41.5	473	23.3	2.35(1.37-4.01)**	3.51(1.82-6.79)***
糖尿病	38	47.4	500	23.8	2.88(1.48-5.63)**	2.03(0.86-4.79)
慢性疼痛	142	48.6	396	17.2	4.56(3.00-6.94)***	3.16(1.90-5.27)***
消化管障害	83	55.4	455	20.0	4.97(3.05-8.12)***	3.00(1.66-5.43)***
いずれかの疾患	312	37.8	226	8.4	6.63(3.93-11.18)***	5.26(2.82-9.80)***

CI：信頼区間．†抑うつ，不安，その他の睡眠障害で調整．***P<0.001，**P<0.01，*P<0.05

うした患者では睡眠の問題があると生活の質的低下を伴っていた[1]．

がん患者における不眠症状の頻度は 30～50％ と報告されている[4]．表 3.8 に Taylor ら[4] の研究結果を示す．その他の疾患と比べてがんが際立って不眠と関連が強いというわけではない．不眠が単に症状レベルか，QOL 低下を伴った臨床的な不眠症といえるものかを検討した研究は少ない[1]．治療後の乳がん患者では 48％，前立腺がん患者では 32％ が不眠症状をもっていたとされる[1]．一方，確実に入眠潜時ないし中途覚醒時間が 30 分を超えており，週に 3 回以上で，睡眠効率が 85％ 未満で日中の QOL 低下を伴うという臨床的な不眠症といえるものは，乳がん患者で 19％，前立腺がん患者で 18％ と不眠症状をもつもののおよそ半分であった[5,6]．

がんの部位と不眠の関連については明らかになっていない．乳がん患者で不眠の頻度が高いという報告があるが[2]，卵巣腫瘍で不眠の頻度が高いという報告もある[1]．さらに，ほとんどの研究でがんの治療後数カ月から数年の時点で調査を行っているため，調査時期やがんの進行との関連を考慮した研究が乏しいため，不眠とがん部位との関連は明らかでない[1]．

睡眠障害は進行がんで頻度が高く，種々の精神身体面での QOL 低下を引き起こしていることがわかっている．転移のある乳がん患者について調べたところ，63％ が睡眠の困難を訴えていることがわかった．そして入眠困難は抑うつ状態と疼痛に関連し，早朝覚醒は抑うつ状態と関連していた[1]．100 例の緩和ケア受

診中患者について調べた別の研究では,72%が睡眠困難(63%が睡眠維持困難,40%が入眠困難)を訴えていた[7].この研究で入眠困難は主に倦怠感と不安に関連し,早朝覚醒はそれより強く倦怠感と関連していた.

終末期のがん患者の25.9%が緩和ケアーユニットに入所する時点で不眠を訴えているとの報告がある[1].別の研究で,進行肺がん患者では健康対照と比べて有意に睡眠の質的悪化と日中の眠気が強いことが報告され,さらに進行肺がん患者では呼吸困難,咳,夜間頻尿,頻回の中途覚醒など睡眠呼吸障害を示唆する訴えが特徴的であったという[1].ある研究では,睡眠の質的悪化と睡眠薬使用は希望のなさとうつ病とあいまって,緩和ケアーユニットに通所する102例の終末期患者における死を急ぐ気持ちの予測因子であった[1].このことは,適切な睡眠困難に対する医療サイドの対処の重要性を示唆する.

b. 縦断研究

がん患者の睡眠の困難について正確に把握し,がん治療と関連した睡眠障害の長期的経過の特徴を明らかにした研究や,がん部位やがん腫の性質との関連を明らかにした縦断的研究はわずかである.現在進行中の種々の部位のがん患者998例について追跡した研究においては,外科治療時点で不眠症状と臨床的不眠症とがそれぞれ56.4%と27.2%であり,これが治療2カ月後で39.5%と21.3%になったという[8].つまり,がんと診断された時点ですでに不眠が存在する可能性があり,外科治療後に不眠の頻度が低下することが示されている.この研究では,不眠症状は乳がんと婦人科領域のがんで高く,前立腺がんで低かった.

c. 睡眠ポリグラフ検査(PSG)を用いた研究

がん患者の睡眠障害の本体を明らかにするには,睡眠ポリグラフ検査や活動量測定装置を用いて調べる必要がある.これらの手法を用いた研究はわずかであり,少数例検討しかないがOSA(睡眠時無呼吸,obstructive sleep apnea)およびPLMS(睡眠時周期性四肢運動,periodic limb movements during sleep)に関して興味深い所見が得られている.乳がんまたは肺がん患者の群とがんに罹患していない不眠症患者,睡眠に問題のない健常対照を比較すると,睡眠ポリグラフ検査において不眠症患者で睡眠時間は最も短かった.肺がん患者群で入眠潜時が最も長く,睡眠効率が最が低く,中途覚醒時間が最も長かった[1].ストレスの程度と気分の状態に関して,がん患者とそれ以外とで差はみられなかった.興味深いことに,不眠症患者と異なりがん患者は総睡眠時間を過小評価することが

なく，中途覚醒時間を過大評価することもなかった．

同じ研究で，睡眠呼吸障害に関しては，がん患者とがんに罹患していない対象とで差がなかったが，がん患者においてはPLMSの頻度が不眠患者や健常対照と比べて多かった[1]．現在進行中の研究において，化学療法を終えた乳がん患者におけるOSAの頻度は48％でPLMSは36％と非常に高いことが報告されている[1]．これらは，これらのがんにおける自覚的睡眠障害の頻度の高さを説明するものと思われる．より最近の研究において，患者17例および33例と症例数は少ないが，頭頸部がんの患者でOSAの頻度が12～91.7％と高いことが明らかにされている[1]．がんまたはがんの治療によりどのくらいOSAが引き起こされるのかについては今後前向き研究で確かめる必要がある．睡眠呼吸障害は脳腫瘍で頻度が高く，腫瘍摘除によりAHI（無呼吸低呼吸指数，apnea hypopnea index）が有意に低下することが報告されている[1]．

携帯型活動量測定装置を用いた研究も行われている[1]．がん患者と健常対照を比較した研究では，がん患者で昼夜のめりはりが失われている所見が特徴的であったという[1]．乳がん患者85人について検討した研究では，化学療法前の72時間の活動量測定で平均総睡眠時間が6時間で睡眠効率は76％であり，昼寝に1時間を費やしていた[9]．睡眠ポリグラフ検査と比べてより簡便で長期の経過を観察できるため，携帯型活動量測定装置は今後がん患者の睡眠を研究するうえで有力な手段になり得ると思われる．

3.8.2 悪性腫瘍患者における不眠の関連要因

がん患者は不眠，過眠，時に両者を訴えるが，この病態は多様である．化学療法，放射線療法，ホルモン療法のすべてが睡眠障害に関与する可能性があり，これらが睡眠に対してどのような効果をもつかについて検討した研究はない．さらに，オピオイドのような鎮痛薬，制吐薬，副腎皮質ホルモンなども睡眠を障害しうる作用をもっている[10]．化学療法やホルモン療法で誘発されるエストロゲン欠乏，ホルモン補充療法の突然の中止，卵巣の摘除などはホットフラッシュの引き金や悪化要因になり得る．乳がんの生存者において睡眠とホットフラッシュを客観的な指標をもって検討した研究で，夜間のホットフラッシュが中途覚醒時間の長さと浅い睡眠への睡眠段階変化の回数と正の関連を示した[11]．このため背景要因の交絡について十分な検討が必要になる．図3.12にがんと不眠に関連する要

因をまとめた．

　不眠と精神的苦痛が相互に関与していることは広く知られている．治療前におけるがん患者の不眠は，直前の生命を脅かし得るがんという疾患と診断されたことによるストレスと不安によると信じられている．実際に，新たに乳がんの診断を受けた患者で 88% に不眠がみられ，高レベルの苦痛および不安と高い関連を示した[12]．しかし，不眠と倦怠感は不安が低い患者においても同様に高頻度にみられた[12]．別の研究において不眠を併存した前立腺がん患者において 46% は臨床的な不安や抑うつ症状をもっていなかったことが報告されている[4]．このため，必ずしもがんに罹患した不安が不眠の最も大きな原因であるとは断定できない．

　疼痛はがんに限らずあらゆる疾患において主観的睡眠障害の原因と考えられている[1]．疼痛自体が睡眠障害を引き起こすのか，それに対する薬物療法が不眠を引き起こすのか，それとも両者なのかについては未だ明らかにされていない．疼痛は頻回の中途覚醒を引き起こす原因ではあるが，再入眠を妨げているのは，むしろ疼痛をもっているという患者の心理的苦痛であるという観察がある[1]．一方で，不眠は，睡眠中の組織の回復や修復を妨げ，就床中も疼痛を意識させるため，心理的に疼痛から離れることを困難にすることも指摘されている[1]．このよ

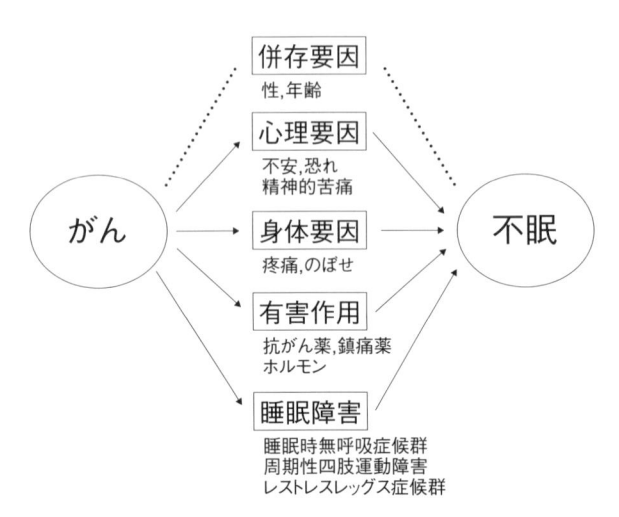

図 3.12　がんと不眠の関連のまとめ

うに疼痛と睡眠の質的低下の悪循環は永続的になる．進行がん患者についての研究では疼痛と睡眠感の質的低下が関連していた[13]．さらに生活の質が低下した患者では最も睡眠が障害されており疼痛レベルが最も高かった．一方で，疼痛と睡眠の障害について，乳がん，肺がん，がんに罹患していない不眠患者と正常対照について質問紙票で調べた研究では，乳がん患者が就床前の疼痛を訴えたが，彼らの自覚的睡眠障害も肺がん患者の自覚的睡眠障害も疼痛の訴えとは関連していなかったという報告もみられる[1]．このため，疼痛と不眠の関連についてもがんの部位や進行度により異なることが示唆される．

3.8.3 悪性腫瘍患者における不眠の治療

がん患者における不眠への対処は通常の身体疾患に伴った不眠と基本的に同様である．がんに罹患しているということに基づく不安や抑うつ，疼痛については十分な配慮が行われるべきである．不安障害を呈している場合には適切な抗不安薬の投与が必要になる．抑うつ状態を呈している場合には，抗うつ薬と睡眠薬による治療を開始する．

がんによる疼痛が睡眠を損なっている場合には，疼痛に対する治療と不眠の治療を並行して進める必要がある．化学療法や放射線療法で肺線維症が生じることがあるが，これによる低酸素血症は著しく睡眠を損なう可能性があるため，専門的な対策を立てる必要がある[1]．

不眠が特異的な睡眠障害によって起こっている場合には，睡眠障害に応じた治療を行う．例えば，患者がレストレスレッグス症候群を伴っていることがわかった場合には，まず第一に鉄欠乏を疑うべきである．特に消化管の悪性腫瘍で起こりやすい．もし患者の症状が化学療法後に起こってきたようであればドパミン作動薬の投与を開始する．頭頸部のがんで喉頭部のリンパ節の腫脹などがあると閉塞性無呼吸症候群が起こりやすい．診断と原因の評価に応じて，外科的療法が適応になる場合がある．経鼻的持続陽圧呼吸（n-CPAP）を使用することも考えられる．

3.8.4 今後の課題

がんと睡眠障害に関する研究は近年増加してきているが，依然としてそのメカニズムについては不明なことが多い．縦断的な研究を行い，種々のがんの自然経

過,異なったがん治療の経過の中で睡眠障害を位置づけることが必要と考えられる.さらに進行がんにおいて睡眠障害の頻度が高く,患者のQOL低下の大きな要因となっている.睡眠障害の改善は進行がん患者にとってはQOLの向上の大きな力になると思われ,緩和医療における睡眠医学的視点の導入をさらに進める必要がある. 〔金野倫子・内山 真〕

● 文 献

1) Ancoli-Israel S, Savard J: Sleep and fatigue in cancer patients. *Principles and Practice of Sleep Medicine*, 5th ed. (Kryger MH, Roth T, Dement WC eds.), Saunders, 2010.
2) 金野倫子:がん性疼痛患者の睡眠状況と不眠についての検討.がん研究開発費.平成22年度研究報告書,2011.
3) Davidson JR, MacLean AW, Brundage MD et al.: Sleep disturbance in cancer patients. *Soc Sci Med*, 54: 1309-1321, 2002.
4) Taylor DJ, Mallory LJ, Lichstein KL et al.: Comorbidity of chronic insomnia with medical problems. *Sleep*, 30: 213-218, 2007.
5) Savard J, Simard S, Blanchet J et al.: Prevalence, clinical characteristics, and risk factors for insomnia in the context of breast cancer. *Sleep*, 24: 583-590, 2001.
6) Savard J, Simard S, Hervouet S et al.: Insomnia in men treated with radical prostatectomy for prostate cancer. *Psychooncology*, 30: 474-484, 2004.
7) Sela RA, Watanabe S, Nekolaichuk CL: Sleep disturbances in palliative cancer patients attending a pain and symptom control clinic. *Palliat Support Care*, 3: 23-31, 2005.
8) Savard J, Villa J, Ivers H, et al.: Natural course of cancer-related insomnia over a 2-month period. *Proceedings of the American Psychosocial Oncology Society, Irvine, Calif, Feb 28-March 2*, 2008.
9) Ancoli-Israel S, Liu L, Marler M et al.: Fatigue, sleep and circadian rhythms prior to chemotherapy for breast cancer. *Support Care Cancer*, 14: 201-209, 2006.
10) Moore P, Dimsdale JE: Opioids, sleep, and cancer-related fatigue. *Med Hypotheses*, 58: 77-82, 2002.
11) Savard J, Davidson JR, Ivers H, et al.: The association between nocturnal hot flashes and sleep in breast cancer survivors. *J Pain Symptom Manage*, 27: 513-522, 2004.
12) Cimprich B: Pretreatment symptom distress in women newly diagnosed with breast cancer. *Cancer Nurs*, 22: 185-194, 1999.
13) Mystakidou K, Parpa E, Tsilika E, et al.: Depression, hopelessness, and sleep in cancer patients' desire for death. *Int J Psychiatry Med*, 37: 201-211, 2007.

3.9 疼 痛 と 不 眠

3.9.1 疼痛と不眠の関連

身体疾患の症状が不眠の原因になるケースはきわめて多い.特に外傷や手術といった身体的侵襲による急性の痛み,痛風や関節リウマチ,がんなどによる慢性

疼痛は，きわめて高頻度に，入眠困難，中途覚醒，熟眠障害の原因になる．オーストラリアでの大規模調査によれば，睡眠障害発症に影響する因子としては疼痛の関与が最も高く，続いて，不安，健康状態，年収の順であったという[1]．その他の多くの疫学調査においても，慢性疼痛患者の半数以上で睡眠障害が合併していたと指摘されている．高齢化が進む我が国において，老化に伴う整形外科的疾患が増加すると予想され，慢性疼痛に起因する睡眠障害の増加も避けて通れない課題となろう．

本節では，疼痛と睡眠障害の関連についての疫学ならびに症候学的・病態生理学的な研究を紹介するとともに，その治療法についても言及したい．

3.9.2 痛みと睡眠

痛みの種類を時間経過で分類すると，急性痛と慢性痛に分類され，一般的に急性痛は術後創部痛，帯状疱疹痛，骨折，打撲などの外傷による痛みがあげられる．急性痛は適切な鎮痛処置によりコントロール可能であり，急性期を過ぎてしまえば，その痛みは軽減していく．急性疼痛の場合，ほとんどの患者において痛みの訴えが睡眠障害に先行し，痛みのコントロールをすれば，不眠症状も改善される．

一方，痛風や関節リウマチ，がんなどによる痛みは数週間から数カ月以上持続する慢性痛に分類され，難治性である．海外では，疼痛，不眠，精神的苦痛などの症状が重要視されており，55歳以上の関節リウマチや変形性関節症，関節炎患者では，その72％が睡眠障害を訴えていると報告されている[2]．慢性疼痛に伴う睡眠障害では，入眠困難だけでなく，一度覚醒すると再度入眠することが困難になりやすいことが明らかになっている．このような夜間症状が日中の疲労，集中力低下，記銘力低下などをきたすとともに，交通事故や労働災害リスクの上昇につながる可能性が指摘されている[3]．

睡眠ポリグラフ検査（polysomnography：PSG）を用いた研究によると，慢性疼痛患者では浅睡眠の割合が多く，睡眠が分断されているという．微小覚醒も頻回に起こり，睡眠段階の移行頻度も増加する．睡眠の微小構造について cyclical alternating pattern（CAP）を用いて評価した研究でも，睡眠の不安定性が確認されている[4]．

慢性疼痛患者における睡眠関連症状・検査所見を表3.9に示す．ただし，こ

表 3.9 慢性疼痛患者における睡眠に関連した症状
（文献 3 より一部改訂）

就床時の自覚症状
・入眠潜伏時の延長
・不安・反芻思考
・疼痛および疲労の増悪

睡眠中の所見・症状
・睡眠効率の低下（90% 以下）
・徐波睡眠の減少および浅睡眠の割合の増加
・睡眠段階移行数の増加
・睡眠の断片化（Arousal 増加など）
・Cyclic Alternating Pattern (CAP) の存在
・睡眠時の心拍数変動減少がみられない
・周期性四肢運動，無呼吸
・悪夢，発汗，頻拍
・痛みによる覚醒

覚醒時の自覚症状
・熟眠感欠如，疲労感，頭痛
・運転中の眠気
・家事や仕事上における不安や怒り

れらの症状は慢性疼痛に特異的なものではなく，また必発するものではないことを断っておきたい．

3.9.3 睡眠が慢性疼痛に与える影響

急性疼痛の場合，ほとんどの患者において痛みの訴えが睡眠障害に先行し，明らかな一方向性の因果関係が想定されるが，慢性疼痛の場合は双方向性の反応を呈する可能性がある[3]．一般人口集団を対象とした調査では，睡眠時間 6 時間未満と 9 時間以上の群では，6〜9 時間の群と比較して，日中の痛みを訴える頻度が高いことが示されている[5]．我が国には，1000 万人を超す変形性関節症患者がいると推定されるが，本症患者では，70.8% が睡眠障害を訴えている[6]．実際，睡眠障害が各種筋骨格系の疼痛や慢性疼痛の危険因子になることが示されている．すなわち，疼痛が不眠を惹起し，この不眠が痛みの増強につながるという悪循環の形成が想定される．一方，筋骨格性疼痛患者のうち睡眠に改善がみられた患者では疼痛の軽減も確認されることから，慢性疼痛治療における睡眠管理の重要性にも注目すべきであろう．さらに，慢性疼痛に伴い身体的活動低下がもたらされると，運動不足や光暴露の低下などを介して睡眠に悪影響を与える可能性が

あり，不眠に伴う日中の疲労感増強が身体活動をさらに低下させる可能性もある．したがって，疼痛患者の睡眠管理においては，心理状態（特に抑うつ気分）と睡眠衛生の把握を入念に行うことが肝要であるといえよう．

3.9.4 併存疾患による影響

慢性疼痛患者における不眠の発現には，痛み以外の要因の影響も無視できない．医療機関受診中の慢性疼痛患者ではうつ病の合併が30〜60％と多く，疼痛強度及び罹患期間がその合併に関与している一方で，抑うつが疼痛を増強させている可能性も指摘されている．痛みの強度が慢性疼痛患者の不眠の直接的予測因子にならないという報告もあることから，不眠の発症には心理的要因が影響している可能性も考慮すべきであろう．

プライマリケア患者を対象にした調査によると，慢性の腰痛，リウマチなどの慢性疼痛を訴える患者に，就床時や中途覚醒時にじっとしていられず，下肢（特に腓腹筋深部や足底部）に「むずむずする」などの異常感覚が生じるレストレスレッグス症候群（restless legs syndrome：RLS）や，睡眠中の大きないびきや呼吸停止で特徴付けられる睡眠時無呼吸症候群（sleep apnea syndrome：SAS）などの合併頻度が高いことが報告されている[7]（表3.10）．これらの疾患も不眠の要因となりうるので，慢性疼痛患者に対しては，睡眠障害に関する問診を加えることが望ましいと思われる．

3.9.5 線維筋痛症と睡眠障害

線維筋痛症（FM：fibromyalgia）は，リウマチ疾患の1つであり，全身に広範な疼痛を生じ，特徴的な圧痛点を有する疼痛疾患である．FMでは疼痛のほかに，頭痛，しびれ，過敏性腸症候群，間質性膀胱炎など多彩な随伴症状を有することが多く，原因は不明で多くが難治性である．FMでの睡眠障害の合併は73％と高頻度で，疼痛と熟眠感欠如の水準は相関する．また，徐波睡眠の減少につれて疼痛が増強し，睡眠の改善と疼痛の改善が関連することから，FMにおいても睡眠障害は疼痛の増悪因子になると考えられている[8]．ただし，不眠の有病率は，リウマチ性関節炎患者よりも高いので，痛みの程度やうつ病の合併だけでは，FMでの不眠の病態を説明しきれないとの指摘もある．なお，FMでは，起床時に疼痛閾値が低下して，自発疼痛を強く感じ，圧痛も増強する．

表3.10 プライマリケア患者の睡眠障害合併（文献7より一部改訂引用）

	日中の眠気	日中の居眠り	むずむず脚の症状	大きないびき	睡眠中の呼吸停止	夜間3回以上の覚醒
がん	1.11	1.30	1.45	1.09	1.37	1.48 †
慢性背部痛	1.73 §	1.65 §	2.72 §	1.40 ‡	1.85 ‡	2.19 §
リウマチ	1.71 §	1.97 §	2.66 §	1.52 §	1.84 §	2.20 §
関節痛・硬直・疼痛	1.86	2.00 §	3.59 §	1.44 §	1.97 §	2.16 §

オッズ比を示す．† P≦0.05, ‡ P≦0.01, § P≦0.001.
過去10年間に上記の慢性疾患症状があった患者は，年齢・人種・性別で補正後も，慢性疾患のなかった群に比較して，睡眠障害を合併しやすい．

　PSG研究の結果によると，FMでは浅い睡眠の増加と徐波睡眠およびレム睡眠の出現率低下が認められるとともに，特徴的な脳波所見としてノンレム睡眠でのα波干渉（α-δ sleep）の存在が指摘されている[9]．しかし，最近は，α波干渉は，FMないしこれに随伴する痛みに特異的な所見でないとの意見もある[10]．
　FMの症状緩和には，古くから三環系抗うつ薬のアミトリプチンや選択的セロトニン再取込み阻害薬（SSRI；パロキセチンなど），セロトニン・ノルアドレナリン再取込み阻害薬（SNRI；ミルナシプラン・デュロキセチン）などが用いられている．しかし，FMにおける不眠については，抗うつ薬やベンゾジアゼピン系睡眠薬だけでは十分な改善効果が得られないことが多い．一方で，疼痛の治療を目的に投与されるプレガバリンや合成カンビナイトであるnabiloneの服用により，不眠症状も改善したという報告がある．今後，これらの薬剤の作用機序の解明を進めることが，FMの不眠の機序を明らかにするうえでの重要な鍵となるであろう．

3.9.6　がん性疼痛と睡眠障害

　がん患者においては，疼痛，倦怠感，適応障害やうつなどの各種精神症状などとともに，睡眠障害を呈することが多い．がん患者における不眠の有病率は，病期やがんの種類により異なるが，およそ40〜70％台を示し，入眠困難が40％，睡眠維持困難が63％に達するといわれている[11]．さらに，がん患者には，RLSを疑わせる症状が約4割の患者に認められるとの指摘もある．また，周期性四肢運動やSASの合併率も高く[12]，分断睡眠の一因になっている可能性も考慮すべ

きである．Stepanskiら[13]は，痛みが睡眠障害をもたらすのではなく，疾患による痛みが睡眠障害によって強化されると強調している．

一方，がん性疼痛が十分に緩和された場合，患者の睡眠に対する自覚的な評価も改善することが多い．がん性疼痛に対しては，オピオイド類が投与されることが多いが，本系の薬剤が眠気を誘発し，そのために睡眠覚醒の恒常性維持機能が障害され，夜間の入眠障害の原因になることがある点にも注意すべきである．

3.9.7 疼痛に随伴する睡眠障害の対処方法

急性疼痛は，痛みのコントロールをすれば睡眠が改善するが，慢性疼痛においても，十分な疼痛の抑制を最優先にすべきであることは間違いない．慢性疼痛には非ステロイド性抗炎症薬のような通常の鎮痛薬が無効なことが多く，疼痛改善補助薬として新規抗けいれん薬であるガバペンチンやプレガバリン投与が，疼痛とともに睡眠障害にも有効であることが示されている[14]．これらの抗けいれん薬の作用機序は不明だが，神経の過剰興奮抑制作用が存在することは確実視されており，海外では慢性疼痛に対する第一選択薬に位置づけられてきている．

関節リウマチ患者に非ステロイド性抗炎症薬（NSAIDs：non-steroidal anti-inflammatory drugs）を投与して痛みを和らげても不眠が改善しない一方で，関節リウマチに伴う不眠は，トリアゾラムやゾピクロン（あるいは光学異性体のeszopiclone）の投与によって改善し，起床時のこわばり感も低減されたとの報告がある．関節リウマチにおいては，睡眠薬による睡眠の改善が，疼痛の軽減をもたらす可能性も期待できよう．

痛みという不快刺激が長期間持続することで不安・抑うつを呈し，それに伴って睡眠障害をきたしている場合は，鎮痛剤よりも抗うつ薬や抗不安薬の追加投与が望ましい．この場合に用いる抗うつ薬としては，SSRI，SNRI，三環系抗うつ薬ないしミルタザピンなどが候補となりうるが，中でもミルタザピンは，がんをはじめとする慢性の痛みに伴う不眠に効果が顕著であった．

3.9.8 慢性疼痛による不眠に対する認知行動療法

不眠に対する非薬物療法として，運動療法，リラクゼーション法を含めた認知行動療法（CBT）が有用であるが，近年，原発性不眠ばかりでなくFMをはじめとする慢性疼痛に伴う不眠に対しても，効果があったとの報告が散見される[15]．

がん患者を対象に行った CBT では，夜間睡眠のみならず日中の疲労感も改善させ，その効果は中長期的に持続させることができるという[15]．CBT によって日中の生活を見直し，睡眠衛生劣化に伴う悪循環を断ち切ることで不眠の改善に貢献するのかもしれない．不眠を伴う慢性疼痛患者に CBT を併用することで，不眠の改善と薬物の減量が期待できるだろう．

3.9.9 不眠と疼痛の管理のあり方

慢性疼痛と不眠は相互に関連し，悪循環を形成する可能性がある．その一方で，睡眠の改善を図ることにより，疼痛軽減をも期待できることから，疼痛患者に不眠の有無について問診を行うことは重要である．また，慢性疼痛における不眠の原因として，痛みだけでなく，うつや不安といった心理的要因の影響も考慮すべきである．疼痛を認める不眠患者には，第一に痛みのコントロールを優先し，補助的に睡眠薬を用いるのがよいだろう．同時に，投与薬物によって日中の眠気をきたしていないかを確認し，その可能性がある場合には，適宜調整を図りたい．睡眠薬が無効の場合，慢性的な疼痛により不安・抑うつ症状を認めている場合には，就寝前に鎮静性抗うつ薬を追加する方法も考慮すべきである．さらに，薬物療法と CBT を併用して，不眠の改善を得た後に，徐々に薬剤の減量をしていくという手法も，今後視野に入れていくべきであろう．

〔小林美奈・井上雄一〕

●文 献

1) Moffitt PF, Kalucy EC et al.: Sleep difficulties, pain and other correlates. *J Intern Med*, **230**(3): 245-249, 1991.
2) Tabi BD, Taylor AG: Sleep disturbance, fatigue, depression, and heart rate variability in menopausal women with and without RA. *Sleep*, **28**: 302, 2005.
3) Lavigne G, Smith MT et al.: Pain and sleep. *Principles and Practice of Sleep Medicine*, 5th ed. (Kryger MH, Roth T, Dement WC eds.), pp. 1442-1451, Saunders, 2010.
4) Parrino L, Zucconi M et al.: Sleep fragmentation and arousal in the pain patient. *Sleep and Pain*, pp. 213-234, IASP Press, Seattle, 2007.
5) Edwards RR, Almeida DM et al.: Duration of sleep contributes to next-day pain report in the general population. *Pain*, **137**(1): 202-207, 2008.
6) Allen KD, Benner JB et al.: Osteoarthritis and sleep: the Johnston County Osteoarthritis Project. *J Rheumatol*, **35**(6): 1102-1107, 2008.
7) Alattar M, Harrington JJ et al.: Sleep problems in primary care: A North Carolina family practice research network (NC-FP-RN) study. *J Am Board Med*, **20**(4): 365-374, 2007.

8) Landis CA, Lentz MJ et al.: Decreased sleep spindles and spindle activity in midlife women with fibromyalgia and pain. *Sleep*, 27(4): 741-750, 2004.
9) Moldofsky H, Cesta A et al.: Musclosketal synptoms and non-REM sleep disturbance in patients with "fibrositis syndrome" and healthy subjects. *Psychosom Med*, 37(4): 341-351, 1975.
10) Mahowald ML, Mahowald MW: Nighttime sleep and daytime functioning (sleep and fatigue) in less well-defined chronic rheumatic disease with particular reference to the "alpha-delta NREM sleep anomaly." *Sleep Med*, 1(3): 195-207, 2000.
11) Sela RA, Watanabe S et al.: Sleep disturbances in patients in palliative cancer patients attending a pain and symptom control clinic. *Palliat Support Care*, 3(1): 23-31, 2005.
12) Cornejo M, Liu L et al.: Obstructive sleep apnea in breast cancer patients. *Sleep*, 31: A302, 2008.
13) Stepanski EJ, Walker MS et al.: The relation of trouble sleeping, depressed mood, pain, and fatigue in patients with cancer. *J Clin Sleep Med*, 5(2): 132-136, 2009.
14) Cankurtaran ES, Ozalp E et al.: Mirtazapine improves sleep and lowers anxiety and depression in cancer patients: superiority over imipramine. *Support Care Cancer*, 16(11): 1291-1298. 2008.
15) Tremblay V, Savard J et al.: Predictors of the effect of cognitive behavioral therapy for chronic insomnia comorbid with breast cancer. *J consult clin psychol*, 77(4): 742-750, 2009.

3.10 不眠をきたすその他の睡眠障害

不眠をきたす原因は様々であるが，本節では，睡眠時無呼吸症候群，レストレスレッグス症候群，周期性四肢運動障害のようなprimary sleep disordersのほか，脳血管障害を含む代表的な神経疾患と不眠のかかわりについて解説する．

3.10.1 睡眠時無呼吸症候群（SAS）

2005年の睡眠障害国際分類第2版（The International Classification of Sleep Disorders, 2nd ed.：ICSD-2)[1]において睡眠関連呼吸障害（sleep-related breathing disorders：SRBD）は睡眠中に低呼吸あるいは無呼吸などの異常呼吸を呈する病態であり，主に閉塞性睡眠時無呼吸症候群（obstructive sleep apnea syndrome：OSAS)，中枢性睡眠時無呼吸症候群（central sleep apnea syndrome：CSAS），睡眠関連低換気/低酸素血症候群の3つに分類される．その中で睡眠時無呼吸症候群（sleep apnea syndrome：SAS）は，上気道の部分的または完全閉塞による閉塞性呼吸イベントを主体とするOSASと，中枢機序の関与により呼吸努力の一過性停止による中枢性呼吸イベントを主体とするCSASとがある．OSASの場合，睡眠ポリグラフ検査（polysomnography：PSG）により10秒以上の呼吸停止を無呼吸とし，1時間当たりの睡眠時の無呼吸低呼吸

指数(apnea hypopnea index：AHI)が5以上で，日中過眠，中途覚醒，熟眠感の欠如などのSRBD付随症状(表3.11)をみとめるとき，または無症候でもPSGでAHI 15以上のときに診断する．OSASでは同じ重症度のAHIであっても自覚症状には個人差があり，日中の過度の眠気のある群とない群がある．

SASの成人の有病率は，Youngら[2]によると，AHI 5以上としたとき男性24％，女性9％であり，さらに日中の過眠症状を有した場合の割合は男性4％，女性2％であった．我が国ではNakayamaら[3]が，在宅検査を施行した成人例のうち，呼吸障害指数(respiratory disturbance index：RDI) 5以上は59.7％であり，さらに日中の過眠症状もみとめるものは17％であったと報告した．日本人では欧米に比して，肥満の割合は低いが，SRBDの有病率は欧米と同等であることから，体重増加に対する上気道の脆弱性，顎顔面形態異常の関与が考えられている．習慣性いびきは，成人男性の44％，女性の28％にみられ[2]，高血圧，脳・心血管疾患との関連が疫学調査で指摘されている．AHIにかかわらず，いびきの重症度と頸動脈の動脈硬化性変化との関連をみとめた報告がある[4]．

a. OSAS

OSASの発症要因には，加齢，肥満，顎顔面形態異常(小下顎，下顎後退)，耳鼻科的要因(狭咽頭腔，長口蓋垂，扁桃肥大)などが関連している．小児のOSASは2～6歳では扁桃・アデノイド肥大と関連して高く，その後減少する．成人では加齢とともに頻度が増加し，60歳までの間に10歳ごとに2倍になる．OSAS発症には家族性傾向がみられ，兄弟や両親にOSASがあると，SAS発症のリスクは2倍になると報告されている[5]．OSASは高血圧，糖尿病，脂質異常症などと合併し，心血管疾患および脳血管障害の危険因子である．6424例に在宅PSGを施行したSleep Heart Health Study[6]では約1000例が少なくとも1つの脳・心血管疾患を有し，SRBDは心不全や脳血管障害の合併に有意に関連して

表3.11 睡眠関連呼吸障害(SRBD)関連症状

いびき	日中の疲労感
無呼吸の確認	起床時の口渇
日中の過度の眠気	睡眠中の窒息感やあえぎ
不眠	起床時の爽快感欠如
記憶力や集中力低下	抑うつ状態
起床時頭痛	

いた．重症度との関連においては，AHI 20 以上の OSA の存在は脳血管障害発症に関連していた[7]．さらに，脳血管障害と SRBD を合併した患者を 7 年間追跡した最近の研究[8]では，持続陽圧呼吸（CPAP）治療を適切に受けていなかった群は受けていた群に比して非致死性脳血管障害，特に虚血性脳血管障害の発症率は 2.87 倍高かったことが報告されている．OSAS では認知機能・情報処理能力の障害が報告されており，メタアナリシスによる検討では，未治療 OSAS 患者において覚醒水準，遂行機能，協調運動の有意な障害がみられている[9]．さらに OSAS 患者は健常者に比べて吸気負荷時 functional MRI において，一次感覚野，補足運動野を含む大脳皮質や皮質下の領域の信号変化をみとめている[10]．

OSAS の治療は，AHI 20 以上であれば，経鼻的持続陽圧呼吸（nasal continuous positive airway pressure：n-CPAP）療法が第一選択となる．軽から中等症例（5≦AHI＜20）では口腔内装置（oral appliance：OA）の適応を検討し，AHI 20 以上の症例でも n-CPAP 導入が困難な症例にも適応となる．CPAP 治療は呼吸イベントやこれに伴う睡眠の分断化や間歇的低酸素血症を改善するだけでなく，心血管疾患による死亡リスクを低下させ，高次脳機能障害も改善する．小児例で扁桃肥大が著しい場合や鼻中隔弯曲症など鼻閉が重度で CPAP アドヒランスが不良である場合には耳鼻咽喉科での手術療法が推奨される．

b. CSAS

CSAS の代表例にはチェーン・ストークス呼吸（cheyne-stokes breathing：CSB）が含まれ，慢性心不全や脳血管障害では広汎な大脳半球障害や間脳の障害に合併する．CSA の発症には大脳皮質障害からの延髄呼吸中枢や中枢性自律神経ネットワークの障害，また慢性的な過換気（$PaCO_2$ 低下）の状態に起因する $PaCO_2$ に対する換気応答の異常などが考えられている．

CSAS の治療，特に CSB では CPAP, bilevel PAP, adaptive servo-ventilation が適応される．NYHA III 度以上の慢性心不全を合併例では在宅酸素療法も適応となる．

3.10.2 レストレスレッグス症候群（RLS）

レストレスレッグス症候群（restless legs syndrome：RLS）は夜間安静時に，異常感覚を伴う，脚を動かしたくてたまらない強い欲求のために，不眠，特に入眠障害を引き起こす．ICSD-2 では睡眠関連運動障害群に分類されている．診断

には国際RLS研究グループによる4項目が用いられ，診断を支持する所見として，家族歴，ドパミン作動薬による治療効果，周期性四肢運動の存在があげられる（表3.12(a)）．診断にはPSGは必須でないが，RLS擬似病態（例：アカシジア，睡眠関連こむらがえり，末梢神経障害，神経根症，骨関節痛，姿勢による不快感，明白なまたは頻繁に生じる無意識な下肢の運動，下肢血行障害，painful legs and moving toes，不安障害・うつ）と慎重に鑑別する[11]．病態として，脳内貯蔵鉄の欠乏とその利用障害，A11ドパミン神経系の機能異常のほか遺伝的要因の関与も考えられている．さらにRLSの重症度と冠動脈疾患，脳血管障害や心不全の合併リスクとの関連が報告されている[12]．発症年齢によってearly-onset RLSとlate-onset RLSに分類され，それぞれ異なった特徴を示す（表3.12(b)）[13]．

RLSの治療は非薬物治療として，睡眠衛生の改善，就寝前にカフェイン，ニコチン，アルコール摂取を控えることが推奨される．また，抗精神病薬，SSRI，三環系抗うつ薬，抗ヒスタミン薬，リチウムなどの薬剤がRLS症状を惹起している場合があるため，内服薬の確認をまず行う．就寝前の適度の下肢の運動はRLS症状の軽減に有用である．貧血や血清鉄の欠乏がなくとも，血清フェリチン値が50μg/L（ng/mL）未満の場合には鉄剤を補充する．薬物治療は，通常，International Restless Legs Syndrome Rating Scale（IRLS）15点以上で適応となり，ドパミン作動薬の就寝1〜2時間前の投与が有効である．我が国で保険適応のある薬物はプラミペキソールであり，0.125〜0.75 mg/日を使用する．

表3.12 RLSの臨床特徴

(a) RLSの診断基準

診断基準の必須項目
1) 下肢の異常感覚による脚を動かしたいという強い衝動感と不快感
2) 休息中や安静時に出現ないし悪化
3) 脚の運動により軽減ないし消失
4) 夕方から夜に出現ないし悪化
支持項目 1. 家族歴の存在 2. ドパミン作動薬による反応性がある 3. 周期性四肢運動の合併

(b) RLSの発症年齢による分類

Early-onset RLS	Late-onset RLS
男性：女性 = 1:2	男性：女性 = 1:1
年齢 ≤ 45歳	年齢 > 45歳
緩徐進行性	急速進行性
家族性	孤発性
原発性	原発性／二次性

IRLS 15点未満の軽症例ではクロナゼパム 0.5〜1.0 mg/日を検討する[14]．レボドパ製剤は即効性があるが，長期使用時の副作用として増強現象（augmentation）や反跳現象がドパミンアゴニストに比べて生じやすい．

3.10.3　周期性四肢運動障害（PLMD）

睡眠時の周期性四肢運動（periodic limb movements during sleep：PLMS）とは，主に睡眠時の周期的な下肢の筋収縮であり，PSG上約 0.5〜5 秒持続する 4 個以上の約 20〜40 秒間隔で出現した leg movement のことをいう．出現間隔が 5 秒未満や 90 秒より長い場合には数に含めない．PLMS は 60 歳以上の成人の約 3 割までにみられ，自覚症状のない場合も多い[13]．RLS の約 80〜90％，レム睡眠行動異常症の 70％，ナルコレプシーの 45〜60％ に PLMS は合併する[11]．PLMS の約 30％ に RLS は合併する．この PLMS によって昼間の過度の眠気や倦怠感，不眠が生じた場合に周期性四肢運動障害（periodic limb movement disorder：PLMD）と診断される．RLS が入眠困難を起こすのに対して PLMD では中途覚醒を起こす場合が多い．治療は RLS と同様に少量のドパミンアゴニストやクロナゼパムを用いる．

3.10.4　神経疾患と不眠

中枢神経病変部位が脳幹，視床下部，視床または大脳半球に及ぶ場合，不眠，日中の過度の眠気をきたす場合がある．表 3.13 に代表的な神経疾患と不眠のかかわりについてまとめた[15]．脳幹，視床下部，視床は概日リズムの形成，睡眠開始や覚醒維持，レム・ノンレム睡眠の発現に関与している．アルツハイマー病では，加齢による睡眠の分断化，睡眠時間の短縮などの睡眠構築の変化のほかに，概日リズムを司る視交叉上核の障害により，睡眠覚醒リズムの障害が生じる（日没症候群）．ナルコレプシーはオレキシン神経系の障害による日中の過度の眠気，睡眠発作，情動脱力発作，入眠時幻覚，睡眠麻痺を特徴とするが，夜間の睡眠の分断化により，不眠もみとめる．多発性硬化症や脳腫瘍による第三脳室近傍の視床下部病変も症候性過眠をきたすことが報告されている．傍正中視床梗塞では睡眠段階 1 過眠や pseudo-sleep を主症状とする場合がある．さらに，神経疾患では身体症状に伴い不眠や睡眠の分断化が生じる．パーキンソン病は日中の運動症状（固縮，運動緩慢，振戦，姿勢反射障害，歩行障害）のみならず夜間の運

表 3.13 神経疾患と睡眠障害

---
① 神経疾患（脳障害）による一次性の睡眠覚醒機構障害
　　過眠─脳血管障害，パーキンソン病，多発性硬化症，筋強直性ジストロフィー，ナルコレプシー
　　不眠・睡眠の分断化─脳血管障害，アルツハイマー病，ナルコレプシー
　　概日リズムの異常─アルツハイマー病
② 神経疾患による二次性睡眠障害
　　不眠・睡眠の分断化─パーキンソン病，脳血管障害，多発性硬化症，認知症，慢性頭痛，てんかん，神経筋疾患
　　睡眠関連呼吸障害─脳血管障害，多系統萎縮症，神経筋疾患（筋萎縮性側索硬化症，筋ジストロフィー，ギラン・バレー症候群）
　　レム睡眠行動異常症─パーキンソン病，多系統萎縮症，レビー小体型認知症
　　レストレスレッグス症候群─パーキンソン病
③ 原発性睡眠障害の合併
　　閉塞性睡眠時無呼吸症候群─脳血管障害
④ 睡眠障害の治療が神経疾患を改善させる場合
　　片頭痛，てんかん

動症状，抗パーキンソン病薬など治療薬あるいは治療合併症，うつ，夜間頻尿，primary sleep disorders（例：RLS，SAS）の合併により中途覚醒，睡眠の分断化を起こす．緊張型頭痛，片頭痛，群発頭痛のような一次性頭痛では睡眠とのかかわりが深く，特に片頭痛では睡眠障害の存在は慢性頭痛に移行する危険因子であること，群発頭痛ではOSASとの関連が示唆されている．また，てんかんでは，睡眠不足によっててんかん活動は増加するため，睡眠衛生指導は重要である．
　　　　　　　　　　　　　　　〔鈴木圭輔・宮本雅之・宮本智之・平田幸一〕

● 文　献
1) 米国睡眠医学会著，日本睡眠学会診断分類委員会訳：睡眠障害国際分類第2版─診断とコードの手引き─，医学書院，2010．(American Academy of Sleep Medicine : *The International Classification of Sleep Disorders: Diagnostic and Coding Manual*, 2nd ed., American Academy of Sleep Medicine, 2005.)
2) Young T, Palta M, Dempsey J, Skatrud J, Weber S, Badr S: The occurrence of sleep-disordered breathing among middle-aged adults. *N Engl J Med*, **328**(17): 1230-1235, 1993.
3) Nakayama-Ashida Y, Takegami M, Chin K et al.: Sleep-disordered breathing in the usual lifestyle setting as detected with home monitoring in a population of working men in Japan. *Sleep*, **31**(3): 419-425, 2008.
4) Lee SA, Amis TC, Byth K et al.: Heavy snoring as a cause of carotid artery atherosclerosis. *Sleep*, **31**(9): 1207-1213, 2008.
5) Hayes D, Jr., Phillips B: Sleep breathing disorders. *Atlas of Clinical Sleep Medicine* (Kryger MH ed.), pp. 167-196, Saunders, Philadelphia, 2009.

6) Shahar E, Whitney CW, Redline S et al.: Sleep-disordered breathing and cardiovascular disease: cross-sectional results of the Sleep Heart Health Study. *Am J Respir Crit Care Med*, **163**(1): 19-25, 2001.
7) Arzt M, Young T, Finn L, Skatrud JB, Bradley TD: Association of sleep-disordered breathing and the occurrence of stroke. *Am J Respir Crit Care Med*, **172**(11): 1447-1451, 2005.
8) Martinez-Garcia MA, Campos-Rodriguez F, Soler-Cataluna JJ, Catalan-Serra P, Roman-Sanchez P, Montserrat JM: Increased incidence of non-fatal cardiovascular events in stroke patients with sleep apnoea. Effect of CPAP treatment. *Eur Respir J*, **39**(4): 906-912, 2012.
9) Beebe DW, Groesz L, Wells C, Nichols A, McGee K: The neuropsychological effects of obstructive sleep apnea: a meta-analysis of norm-referenced and case-controlled data. *Sleep*, **26**(3): 298-307, 2003.
10) Macey KE, Macey PM, Woo MA et al.: Inspiratory loading elicits aberrant fMRI signal changes in obstructive sleep apnea. *Respir Physiol Neurobiol*, **151**(1): 44-60, 2006.
11) 宮本雅之・平田幸一・鈴木圭輔ほか：睡眠関連運動障害．最新精神医学，**16**(6)：673-682, 2011.
12) Winkelman JW, Shahar E, Sharief I, Gottlieb DJ: Association of restless legs syndrome and cardiovascular disease in the Sleep Heart Health Study. *Neurology*, **70**(1): 35-42, 2008.
13) Avidan AY: Restless legs syndrome and periodic limb movements in sleep. *Atlas of Clinical Sleep Medicine* (Kryger MH ed.), pp. 115-124, Saunders, Philadelphia, 2009.
14) 宮本雅之・宮本智之・井上雄一ほか：睡眠関連運動障害（SRMD）の診断・治療・連携ガイドライン．睡眠医療，**2**：290-295, 2008.
15) 鈴木圭輔・宮本雅之・宮本智之ほか：睡眠障害にまつわる患者さんの訴えに正しく対処する：⑩各診療科からの一言C. 神経内科．Mebio, **29**(3)：108-111, 2012.

3.11 不眠と生体リズム

ヒトは概日リズムを発振する体内時計機構を有し，その指標として地球上の明暗サイクル下では夕方に最高，午前5時頃に最低となる約24時間の深部体温リズム，午後10時頃に立ち上がり早朝に低下するメラトニン分泌リズムが知られている．通常，睡眠覚醒リズムはこれらのリズムに同調して出現し，深部体温が下降する相の後半（同時にメラトニン分泌が増える）に入眠しやすく，深部体温が上昇に転じた頃（同時にメラトニン分泌が減る）に睡眠が終了しやすい．外界からの光照射とメラトニン（とそのアゴニスト）投与はその時刻に応じて概日時計機構と睡眠覚醒リズムの位相を変位させる[1]（図3.13）．

概日リズム睡眠障害は睡眠障害国際分類第2版[2,3]による一般的基準（表3.14）をまとめると「体内時計が不調かまたはそれと外的環境とのずれにより障害がある」である．9種に下位分類（表3.15）されるが，その分類基準に状態像と病因が併用されることには注意を要する．一方，不眠症は一般的基準（表3.16）のもと，主に病因別に11種に分類される．

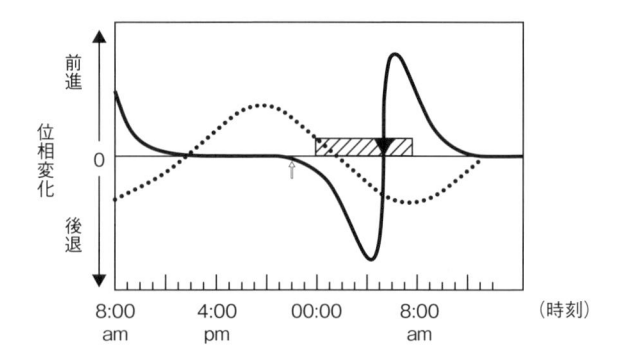

図 3.13 光（実線），メラトニン（点線）の位相反応曲線（文献 1 より改変引用）
例えば 5～9 am 頃の光照射では睡眠位相が前進（早寝早起き化）し，同時刻のメラトニン投与では睡眠位相が後退する．薄明下メラトニン分泌開始時刻（↑）．睡眠期間（▨）．

表 3.14 概日リズム睡眠障害の一般的基準

A．主に以下の1つのために，持続的または反復的な睡眠障害がある
i．概日時計機構の変化
ii．睡眠の時刻や持続時間に影響する内因性概日リズムと外因性要因の不整合
B．概日性に関連した睡眠の乱れが不眠，日中の過剰な眠気，またはその両方につながる
C．この睡眠障害は社会的，職業的，または他の領域の機能を害する

表 3.15 概日リズム睡眠障害（circadian rhythm sleep disorders）

1．概日リズム睡眠障害，睡眠相後退型（睡眠相後退障害）
2．概日リズム睡眠障害，睡眠相前進型（睡眠相前進障害）
3．概日リズム睡眠障害，不規則睡眠覚醒型（不規則睡眠覚醒リズム）
4．概日リズム睡眠障害，自由継続型（非同調型）
5．概日リズム睡眠障害，時差型（時差障害）
6．概日リズム睡眠障害，交替勤務型（交替勤務性障害）
7．身体的疾患による概日リズム睡眠障害
8．その他の概日リズム睡眠障害（特定不能の概日リズム睡眠障害）
9．その他の概日リズム睡眠障害，薬剤もしくは物質による

表 3.16 不眠症の一般的基準

A．入眠困難，睡眠維持困難，早朝覚醒，慢性的に回復感がないか質の悪い睡眠
B．睡眠のための適切な機会と環境にもかかわらず上述の睡眠困難が起こること
C．夜間睡眠の困難さに関連した日中の障害が存在すること

3.11.1 不眠症における概日リズム

不眠症における概日リズムについての研究で，Lackら[4]は入眠困難を呈する患者の深部体温リズムの最低時刻は正常者に対して約4時間遅れているが，入床時刻は約1時間しか遅れていないことから，深部体温がまだ高く覚醒に適した時刻（覚醒維持時間帯）に入眠を試みるために入眠が困難となると推論している．さらにこの概日リズムの遅れが重度の場合には睡眠相後退障害（delayed sleep phase disorder：DSPD）を呈し，逆に概日リズムの早まりは早朝覚醒，ひいては睡眠相前進障害（advanced sleep phase disorder：ASPD）をきたすという不眠症と概日リズム障害についての連続的モデルを提唱している（図3.14）．彼らはこの概日リズムの位相を因子として利用するモデルとは別に，不眠症患者の夜間深部体温が高いなどの観察から睡眠の量や持続に関与する概日リズムの振幅の因子を援用して不眠の過覚醒モデル（Hyper Arousal Model）に言及している．

一方，Friedmanら[5]は原発性不眠症の高齢者86人に対して朝または夜に高照度光または低照度光照射を行い，メラトニン分泌を指標とした概日リズムは朝の高照度光曝露で約0.5時間早まり，夜の曝露では約0.5時間後退したとの結果を得たが，位相変位と主観的・客観的指標の変化とは関連が認められなかったことから，概日リズム位相以外の要素が媒介して睡眠を変化させる可能性があるとしている．

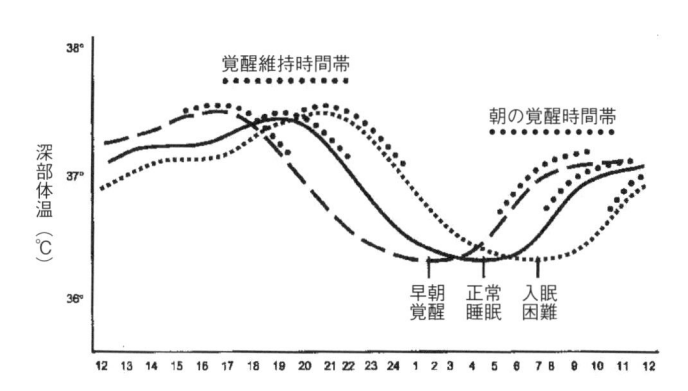

図3.14 正常睡眠者（実線），入眠困難者（点線），早朝覚醒者（破線）の深部体温リズムとその最低点（↑），覚醒維持と朝の覚醒の時間帯（…）（文献4より改変引用）

3.11.2 概日リズム睡眠障害での不眠

概日リズム睡眠障害での不眠の主な原因は「体内時計にとって睡眠に適した時間帯」以外で睡眠を試みることによる．この不眠は体内時計に適合した時間帯に睡眠をずらす，例えば思春期・青年期に多い睡眠相後退障害であれば就床・起床時刻を遅らせ，高齢者に多い睡眠相前進障害では就床・起床時刻を早めることにより軽快する．しかし社会生活上望ましいスケジュールに合わせて寝起きしようとすると，概日リズムの調整のために高照度光やメラトニンを利用し，さらに運動，摂食，社会的活動などの時間帯の修正を要する．

〈症例　20歳男子大学生，主訴：夜に寝つきにくい〉

以前から夜型で寝つきが悪かった．入床は午後10～午前1時頃で入眠はその数時間後，時に早朝になる．学期中は8時に起床して睡眠不足になり，起されなければ昼まで寝ている．超短時間型の睡眠薬の効果は不十分であった．対応として，できる限り朝に離床する，夕食後（眠りたい時間の4～5時間前）にメラトニンアゴニストを服用する，夜食を控えることにより夜間に睡眠がとれた．

本症例の診断は未明から昼にかけてであれば睡眠が確保されることから睡眠相後退障害である．睡眠を確保したいとの理由から時に早い時刻に入床を試みるが寝つけないと訴えることから，不眠症と見なされやすい．メラトニンアゴニストは入眠促進作用を期待する場合は眠前に服用するが，位相前進作用を期待する場合は希望する入眠時刻の3～5時間前に服用するよう筆者らは教示している．今後は加齢とともに徐々に睡眠覚醒リズムが前進して症状が軽減する可能性がある．

3.11.3 睡眠相後退障害の診断での問題点

思春期に不登校・ひきこもりを呈する症例はしばしば睡眠時間帯の後退とともに朝の無反応や睡眠酩酊を伴い，心因性の転換反応が疑われることがある．筆者らの睡眠障害専門外来にも「この子は夜更かしして朝，ゆすっても叩いても起きない（A子，B男）」「起こそうとする親に対して別人のように荒っぽい口調となる．はっきり目が覚めてから本人に尋ねてもそのことを覚えていなかった」などの特異な起床困難を呈する症例があり，時に睡眠相後退障害として紹介を受ける．その後にA子は病院での睡眠ポリグラフ検査（PSG）試行中の朝7時に睡眠段階2においてインターホンのブザー音で容易に覚醒し，B男は初診日の翌日

から朝に起床して登校した．これらは果たして概日リズム睡眠障害であろうか．

ICSD-2[3)]の原文では概日リズム睡眠障害，睡眠相後退型（睡眠相後退障害）の診断基準で覚醒（起床）の困難（表 3.17 A）について"<u>inability to awaken</u> at a desired and socially acceptable time."と記述している（下線は筆者による）．

入眠困難については概日時計機構そのものの変化が推定される場合の他に，不登校や休職によって社会的スケジュールからの要請が弱まるか，または本人の動機付けや選好の結果として概日時計機構が睡眠覚醒リズムとともに位相後退するために生じうる．いずれにせよ「望ましい習慣的な時刻に入眠できない」との愁訴の確認は難しくない．問題は inability to awaken が定義されてなく，これをどう捉えるかにより診断の範囲が大きく変わることである．

以下，引用が若干長くなるが『プラムとポスナーの昏迷と昏睡』[6)]の記述を示す．「器質性疾患に類似するすべての心因性疾患のうち，最も診断が難しいのは心因性無反応 psychogenic unresponsiveness である．（中略）心因性無反応を生じる精神疾患には，①人格障害，重度の鬱状態や不安または急性環境反応に続発性の転換反応，②統合失調症の症状として生じることが多い緊張病性昏迷，③解離または「遁走」，④虚偽性精神障害または詐病がある．（中略）ここに使われている転換反応という語は，心因性あるいは非生理学的な，特異感覚や随意神経系を含む神経機能の消失または障害をいう．多くの医師は，転換反応をヒステリー性人格（転換ヒステリー）と関連づけるが，実際は，鬱状態や神経症などを含む，広い範囲の精神医学的症候群に対する心理学的防御として起こる可能性がある．」

筆者らは鑑別診断のため，心理・社会的な事項に対する問診とともに起床時の

表 3.17　概日リズム睡眠障害，睡眠相後退型（睡眠相後退障害）の診断基準

A. 主要な睡眠期の位相が望ましい睡眠・覚醒時刻に対して後退している．これらは望ましい習慣的な時刻に入眠出来ない（inability to fall asleep）とともに望ましく社会的に受容される時刻に覚醒できない（inability to awaken）との慢性的または反復的な訴えにより明らかとなる．
B. 患者の好むスケジュールが許されれば睡眠の質と持続時間は年齢相応に正常であり，後退し，24時間周期の睡眠覚醒パターンに同調して安定する位相が持続する．
C. 最低 7 日間の睡眠日誌かアクチグラムにより，習慣的な睡眠期のタイミングが持続的に後退していることが示される．注：さらに深部体温リズムの最低点や薄明下メラトニン分泌開始の時刻など，他の概日リズムの位相後退を確認することは有用である．
D. この睡眠障害は他の睡眠障害，医学的・神経学的障害，精神障害，薬物・物質使用により説明できない．

行動,記憶,両者の解離の有無,状況依存性を記述し,可能ならば終夜脳波を測定して現象と生理学的所見を照合することが適切であると考えている.この操作により従来は睡眠相後退障害とされていた症例のうち,朝に重篤な睡眠慣性(または睡眠酩酊)を認める場合は「錯乱性覚醒(主として浅いノンレム睡眠から生じる亜型)」,覚醒後に健忘を残す行動が認められれば「睡眠関連解離性障害」となる.刺激に対して反応が乏しいにもかかわらず覚醒していれば睡眠障害ではなく精神障害に分類される「転換性障害」や「緊張病性昏迷」となる.なお,器質性・症状性の要因が考え難い状況で睡眠時の刺激反応性が極度に低下している場合は睡眠中の転換反応と考えられる. 〔今井 眞・村上純一・山田尚登〕

● 文 献

1) Burgess HJ et al.: Bright light, dark and melatonin can promote circadian adaptation in night shift workers. *Sleep Medicine Review*, 6(5): 407-420, 2002.
2) 米国睡眠医学会著,日本睡眠学会診断分類委員会訳:睡眠障害国際分類第2版―診断とコードの手引―,医学書院,2010.
3) American Academy of Sleep Medicine: *The International Classification of Sleep Disorders: Diagnostic and Coding Manual*, 2nd ed., American Academy of Sleep Medicine, 2005.
4) Lack LC et al.: The relationship between insomnia and body temperatures. *Sleep Medicine Review*, 12(4): 307-317, 2008.
5) Friedman L et al.: Scheduled bright light for treatment of insomnia in older adults. *J Am Geriatr Soc*, 57(3): 441-452, 2009.
6) ジェローム B. ポスナーほか:心因性無反応.プラムとポスナーの昏迷と昏睡第4版(太田富雄監訳),pp. 309-320,メディカル・サイエンスインターナショナル,2010.

3.12 交代勤務・時差と不眠

3.12.1 交代勤務・交代勤務障害

　日本において夜勤あるいは交代勤務を採用する企業の割合は15～20%である[1].交代勤務従事者では,体温やメラトニンなどの概日リズムに代表される体内リズムと異なるリズムでの睡眠覚醒パターンを強いられるため,不眠や過眠などの睡眠問題が生じやすいと報告されている.Drakeら[2]が18から65歳の人を対象に実施した調査の結果によれば,日勤のみの労働者では,不眠の訴えが8.6%であるのに対し,交代勤務従事者では15.7%,夜勤従事者では18.5%となっている.また,交代勤務に従事する日本の看護師を対象とした調査でも,不眠を

訴える人の割合は29.2%と高い[3]．

交代勤務従事者では，不眠とともに過眠の訴えも多い．この原因としては，不眠と同様に体内リズムと睡眠覚醒リズムとの乖離が考えられるが，夜勤前後にとる日中の睡眠が短くなりがちで睡眠負債が貯まりやすいことも，一因と考えられている．Pilcherらのメタ解析[4]の研究結果によれば，夜勤専従者の平均睡眠時間は6.60時間，交代勤務従事者では6.65時間であり，日勤者よりも有意に睡眠時間が短くなっている．また，同じ交代勤務でも，5日以上同一のシフトが続くローテーションの遅い交代勤務よりも，同一シフトが4日以内に終わるローテーションでの交代勤務のほうが，特に夜勤シフト時の睡眠時間が短くなりがちであるとの報告がなされている．

「概日リズム睡眠障害，交代勤務型（交代勤務障害）」は，交代勤務への従事に起因する不眠と過眠を主訴とする睡眠障害である．表3.18に睡眠障害国際分類第2版（The International Classification of Sleep Disorders, 2nd ed.）[5]による，交代勤務障害の診断基準を示した．交代勤務障害の有病率に関する調査は決して多くないが，Drakeら[2]は，交代勤務または夜勤従事者の約10%がこの睡眠障害に該当すると推定している．さらに，この睡眠障害に該当する交代勤務従事者では，睡眠に関連した事故，欠勤，抑うつ，胃腸疾患のリスクが，交代勤務障害のない交代勤務従事者と比較して有意に高いことが示されている．また，交代勤務障害は仕事のみでなく，家族，社会生活上の問題にも影響しうる可能性が指摘されており，交代勤務従事者の心身の健康，安全，QOL（生活の質，Quality of Life）維持などの多方面について，交代勤務障害の予防や対策は欠かせないものと考えられる[6]．

過去の研究結果では，交代勤務従事者における不眠や交代勤務障害のリスクと関連する個人内要因として，年齢，朝型-夜型傾向などがあげられている．しか

表3.18 概日リズム睡眠障害，交代勤務型（交代勤務障害）の診断基準[5]

A.	通常の睡眠時間に重なる勤務時間帯の反復に，時間的に随伴して不眠や過度の眠気の訴えがある．
B.	最低でも1カ月にわたる交代勤務に症状が随伴している．
C.	最低でも7日間（睡眠日記とともに）睡眠日誌やアクチグラフィを記録すると，概日的調整と睡眠時間調整の乱れが確認される．
D.	この睡眠障害は，現在知られているほかの睡眠障害，身体疾患や神経疾患，精神疾患，薬物使用，または物質使用障害で説明できない．

し，その結果は必ずしも研究間で一致しているわけではない．年齢に関しては，一般的に年齢が高くなるほど，交代勤務への適応が難しくなると報告されているが[7]，逆に若い交代勤務者において不眠のリスクが高いとの報告も存在する[3]．このような結果の不一致には，交代勤務への耐性の乏しい人は早い時期に退職してしまうために，交代勤務への耐性のある人が年齢の高い回答者の多くを占めているということが関係していると考えられる．

朝型-夜型傾向に関しては，夜勤中の眠気の程度や，夜勤後にとる日中の睡眠の長さに着目すると，夜型傾向を有する交代勤務従事者のほうが，交代勤務への耐性は高いようである[7]．しかしながら，抑うつや，不眠，睡眠の質を目的変数として扱ったいくつかの調査では，むしろ朝型度の高い交代勤務従事者の方が交代勤務への耐性が高いと報告されている[8,9]．このような研究間の結果の違いが，目的変数の違いによるのか，それとも対象としている交代勤務の形態等の要因によって生じているのかについては，さらなる研究が必要であろう．

3.12.2 時差・時差障害

上述のように，睡眠覚醒パターンは内因性の概日リズムの影響を受けている．この概日時計は，急激に位相を変化させることができないため，時差のある地域へ飛行機を用いて移動した際には現地の明暗サイクルに準じて必要とされる睡眠覚醒パターンと，内因性の概日リズムとの間に一時的な乖離が生じることになる．このような2つのリズムの乖離は，交代勤務に従事した際と同様に不眠や過眠を引き起こす．

このような時差のある地域へのフライトにより生じた睡眠障害は，「概日リズム睡眠障害，時差型（時差障害）」と呼ばれている[5]．表3.19に時差障害の診断基準を示した．症状は，（出発地と到着地の間の）時差が大きいほど重症で持続期間も長い．また，1日が短くなる方向での移動となる東行きのフライトでは，

表 3.19 概日リズム睡眠障害，時差型（時差障害）の診断基準[5]

A. 2つ以上の時間帯域を超える子午線通過飛行に随伴して，不眠や日中の強い眠気の訴えがある．
B. 移動後1〜2日以内に日中機能の障害，全身性不定愁訴，または胃腸障害などの身体的症状が随伴する．
C. この睡眠障害は，現在知られている他の睡眠障害，身体疾患や神経疾患，精神疾患，薬物使用，または物質使用障害で説明できない．

概日リズムの前進を要するために，西向きのフライトと比較して順応が難しいとされている[5]．なお，時差障害に対する耐性の個人差を規定する具体的な要因は，年齢を含めて十分には明らかになっていない[5,7]．

3.12.3 交代勤務障害，時差障害への対策と対応

表3.20は，これらの睡眠障害に対する代表的な治療，対応策を米国睡眠医学会がまとめたものである[10]．交代勤務障害，時差障害の主たる症状である不眠や過眠の原因は，主に置かれた環境で求められる睡眠覚醒パターンと体内時計とのズレ，および体内時計に支配される複数の体内リズム（例；体温，メラトニン，睡眠覚醒リズム）間のズレ（内的脱同調）である．したがって，これらの睡眠障害への対応は，いかにこのズレを早く解消するか，あるいはこのズレをいかに生じさせないかに焦点を当てたものが中心となっている．

具体的な方法の1つとして，高照度光の利用があげられる．体内時計の位相に大きな影響を与える高照度光を夜勤中に照射することによって，夜勤中の眠気が減衰するとともに，夜勤に対する体内リズムの同調が促進される[11]．また，時差障害に関しても，フライトの前に適切なタイミングで光を浴びることで体内リズムを予め到着先の時刻に近い方向へと位相変化させておくことで，予防できるとの報告がなされている[7]．また，メラトニンに関しても適切なタイミングで服用

表3.20 交代勤務障害・時差障害に対する治療方法（文献10を一部改変）

治療方法	交代勤務障害	時差障害
計画的な睡眠スケジュール	◎	●
適切なタイミングでの光照射	○	●
適切なタイミングでのメラトニン投与	○	○
睡眠薬	○	●
刺激物	●（カフェイン）	●
覚醒促進薬	○	―

◎ 患者に対して広く適用可能な方略で臨床的に高い確実性がある．質の高い無作為割付比較研究等による裏付けがある．
○ 中程度の臨床的な確実性があると考えられる方略．コホート研究あるいは若干の問題（e.g., 人数が少ないなど）を有する臨床試験による裏付けがある．または，ケースコントロール研究によって一致した結果が得られている．
● 臨床的に使用できるかは不明確．この方略に関しての見解は結論に達していない．あるいは，専門家間でも意見が割れている．
― 根拠（となる研究結果）が不十分のため，提言できない．

することにより，夜勤後の日中睡眠や，時差のある地域に到着した後の睡眠の質・長さが改善するとともに，（個人差はあるが）体内リズムの位相変化を引き起こすと報告されている[10]．しかし，日本の交代勤務従事者においてしばしば認められる，夜勤が1，2夜しか連続しないような急速交代型のローテーション勤務において，体内リズムを夜勤に適した方向へと変化させるような対処の方法が望ましいか否かという点については，慎重な判断が必要であろう．

一方，夜勤前や夜勤中にとる仮眠も交代勤務従事者にとっては有効な対策の1つである[10]．夜勤中の安全を考えると睡眠慣性（覚醒直後に生じる眠気の残る状態）には十分注意する必要があるものの，特に夜勤中にとる仮眠には，夜勤中の眠気を低減しミスを低減させるほか，体内リズムの乱れを防ぐ効果があるとも指摘されており[12]，交代勤務従事者の睡眠健康を保つ効果も有することが推測される．しかし，仮眠の効果を検討した研究は夜勤中の眠気低減や事故の予防の観点から検討したものがほとんどであり，習慣的な夜勤中・前の仮眠が，交代勤務従事者に頻発する不眠症状の改善に役立つかどうかについては，研究がまだまだ不足しているという印象は否めない．

3.12.4 今後の課題

国際化，24時間型化した現代において，交代勤務や時差による睡眠障害は避けて通れない問題であり，これまでにも数多くの研究がなされている．しかし，交代勤務も飛行機による移動も，勤務・フライトの長さやタイミングについて非常に数多くのパターンが存在するためか，交代勤務・時差と関連した睡眠障害のリスクファクターや対策法に関する研究結果は必ずしも研究間で一致していないようである．今後は，シフトワークの就労形態やフライトのスケジュールをより詳細に分類し，それぞれの状況にあった適切な対策を示すことが必要とされよう．

〔浅岡章一・井上雄一〕

●文 献

1) 大川匡子：不眠が社会生活に及ぼす影響．睡眠医療，1：37-43，2007．
2) Drake CL et al.: Shift work sleep disorder: prevalence and consequences beyond that of symptomatic day workers. *Sleep*, 27(8): 1453-1462, 2004.
3) Kageyama T et al.: Cross-sectional survey on risk factors for insomnia in Japanese female hospital nurses working rapidly rotating shift systems. *J Hum Ergol*, 30(1-2): 149-154, 2001.

4) Pilcher JJ et al.: Differential effects of permanent and rotating shifts on self-report sleep length: a meta-analytic review. *Sleep*, **23**: 155-163, 2000.
5) 米国睡眠医学会著, 日本睡眠学会診断分類委員会訳:睡眠障害国際分類第2版—診断とコードの手引き—, 医学書院, 2010.
6) Culpepper L: The social and economic burden of shift-work disorder. *J Fam Pract*, **59**: S3-S11, 2010.
7) Sack RL et al.: Circadian rhythm sleep disorders: part I, basic principles, shift work and jet lag disorders. An American Academy of Sleep Medicine review. *Sleep*, **30**: 1460-1483, 2007.
8) Natvik S et al.: Personality factors related to shift work tolerance in two- and three-shift workers. *Appl Ergon*, **42**: 719-724, 2011.
9) Chung MH et al.: Sleep quality and morningness-eveningness of shift nurses. *Journal of Clinical Nursing*, **18**(2): 279-284, 2009.
10) Morgenthaler TI et al.: Practice parameters for the clinical evaluation and treatment of circadian rhythm sleep disorders. An American Academy of Sleep Medicine report. *Sleep*, **30**(11): 1445-1459, 2007.
11) Schwartz JR, Roth T: Shift work sleep disorder: burden of illness and approaches to management. *Drugs*, **66**: 2357-2370, 2006.
12) Takeyama H et al.: The nighttime nap strategies for improving night shift work in workplace. *Ind Health*, **43**(1): 24-29, 2005.

3.13 夜間排尿と不眠

夜間排尿と睡眠に関して,主に泌尿器科領域から論ぜられることが多い.睡眠医療において,睡眠関連運動障害や睡眠関連呼吸障害の基礎疾患あるいは随伴症状としてのみ認識されている印象がある.しかし,1日の排尿量は深部体温やコルチゾールと同様に概日リズムに支配され,日中活動期に多く夜間休息期には減少するという明確な日内変動が存在する[1].そして,夜間排尿の障害は,'睡眠障害の5P分類'における身体的(physical)原因として,大きな位置を占めることに疑問の余地はない.睡眠障害にかかわる夜間排尿の問題は,夜間頻尿と尿失禁に大別される.特に,夜間頻尿は排尿の愁訴として最も多く,前立腺肥大症や過活動性膀胱といった泌尿器疾患だけでなく,心不全や糖尿病などの全身疾患,アルコール過剰摂取や睡眠覚醒スケジュールの乱れなど生活習慣との関連も大きい.本節では,夜間頻尿と睡眠障害,特に不眠症状との関係について概説する.

3.13.1 夜間頻尿の原因と鑑別

夜間頻尿とは,'夜間に排尿のために1回以上起きなければならない愁訴'と定義されている[2].加齢に伴って夜間尿が1回あるのはまれでないので,夜間頻

表 3.21 夜間頻尿の原因（文献 4 より作成）

1. 夜間多尿
   1) 水分の過剰摂取
   2) 内科的疾患とその治療薬：高血圧症，心疾患，糖尿病など
   3) 加齢変化：抗利尿ホルモンの分泌低下，腎濃縮能の低下
2. 機能的膀胱容量の減少
   1) 泌尿器科・婦人科疾患：前立腺肥大症，過活動膀胱，神経因性膀胱，子宮筋腫，骨盤内臓脱など
   2) 加齢変化：膀胱平滑筋の減少，尿意の亢進
   3) 習慣性，心因性
3. 睡眠障害
   睡眠関連呼吸障害，睡眠関連運動障害，原発性不眠症など

尿として治療対象となるのは，不快な自覚症状を伴って夜間尿が 2 回以上である場合が多い[3,4]．

夜間頻尿の原因は，①夜間多尿，②機能的膀胱容量の減少，③睡眠障害に分類される（表 3.21）[4]．いずれも加齢によって増加するため，高齢者に多く出現し，治療対象にもなりやすい[5]．しかし，膀胱容量の減少や内分泌バランスの変化を背景に，妊娠女性や更年期女性においても夜間頻尿は認められる[6]．ここで注目すべきは，身体疾患やその治療薬による夜間多尿あるいは前立腺肥大症など泌尿器疾患による機能的膀胱容量の減少とともに，夜間頻尿の原因に睡眠障害が取り上げられていることである．夜間頻尿が睡眠を侵すだけではなく，睡眠が障害されることによって夜間頻尿が増悪するという，両者の表裏一体な関係が指摘されている．

日本排尿機能学会による夜間頻尿診療ガイドライン[4]では，夜間頻尿を主訴とする患者を，①夜間頻尿のみのもの，②夜間頻尿と昼間頻尿だけで，その他の下部尿路症状（lower urinary tract symptoms：LUTS）を伴わないもの，③夜間頻尿と昼間頻尿にその他の LUTS を伴うもの，の 3 群に分けている．このうち①と②は非専門医により治療されることを推奨し，③については泌尿器科医の診察が必要であるとしている．そして，夜間頻尿のみの場合，通常 3 日間の排尿日誌から夜間多尿の存在が否定されたとき，その患者の夜間頻尿の原因として，睡眠障害を疑い精査を行うと定めている．

3.13.2 夜間頻尿が睡眠やQOLに与える影響とその診断

夜間頻尿と睡眠障害の出現頻度は相関し，夜間頻尿による不眠症状が慢性的な睡眠不足を引き起こし，患者のQOLに悪影響を及ぼす．一般住民を対象とした大規模調査では，夜間頻尿を有すると，高齢者において睡眠の質が低下して不眠の自覚が増加し[5]，更年期女性における不眠，不安や閉塞性睡眠時無呼吸症候群（obstructive sleep apnea syndrome：OSAS）の症状がより重症であった[6]．また，各種睡眠障害が疑われるものとの比較では，夜間頻尿を有するものの睡眠状態の自覚は，不眠症ほどではないがOSASやレストレスレッグス症候群（restless legs syndrome：RLS）よりも劣り，身体的QOLは，RLSほどではないがOSASよりも低下していた[7]．さらに，夜間頻尿を伴う前立腺肥大症患者の調査では，全体の29.2%に慢性的な不眠症状が存在し，その内訳は前立腺肥大症に伴う不眠症（63.0%），原発性不眠症（29.5%），その他睡眠関連呼吸障害であったが，前立腺肥大症や夜間頻尿の重症度と不眠症状の重症度が有意な相関を示したと報告されている[8]．

夜間頻尿にかかわる睡眠障害を診断するには，第一に睡眠関連運動障害や睡眠関連呼吸障害の鑑別が必要である．これらが除外された後に，不眠症としての検討がなされる[9]．不眠症の診断には，不眠に基づく日中の身体的・心理的・社会的機能障害の存在，つまりQOLの低下が求められている．夜間頻尿患者のQOLを評価する質問票として，Nocturia Quality-of-Life Questionnaire（N-QOL）があり，日本語版も作成されている（表3.22）[10]．13項目のうち，日中の昼寝と夜間睡眠に関する2つの質問が盛り込まれている．そして，不眠症と診断された場合，その下位分類である，夜間頻尿を契機とするが主には心理学的原因によって発症した原発性不眠症と，夜間頻尿という身体症状を直接的な原因とする身体疾患による不眠症を鑑別していく．ただし，夜間頻尿を伴う不眠症患者の睡眠を侵す原因として，身体的原因と心理学的原因が複雑に絡み合っていることは自明である．さらに生理学的，薬理学的，そして精神医学的原因に関する検討も忘れてはならない．不眠症状が，夜間頻尿の原因であり結果でもあり得る所以であり，症状形成における心身相関と多面性を如実に物語っている．

3.13.3 夜間頻尿にかかわる不眠症状への対応

夜間頻尿と不眠症状の密接な関係は明らかであり，不眠の治療によって夜間頻

表 3.22 N-QOL (Nocturia Quality-of-Life Questionnaire) 日本語版（案）[10]

この4週間に，夜間，尿をするために起きなければならなかったことによって，以下のことがどの程度ありましたか？
1. 翌日，ものごとに集中することが難しかった
2. 翌日，全般的に活力の低下を感じた
3. 翌日，昼寝が必要であった
4. 翌日，ものごとがはかどらなかった
5. 楽しい活動に参加することが減った
6. 水分をいつ，どのくらい飲むかについて気をつかわなければならなかった
7. 十分な睡眠をとることが難しかった
この4週間に，以下のことがどの程度ありましたか？
8. 夜間，尿をするために起きなければならないので，家族や同居者に迷惑をかけているのではないかと気になった
9. 夜間，尿をするために起きなければならないことで，頭がいっぱいになった
10. 今後，この状態が次第に悪くなることが心配だった
11. この状態（夜間，尿をするために起きなければならないこと）に対する有効な治療法がないことが心配だった
12. 全体として，この4週間に，尿をするために起きなければならないことが，どれくらいわずらわしいですか
13. 全体として，この4週間に，夜間，尿をするために起きなければならないことは，どれくらい日常生活を妨げていますか
1〜4,6,7は毎日（4）〜全くなかった（0），5,8〜12は非常に（4）〜全くなかった（0）の5段階評価で，13については，非常にある（10）〜全くない（0）の10段階評価で回答する．

尿は軽減し，夜間頻尿の治療が不眠を改善させる．過活動性膀胱患者をムスカリン3受容体遮断によって平滑筋弛緩作用を発揮するソリフェナシンの投与で治療すると，過活動性膀胱の症状だけでなく，夜間睡眠内容が主観的および客観的に改善する[11]．夜間頻尿を伴う高齢OSAS患者を経鼻的持続陽圧呼吸（n-CPAP）で適切に治療すると，呼吸障害と夜間頻尿の改善とともに，日中の眠気，抑うつ症状そしてQOLに改善が認められる[12]，などの知見がこれを裏付けている．夜間頻尿患者の睡眠を評価する際には，入眠後の第一睡眠周期の持続時間と夜間排尿回数を組み合わせて考慮するのが有用であると指摘されている[3]．

夜間頻尿患者の不眠症状に対する治療として，松果体ホルモンであるメラトニンが注目されている．夜間頻尿の高齢者では，メラトニンの血中濃度が低下しており[13]，ラットにメラトニンを投与すると，GABA$_A$受容体を介して中枢性に膀胱容量を増加させることで尿量が減少する[14]などの知見から，その治療効果が期待されている．

最後に，夜間頻尿患者に対する第一選択的な治療的対応として，生活指導の重

要性が指摘されている[4]．排尿日誌を用いて自己の水分摂取量と排尿量を把握し，夜間多尿に対する飲水指導（水分・塩分制限や就床前のカフェイン・アルコール含有飲料の制限），排尿に関する膀胱訓練，冷え性対策などを実践するものであるが，これに加えて，睡眠衛生指導[9]が大きく取り上げられている．夜間頻尿患者の多くが，薬物の有害事象が出現しやすい高齢者であることを勘案すれば，夜間頻尿患者の不眠症状に対する非薬物療法，例えば認知行動療法[15]の可能性をより積極的に検討する必要性が示唆される．

3.13.4 夜間頻尿と不眠症状

夜間頻尿と不眠症状の関係について，睡眠学的観点からの概説を試みた．夜間頻尿と睡眠障害は，原因が多彩で有病率が高いにもかかわらず，医療上の注目度が高くはなかったという共通点をもっている．睡眠学は，集学的医療の重要性を唱えている．夜間頻尿と不眠症状の関係について，今後より一層注意が喚起され，睡眠医療として吟味されるべきであると考えられる．　　〔山寺　亘〕

● 文　献

1) Czeisler CA, Buxton OM: The human circadian timing system and sleep-wake regulation. *Principles and Practice of Sleep Medicine*, 5th ed.（Kryger MH, Roth T, Dement WC eds.）, pp. 402-419, WB Saunders, 2011.
2) Van Kerrebroeck P: Standardization of terminology in nocturia: commentary on the ICS report. *BJU Int*, 90(S3): S16-17, 2002.
3) Ancoli-Israel S et al.: The effect of nocturia on sleep. *Sleep Med Rev*, 15(2): 91-97, 2011.
4) Committee of the Neurogenic Bladder Society: Clinical guideline for nocturia. *Int J Urol*, 17(5): 397-409, 2010.
5) Bliwise DL et al.: Nocturia and disturbed sleep in the elderly. *Sleep Med*, 10(5): 540-548, 2009.
6) Gopal M et al.: Investigating the associations between nocturia and sleep disorders in perimenopausal women. *J Urol*, 180(5): 2063-2067, 2008.
7) Yoshimura K et al.: Differences and associations between nocturnal voiding/nocturia and sleep disorders. *BJU Int*, 106(2): 232-237, 2010.
8) Chartier-Kastler E et al.: Impact of nocturia on sleep efficiency in patients with benign prostatic hypertrophy. *Prog Urol*, 19(5): 333-340, 2009.
9) 山寺　亘・伊藤　洋：不眠症．睡眠障害治療ガイド（日本睡眠学会認定委員会睡眠障害診療ガイドワーキンググループ監修），pp. 22-31, 文光堂，2011.
10) 吉田正貴・池田俊也：夜間頻尿 QOL 質問票（ICIQ-Nqol）：N-QOL の日本語版の開発．泌尿器外科，23(6)：833-838，2010.
11) Takao T et al.: Solifenacin may improve sleep quality in patients with overactive bladder and sleep disturbance. *Urology*, 78(3): 648-652, 2011.

12) Guilleminault C et al.: A prospective study of nocturia and the quality of life of elderly patients with obstructive sleep apnea or sleep onset insomnia. *J Psychosom Res*, **56**(5): 511-515, 2004.
13) Sugaya K et al.: Biochemical and body composition analysis of nocturia in the elderly. *Neurourol Urodyn*, **27**(3): 205-211, 2008.
14) Matsuta Y et al.: Melatonin increases bladder capacity via GABAergic system and decreases urine volume in rats. *J Urol*, **184**(1): 386-391, 2010.
15) McCrae CS: Late-life comorbid insomnia: diagnosis and treatment. *Am J Manag Care*, **15**(S): S14-23, 2009.

3.14 災害・ストレスと不眠

3.14.1 大規模災害後の不眠

地震やハリケーン等の自然災害や，テロリズム等の人為的災害など，大規模災害後には不眠に悩む者が増加する．1995年1月17日に発生した阪神淡路大震災では，被災中心地付近に住んでおり避難所生活を余儀なくされた住民において，発生3週間後の時点で6割近い（60歳未満58％，60歳以上68％）者が何らかの不眠症状を訴えた[1]．2004年12月26日に発生したスマトラ沖地震の際にも，発生6週間後の時点で被災地中心部では6割近い（避難所59％，自宅57.8％）者が何らかの不眠症状をもち，隣接地域住民も5割弱（47.6％）の者が不眠を訴えた[2]．2001年9月11日に発生した米国同時多発テロ事件では，直接被害にあっていないにもかかわらず，発生5～8週後の時点でマンハッタン住民の24.5％に何らかの不眠症状が認められ[3]，米国全土でもテロ直後（3～5日後）は睡眠困難や悪夢で目が醒める者が増加（睡眠困難7％→13％，悪夢7％→17％）した[4]．

大規模災害後は様々な精神的ストレスが生じやすい状況であり，蓄積する精神的ストレスはしばしば睡眠を障害する．一方で，精神的ストレスが睡眠を障害する生物学的メカニズムに，未だ明確なコンセンサスは得られていない（2.5節参照）．

3.14.2 災害後の不眠の原因と対処

a. 一次ストレス

身体的直接被害および，親族や友人の身体的被害や家や家財の損傷・紛失など，災害による直接的（一次）ストレスが，直後に生じる不眠の原因となりやすい．国際的精神疾患診断基準でも急性ストレス反応（acute stress disorder：

DSM-IV; acute Stress Response：ICD-10）として不眠は取り扱われており，大規模災害の被災者のみならず，個人犯罪被害者やその家族および，遺族の急性悲嘆反応[5]としても出現する．一次ストレスによる不眠は，被災後数日に最も強く自覚され，時間の経過とともに自然に解消する．しかし，後述する二次ストレスが重なったり，外傷後ストレス障害（posttraumatic stress disorder：PTSD）やうつ病等の精神疾患を発症すると不眠が慢性化する危険性が高まる．

生理学的にも，不快な出来事に暴露された直後の完全不眠[6]や浅睡眠[7]は，不快な出来事の記憶を癒す効果があり，不眠の有意義な側面が指摘されており，災害後初期の一時的な急性不眠は積極的な治療介入の必要性は乏しい．しかし，高齢者の急性不眠には注意を要する場合がある．高齢被災者には，精神的ストレス，睡眠不足，急な環境変化等の様々な要因によりせん妄を呈するケースが報告されており[8]，一般的な不眠治療で用いられるベンゾジアゼピン系睡眠薬や抗不安薬の投与によりかえって病状が悪化する可能性がある．せん妄は，夜間不眠という不眠症と一部共通の症状を呈し，不眠症と同様にストレスが発症危険因子となるが，その病態は大きく異なり，注意，記憶，認知，情動の異常や自律神経系の異常を伴う意識障害が本態である．アルツハイマー病等の認知症はせん妄発症の脆弱性因子であり，さらに長年の飲酒習慣があった場合，災害時の制約として飲酒の急な中断による離脱もせん妄の発症基盤となりうる．せん妄は時間とともに軽快するケースは少なく，時間生物学的治療や向精神薬の投与等を含め入院加療が必要となるケースもあり，早期に診断し介入する必要がある．

b. 二次ストレス

過剰な一次ストレスは精神健康を悪化させ，負の感情，認知・行動パターンを生じやすくなり，新たなストレスを生じる環境を自ら準備することがしばしばある．そして一次ストレスが癒える間もなく，派生した（二次）ストレスを抱え込み，遷延性の不眠に発展する．さらにこうした精神的（内的）要因によるものとは別に，災害後は環境的（外的）要因により二次ストレスが生じやすくなることが指摘されている．災害時は，人的被害とともに家屋や経済基盤の被害も大きく，生命は失わなかったとしても，一夜にして日常生活が奪われることも多い．大規模自然災害ではこの傾向が強く，1995年1月の阪神淡路大震災の際は地震後に多発した大規模火災の影響もあり，約25万棟（約46万世帯）以上の住民が全・半壊により住む家を失い，この内の多くが長期間住み慣れない避難所や仮

設住宅での生活を余儀なくされた（消防庁，2006年）．同様に，2004年10月の新潟中越地震では約1万7000棟（相同世帯）が（新潟県防災局危機対策課，2009年），2011年3月の東北地方太平洋沖地震では地震後の津波の影響も大きく40万棟以上が全・半壊し，居住環境を失った（警察庁，2011年12月現在）．

避難所での生活は，自宅とは大きく異なり，様々なストレスを生みやすい．プライバシーが守られにくく，騒音や冷暖房環境も不良である場合が多い．睡眠環境においては，快適な寝具も乏しく，照明環境も完全な暗状態をつくることが難しい場合もある．睡眠は特に環境因の影響が強いことが古くから確かめられており，ホテルのような快適な環境であったとしても，日常環境と異なるというだけで睡眠の質が低下し，新たな環境に適応するのに時間がかかる[9]．これに加え，一次ストレスが十分に癒えない中で，将来展望の不安などの他の二次ストレス要因も加わり，避難所生活者の不眠の訴えが著しく多いことが報告されている[10]．そして，これを解消するために，本来禁止されているはずのアルコール摂取や，複数の医療ケアチームから睡眠薬の重複処方を受け，これらに依存して二次的な精神医学的問題を生じるケースも報告されている[11]．

仮設住宅に移ると環境的要因の多くは解消に向かい，不眠の訴えは減少する．しかし，一部の被災者，特に単身高齢者や高齢者夫婦の世帯では，孤独感や絶望感などの二次ストレスが避難所生活よりむしろ高まる可能性があり，慢性化した不眠および睡眠薬依存，高用量化やアルコール依存が生じやすい．さらに仮設住宅で新たに形成されるコミュニティは，以前のコミュニティを考慮せず構成されることも多く，社会性が希薄となりがちで周囲の監視が行き届きづらくなるために，問題行動が事例化しづらく，しばしば孤独死という形をとる．仮設住宅では不眠の訴えは減少するが，こうした不適切な対処行動への注意が必要となる．

c. 被災遠隔地でうけるストレス

近年，災害ストレスが遠隔地でも生じる可能性が指摘されている．これは高解像度のテレビやインターネットの普及と，マスコミの報道の高速化により，タイムラグの少ないきわめてリアルな映像が遠隔地にも送られるようになり，多くの視聴者が仮想現実体験をするためである[3,4]．仮想現実体験は，実体験にきわめて近似の効果を脳に与えることが報告されており，不安性障害等の刺激暴露療法など，精神医学的治療法への応用として有用であるが[12]，災害ストレスの拡散化という副作用も秘めている．繰り返し報道される災害映像は，脳・精神に与える

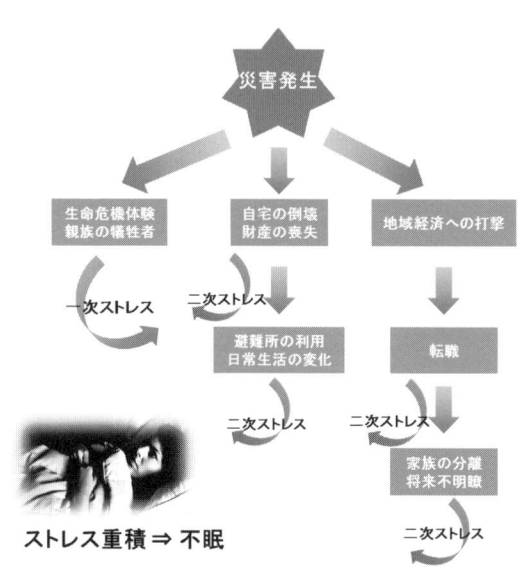

図 3.15 災害後に生ずるストレス

影響が無視できず，視聴者はこうした効果を考慮して視聴する必要性が求められる．実際，2001 年の米国 9・11 テロの際にも米国全土で不眠症者が増加し[4]，2011 年の東北地方太平洋沖地震直後もこうした遠隔効果による不眠・体調不良の増加が話題となった．遠隔効果は二次ストレスへの拡大は少く，報道視聴を制限すれば，不眠をはじめストレス症状の持続は限定的といえる．

3.14.3 不眠の慢性化

一次ストレスに加え二次ストレスが重複，遷延すると不眠症状も遷延しやすい．二次ストレスは，上述のように環境要因により強く影響を受けるため，可能な限り睡眠環境の調整を行うことが重要である．さらに，コミュニティの分散化や，将来の不安，経済的不安などの社会的ストレスに関しても，行政の努力等により減少できれば，不眠の慢性化は相当予防可能であると思われる．

不眠が遷延すればするほど，不眠自体への不安が増強し，不眠をさらに促進する要素となる[13]．生理学的には交感神経系の過緊張や，副腎皮質刺激ホルモンの過剰分泌が強化され，過覚醒状態を維持する生物学的素地が常同化される．両現

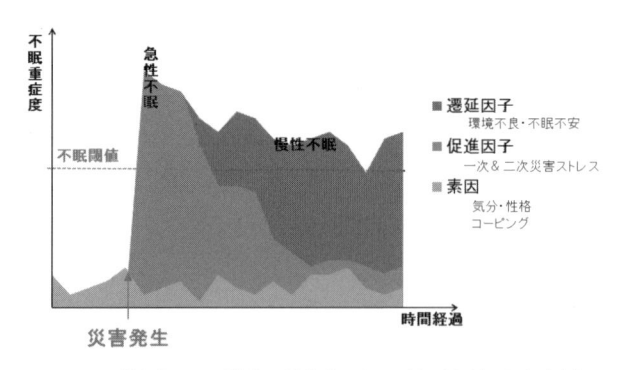

図3.16 災害後の不眠発生・慢性化メカニズム（文献13を改変）

象が相乗，相補的に働くことで不眠が慢性化する．こうなると，災害に関連したストレスが解消したとしても不眠は解消されない．不眠慢性化にはストレスコーピング技術と関係の深い神経症傾向等の性格特性が促進因子として関与する．

3.14.4 精神健康への影響と精神疾患の発症

被災後の不眠慢性化には二次ストレスの遷延以外にうつ病やPTSD等の精神疾患発症が関与する．うつ病は抑うつ気分や意欲の低下が特徴であるが，不眠が先行して出現する場合が多い．好発期は災害直後と数カ月後以降の災害復興期の2峰性を示し，前者は災害一次ストレスがピークにある時期で，後者は'荷卸しうつ病'と呼ばれるように，災害急性期を乗り切り様々なストレスからある程度解放されたと感じる頃に相当する．自身が生命の危機に遭遇するか，身近な人の死を直接目撃した場合はPTSDが強く疑われる．この場合，多くは災害発生直後より不眠に加え災害に関連した悪夢や，被災情景や被災時の感情が頻回にフラッシュバックし，被災現場を極力避けるような行動パターンを示すようになる．

災害で突然家族を失った者が示す悲嘆反応はきわめて強く，遷延する場合が多い．失った家族の死を受容できず，しばしば心理的禊（みそぎ）の時間を必要とする．悲嘆反応においては不眠が遷延する場合が多いが，不眠でさえも禊の一部と捉えられがちであるため，自覚症状は概して乏しい[5]．

アルコール依存は二次ストレスに強く関連して発症する精神疾患で，災害関連

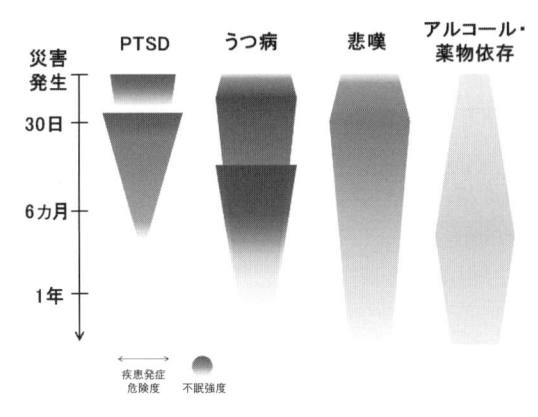

図 3.17 災害後精神障害に関連した不眠

障害としても無視できない．アルコール依存は避難所生活においても問題となるが，むしろ仮設住宅に移動して以降に増加する[11]．依存の発端は，慢性化しつつある不眠や二次ストレスによる不安に対する対処行動的側面が強く，災害発生から時間依存的に増加する．飲酒しても不眠や不安の改善は一時的かつ限定的で，摂取量が増加し依存が形成されやすい（3.7 節参照）．

3.14.5 災害と不眠

被災者の医療ニーズとして不眠への対処は，高血圧，感冒等の感染症とならんできわめて高く，医療相談件数，災害医療チームの処方件数ともにトップ3を形成する[14]．心のケアチームの活動に限ると相談件数のトップであり，処方薬としてはベンゾジアゼピン系睡眠薬，抗不安薬が圧倒的に多い[15]．不眠はうつ病やPTSDに限らず，あらゆる精神疾患に必発といっても過言ではなく，精神健康のバロメータであり，主観的不眠が強い不安を伴うのはその証拠である．災害という精神健康にとって危機的な状況下においては特に，正しい不眠の知識をもち客観的にかつ正しく対処することが，不要なストレスを増やし精神健康をいたずらに劣化させることを防ぐために重要である．〔栗山健一〕

● 文 献

1) Kato H et al.: Post-traumatic symptoms among younger and elderly evacuees in the early stages

following the 1995 Hanshin-Awaji earthquake in Japan. *Acta Psychiatr Scand*, **93**: 477-481, 1996.
2) van Griensven F et al.: Mental health problems among adults in tsunami-affected areas in southern Thailand. *JAMA*, **296**: 537-548, 2006.
3) Galea S et al.: Psychological sequelae of the September 11 terrorist attacks in New York City. *N Engl J Med*, **346**: 982-987, 2002.
4) Schuster MA et al.: A national survey of stress reactions after the September 11, 2001, terrorist attacks. *N Engl J Med*, **345**: 1507-1512, 2001.
5) Zisook S, Shear K: Grief and bereavement: what psychiatrists need to know. *World Psychiatry*, **8**: 67-74, 2009.
6) Kuriyama K et al.: Sleep deprivation facilitates extinction of implicit fear generalization and physiological response to fear. *Biol Psychiatry*, **68**: 991-998, 2010.
7) van der Helm E et al.: REM Sleep depotentiates amygdala activity to previous emotional experiences. *Curr Biol*, **21**: 2029-2032, 2011.
8) Cloyd E, Dyer CB: Catastrophic events and older adults. *Crit Care Nurs Clin North Am*, **22**: 501-513, 2010.
9) Le BO et al.: The first-night effect may last more than one night. *J Psychiatr Res*, **35**: 165-172, 2001.
10) 實松寛晋ほか：2005福岡西方沖地震から6か月後．精神医学, **48**：263-270, 2006.
11) North CS et al.: Postdisaster course of alcohol use disorders in systematically studied survivors of 10 disasters. *Arch Gen Psychiatry*, **68**: 173-180, 2011.
12) Meyerbröker K, Emmelkamp PM: Virtual reality exposure therapy in anxiety disorders: a systematic review of process-and-outcome studies. *Depress Anxiety*, **27**: 933-944, 2010.
13) Spielman AJ et al.: A behavioral perspective on insomnia treatment. *Psychiatr Clin North Am*, **10**: 541-553, 1987.
14) 宮坂善之ほか：大規模災害における疾患と医薬品の調査．日本病院薬剤師会雑誌, **42**：1059-1062, 2006.
15) 中島聡美ほか：新潟県中越地震における精神保健医療チームの活動の実態 こころのケアチームのアンケート調査から．トラウマティック・ストレス, **4**：135-144, 2006.

付録1

不眠関連尺度

ISI（Insomnia Severity Index）日本語版

1. 現在の（ここ2週間）あなたの不眠症の問題の重症度を評価してください．

	ない	軽い	中程度	重い	深刻
a) 寝つきの困難	0	1	2	3	4
b) 睡眠維持の困難	0	1	2	3	4
c) 目が覚めるのが早すぎる問題	0	1	2	3	4

2. あなたは現在の睡眠パターンにどの程度，満足／不満足ですか？

非常に満足	満足	普通	不満足	非常に不満足
0	1	2	3	4

3. あなたは自分の睡眠の問題が，あなたの日中の機能（例えば，日中の疲労，仕事／日常の雑務の能力，集中力，記憶，気分，など）をどの程度妨げていると考えますか？

全く妨げていない	少し妨げている	いくらか妨げている	とても妨げている	極めて多く妨げている
0	1	2	3	4

4. 他の人から見たら，睡眠の問題があなたの生活の質を妨げている程度はどのくらいだと思いますか？

全く顕著ではない	少し顕著	いくらか顕著	とても顕著	極めて顕著である
0	1	2	3	4

5. あなたは現在の睡眠の問題が，どの程度，心配／不快ですか？

全く心配ではない	少し心配	いくらか心配	とても心配	極めて心配である
0	1	2	3	4

Ⓒ T.Munezawa and C.M.Morin

AIS（Athens Insomnia Scale）日本語版

下記のA～Hの，8つの質問に答えてください．
過去1ヶ月間に，少なくとも週3回以上経験したものについて，あてはまる数字1つに○をつけてください．

A. 寝つきの問題について（布団に入って電気を消してから眠るまでに要した時間） 　0　問題なかった 　1　少し時間がかかった 　2　かなり時間がかかった 　3　非常に時間がかかったか，全く眠れなかった
B. 夜間，睡眠途中に目が覚める問題について 　0　問題になるほどではなかった 　1　少し困ることがあった 　2　かなり困っている 　3　深刻な状態か，全く眠れなかった
C. 希望する起床時間より早く目覚め，それ以上眠れない問題について 　0　そのようなことはなかった 　1　少し早かった 　2　かなり早かった 　3　非常に早かったか，全く眠れなかった
D. 総睡眠時間について 　0　十分だった 　1　少し足りなかった 　2　かなり足りなかった 　3　全く足りないか，全く眠れなかった
E. 全体的な睡眠の質について 　0　満足している 　1　少し不満 　2　かなり不満 　3　非常に不満か，全く眠れなかった
F. 日中の満足感について 　0　いつも通り 　1　少し低下 　2　かなり低下 　3　非常に低下
G. 日中の活動について（身体的および精神的） 　0　いつも通り 　1　少し低下 　2　かなり低下 　3　非常に低下
H. 日中の眠気について 　0　全くない 　1　少しある 　2　かなりある 　3　激しい

※研究に応じて，不眠期間に関する教示（「過去1ヶ月間」）を変更しても構わない．

日本語版権：岡島　義・中島　俊・井上雄一

DBAS (Dysfunctional Beliefs and Attitudes about Sleep Scale) 日本語版

以下の文章は睡眠に対する考え方（信念）と態度を表しています．各文章について，あなたが当てはまる，または，当てはまらない程度を示してください．回答には，正しい，または，間違っているということはありません．

各文章について，あなた自身の個人的な考え方と一致する数字にまるをつけてください．あなた自身の状況に直接的に当てはまらないものがあっても，全ての項目にお答えください．

記入例
全く当てはまらない ◀──────▶ 非常に当てはまる
0　1　2　3　4　5　6　⑦　8　9　10

1. リフレッシュし，日中に問題なく過ごすためには8時間の睡眠が必要である．
　　0　1　2　3　4　5　6　7　8　9　10
2. よく眠れなかったときには，次の日に昼寝をしたり，次の日の夜に長く眠るなどをして睡眠を補う必要がある．
　　0　1　2　3　4　5　6　7　8　9　10
3. 慢性的な不眠症が，自分の健康に深刻な結果をもたらすかもしれないと心配である．
　　0　1　2　3　4　5　6　7　8　9　10
4. 自分の眠りをコントロールすることができなくなるかもしれないと心配である．
　　0　1　2　3　4　5　6　7　8　9　10
5. 前日よく眠れないと，そのことは次の日の活動の妨げになる．
　　0　1　2　3　4　5　6　7　8　9　10
6. 日中，問題なく過ごすために，眠れないよりは，睡眠薬を飲んだほうがよいと思っている．
　　0　1　2　3　4　5　6　7　8　9　10
7. 日中に，いらいらしたり，落ち込んだり，不安になるときは，たいてい前の晩によく眠れなかったためである．
　　0　1　2　3　4　5　6　7　8　9　10
8. もし眠れない日があると，その1週間の睡眠スケジュールは妨げられてしまう．
　　0　1　2　3　4　5　6　7　8　9　10
9. よく眠ることができなければ，次の日の活動は台無しになってしまう．
　　0　1　2　3　4　5　6　7　8　9　10
10. 自分が夜，よく眠れるか，眠れないかを予想することは決してできない．
　　0　1　2　3　4　5　6　7　8　9　10
11. 眠れなかったことによる悪影響に対応することはほとんどできない．
　　0　1　2　3　4　5　6　7　8　9　10
12. 疲れを感じる，エネルギーがない，日中の活動に問題が生じるなどの原因は，たいてい前の晩によく眠れなかったからである．
　　0　1　2　3　4　5　6　7　8　9　10
13. 不眠症は本質的には化学物質のバランスが崩れた結果であると思う．
　　0　1　2　3　4　5　6　7　8　9　10
14. 不眠症は，私の毎日の生活の楽しみを台無しにさせ，私が望むようにすることを妨げている．
　　0　1　2　3　4　5　6　7　8　9　10
15. おそらく薬物療法は不眠症のただ一つの解決法である．
　　0　1　2　3　4　5　6　7　8　9　10
16. よく眠れなかった次の日は，約束（社会的，家族との）を避けたり，キャンセルする．
　　0　1　2　3　4　5　6　7　8　9　10

© T.Munezawa and C.M.Morin

FIRST (Ford Insomnia Response to Stress Test) 日本語版

次の状況を体験したとき，あなたはどのくらい眠りにくくなると思いますか？　当てはまる数字1つに○をつけてください（その状況を最近体験していなくても，当てはまると思う数字に○をつけてください）．	まったくそう思わない	少しそう思う	まあまあそう思う	非常にそう思う
1. 翌日，重要な会議がある前夜	1	2	3	4
2. 日中にストレスを感じる出来事を体験した後	1	2	3	4
3. その日の夕方にストレスを感じる出来事を体験した後	1	2	3	4
4. 日中に悪い知らせを受けた後	1	2	3	4
5. 怖い映画や怖いテレビを見た後	1	2	3	4
6. 仕事がうまくいかなかった後	1	2	3	4
7. 口論した後	1	2	3	4
8. 人前で話をしなければならなくなる前	1	2	3	4
9. 翌日，休暇で出かける前夜	1	2	3	4

日本語版権：中島　俊・岡島　義・井上雄一

付録1 不眠関連尺度

ピッツバーグ睡眠質問票

　過去1か月間における，あなたの通常の睡眠の習慣についておたずねします．過去1か月間について大部分の日の昼と夜を考えて，以下のすべての質問項目にできる限り正確にお答え下さい．

問1．過去1か月間において，通常何時ごろ寝床につきましたか？
　　　就寝時刻　（1．午前　2．午後）　　時　　　分ころ
問2．過去1か月間において，寝床についてから眠るまでにどれくらい時間を要しましたか？
　　　約　　　　分
問3．過去1か月間において，通常何時ごろ起床しましたか？
　　　起床時刻　（1．午前　2．午後）　　時　　　分ころ
問4．過去1か月間において，実際の睡眠時間は何時間くらいでしたか？　これはあなたが寝床の中にいた時間とは異なる場合があるかもしれません．
　　　睡眠時間　1日平均　約　　　時間　　　分

　過去1か月間において，どれくらいの頻度で，以下の理由のために睡眠が困難でしたか？最も当てはまるものに1つ○印をつけて下さい．

問5a．寝床についてから30分以内に眠ることができなかったから．
　　　0．なし　　1．1週間に1回未満　　2．1週間に1〜2回　　3．1週間に3回以上
問5b．夜間または早朝に目が覚めたから．
　　　0．なし　　1．1週間に1回未満　　2．1週間に1〜2回　　3．1週間に3回以上
問5c．トイレに起きたから．
　　　0．なし　　1．1週間に1回未満　　2．1週間に1〜2回　　3．1週間に3回以上
問5d．息苦しかったから．
　　　0．なし　　1．1週間に1回未満　　2．1週間に1〜2回　　3．1週間に3回以上
問5e．せきが出たり，大きないびきをかいたから．
　　　0．なし　　1．1週間に1回未満　　2．1週間に1〜2回　　3．1週間に3回以上
問5f．ひどく寒く感じたから．
　　　0．なし　　1．1週間に1回未満　　2．1週間に1〜2回　　3．1週間に3回以上
問5g．ひどく暑く感じたから．
　　　0．なし　　1．1週間に1回未満　　2．1週間に1〜2回　　3．1週間に3回以上
問5h．悪い夢を見たから．
　　　0．なし　　1．1週間に1回未満　　2．1週間に1〜2回　　3．1週間に3回以上
問5i．痛みがあったから．
　　　0．なし　　1．1週間に1回未満　　2．1週間に1〜2回　　3．1週間に3回以上
問5j．上記以外の理由があれば，次の空欄に記載して下さい．
　　　【理由】

そういったことのために，過去1か月間において，どれくらいの頻度で，睡眠が困難でしたか？
 0．なし 1．1週間に1回未満 2．1週間に1〜2回 3．1週間に3回以上

問6．過去1か月間において，ご自分の睡眠の質を全体として，どのように評価しますか？
 0．非常によい 1．かなりよい 2．かなり悪い 3．非常に悪い

問7．過去1か月間において，どれくらいの頻度で，眠るために薬を服用しましたか（医師から処方された薬，あるいは薬屋で買った薬）？
 0．なし 1．1週間に1回未満 2．1週間に1〜2回 3．1週間に3回以上

問8．過去1か月間において，どれくらいの頻度で，車の運転中や食事中や社会活動中など眠ってはいけない時に，起きていられなくなり困ったことがありましたか？
 0．なし 1．1週間に1回未満 2．1週間に1〜2回 3．1週間に3回以上

問9．過去1か月間において，物事をやり遂げるのに必要な意欲を持続するうえで，どのくらい問題がありましたか？
 0．全く問題なし 1．ほんのわずかだけ問題があった
 2．いくらか問題があった 3．非常に大きな問題があった

問10．同居人がおられますか？
 1．どちらもいない 2．家族／同居人がいるが寝室は別
 3．家族／同居人と同じ寝室であるが寝床は別
 4．家族／同居人と同じ寝床

上記の問で，2または3または4と答えた方のみにおたずねします．あなたご自身のことについて，ご家族または同居されている方に，以下の各項目について，過去1か月間の頻度を尋ねて下さい．

問10a．大きないびきをかいていた．
 0．なし 1．1週間に1回未満 2．1週間に1〜2回 3．1週間に3回以上

問10b．眠っている間に，しばらく呼吸が止まることがあった．
 0．なし 1．1週間に1回未満 2．1週間に1〜2回 3．1週間に3回以上

問10c．眠っている間に，足のピクンとする動きがあった．
 0．なし 1．1週間に1回未満 2．1週間に1〜2回 3．1週間に3回以上

問10d．眠っている途中で，ねぼけたり混乱することがあった．
 0．なし 1．1週間に1回未満 2．1週間に1〜2回 3．1週間に3回以上

問10e．上記以外に，じっと眠っていないようなことがあれば，次の空欄に記載して下さい．
【その他じっと眠っていないようなこと】

こういったことが，過去1か月間において，どれくらいの頻度でおこりましたか？
 0．なし 1．1週間に1回未満 2．1週間に1〜2回 3．1週間に3回以上

（土井由利子・簑輪眞澄・内山 真・大川匡子：ピッツバーグ睡眠質問票日本語版の作成．精神科治療学，13(6)：755-763, 1998より）

ピッツバーグ睡眠質問票の総合得点算出方法

睡眠の質（C1）
問6. 過去1か月間における，主観的な睡眠の質の評価
　　　非常によい　　　　　　　0点
　　　かなりよい　　　　　　　1点
　　　かなりわるい　　　　　　2点
　　　非常にわるい　　　　　　3点　　　　　　　　C1得点　　　　　　　点

入眠時間（C2）
①問2. 過去1か月間における，寝床についてから眠るまでにかかった時間
　　　16分未満　　　　　　　　0点
　　　16分以上31分未満　　　 1点
　　　31分以上61分以下　　　 2点
　　　61分以上　　　　　　　　3点　　　　　　　　Q2得点　　　　　　　点
②問5a. 寝床についてから30分以内に眠ることができなかったため睡眠に困難があった
　　　なし　　　　　　　　　　0点
　　　1週間に1回未満　　　　 1点
　　　1週間に1〜2回　　　　　2点
　　　1週間に3回以上　　　　 3点　　　　　　　　Q5a得点　　　　　　点
③①と②の合計点を算出　　　　　　　　　　　　　　Q2, Q5a合計　　　　点
④C2得点：③のQ2, Q5aの合計点より以下のように決定
　　　0　　　　　　　　　　　0点
　　　1〜2　　　　　　　　　 1点
　　　3〜4　　　　　　　　　 2点
　　　5〜6　　　　　　　　　 3点　　　　　　　　C2得点　　　　　　　点

睡眠時間（C3）
問4. 過去1か月間における，実睡眠時間
　　　7時間を超える　　　　　 0点
　　　6時間を超え，7時間以下 1点
　　　5時間以上6時間以下　　 2点
　　　5時間未満　　　　　　　 3点　　　　　　　 C3得点　　　　　　　点

睡眠効率（C4）
①問4. 過去1か月間における，実睡眠時間　　　睡眠時間　　　　　　　時間
②問3. 過去1か月間における起床時刻と問1. 過去1か月間における就床時刻の差（床内時間）を算出　　　　　　　　　　　　床内時間　　　　　　　　　　　時間
③睡眠効率を算出
　　睡眠効率（％）＝実睡眠時間（①）／床内時間（②）×100
④C4得点：③の睡眠効率より以下のように決定
　　　85％以上　　　　　　　　0点
　　　75％以上85％未満　　　 1点
　　　65％以上75％未満　　　 2点
　　　65％未満　　　　　　　　3点　　　　　　　 C4得点　　　　　　　点

睡眠困難（C5）
①問5bからjを以下のように得点化する
　　　なし　　　　　　　　　　0点　　　　　　　 Q5b得点　　　　　　 点

1週間に1回未満	1点	Q5c 得点	点
1週間に1～2回	2点	Q5d 得点	点
1週間に3回以上	3点	Q5e 得点	点
		Q5f 得点	点
		Q5g 得点	点
		Q5h 得点	点
		Q5i 得点	点
		Q5j 得点	点

②問5bからjの得点を合計　　　　　　　　　　Q5b～j 合計　　　　点
③C5得点：②の合計点より以下のように決定
　　0　　　　　　　　　　0点
　　1～2　　　　　　　　1点
　　3～4　　　　　　　　2点
　　5～6　　　　　　　　3点　　　　　　　　C5 得点　　　　　点

眠剤の使用（C6）
問7．過去1か月間における睡眠薬使用の頻度
　　なし　　　　　　　　0点
　　1週間に1回未満　　　1点
　　1週間に1～2回　　　 2点
　　1週間に3回以上　　　3点　　　　　　　　C6 得点　　　　　点

日中覚醒困難（C7）
①問8．過去1か月における日中の過眠
　　なし　　　　　　　　0点
　　1週間に1回未満　　　1点
　　1週間に1～2回　　　 2点
　　1週間に3回以上　　　3点　　　　　　　　C8 得点　　　　　点
②問9．過去1か月における，意欲の持続
　　全く問題なし　　　　　　　　　0点
　　ほんのわずかだけ問題があった　1点
　　いくらか問題があった　　　　　2点
　　非常に大きな問題があった　　　3点　　　 Q9 得点　　　　　点
③Q8得点（①）とQ9得点（②）を合計　　　　 Q8，Q9 合計　　　点
④C7得点：③より以下のように決定
　　0　　　　　　　　　　0点
　　1～2　　　　　　　　1点
　　3～4　　　　　　　　2点
　　5～6　　　　　　　　3点　　　　　　　　C7 得点　　　　　点

ピッツバーグ睡眠質問票総合計点（PSQIG）：0～21点
以上のC1からC7までの得点を合計（C1+C2+C3+C4+C5+C6+C7）
　　　　　　　　　　　　　　　　　　　　PSQIG 得点：　　　点
（Psychiatry Research 28, 193-213, 1989 より）

（土井由利子・簑輪眞澄・内山　真・大川匡子：ピッツバーグ睡眠質問票日本語版の作成，精神科治療学，13(6)：755-763, 1998 より）

付録2

不眠の認知行動療法実践マニュアル
——治療者ガイド

本マニュアルの特徴

　ここで紹介する不眠の認知行動療法（CBT-I：Cognitive Behavioral Therapy for Insomnia）は，筆者が不眠症患者さんに実践しているものであり，CBT-Iを提供する治療者のためにつくられています．

　このマニュアルを用いることで慢性不眠症患者さんの7割が改善に至っており，CBT-I実施前に睡眠薬服用中だった患者さんの8割が，終了時に睡眠薬減量（初診時より半減），4割が服薬中止に成功しています．

本マニュアルの構成

　本マニュアルは，①各セッションのアジェンダ（取り扱う課題），②患者さんに示すイラスト，③イラストの説明方法とポイント，④ダイアログ（実際の会話例）で構成されています．実際に利用するマニュアルは朝倉書店のホームページからダウンロード（http://www.asakura.co.jp/）できますので，ご活用ください．各セッションは次のような構成になっています．

- **導入セッション**：CBT-Iの治療効果の説明，治療の枠組みや治療方針について説明します．
- **セッション1**：心理教育と睡眠衛生を通して，睡眠に関する基本的な知識と不眠の維持要因について説明します．
- **セッション2**：漸進的筋弛緩法を行い，入床時の緊張，夜間・日中の過覚醒状態の軽減をめざします．
- **セッション3,4**：刺激制御法と睡眠制限法を組み合わせた睡眠スケジュール法を行い，睡眠覚醒リズムを整えます．

目次

1. 不眠症の認知行動療法とは？ ………………………………………………… 214
2. 不眠症を理解しよう（心理教育・睡眠衛生） ……………………………… 216
3. 意識的に身体をリラックスさせよう（漸進的筋弛緩法） ………………… 230
4. 適切な睡眠パターンを取り戻そう（睡眠スケジュール法） ……………… 231
5. ホームワークがうまくいかないとき（オプション） ……………………… 237

■1. 不眠症の認知行動療法とは？（導入セッション）

目的： 認知行動療法の枠組みや治療方針を理解し，治療継続に結びつけること．

アジェンダ
・認知行動療法の説明　　・ホームワークの設定

1.1　認知行動療法の説明

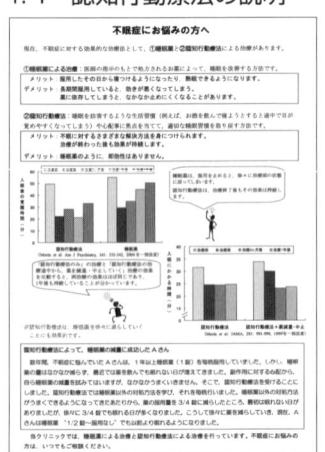

説明： ここでは，認知行動療法とはどういうものか，どのような効果があるかについて説明します．その際，睡眠薬服用と比較しながら，メリットデメリットがあることを伝えます．また，1回50分で行うこと，料金，カウンセリングの実施ペースなどを説明します．

ポイント： 初めてカウンセリングを受ける人が多く，警戒している方もいるため，わかりやすく説明するとともに，効果が明らかにされていることを視覚的に見せるとよいでしょう．

ダイアログ

セラピスト（以下，TH）：認知行動療法はご存じですか？

クライエント（以下，CL）：いいえ．初めて聞きました．

TH：簡単に言うと，認知行動療法とは，睡眠を妨害するような生活習慣や悩みごとに焦点を当てて，身体に染みついた"くせ"を見直しながら適切な睡眠習慣を取り戻す方法です．認知行動療法を行う利点としては，①不眠に対する様々な解決方法を身につけられること，②治療が終わった後も効果が持続することです．しかし，睡眠薬のような即効性はありません．あくまで，継続しながら，「眠れるくせ」を身につけていくことが目的となります．

CL：（うなずく）

TH：では，どのような効果があるか説明しますね．睡眠薬治療だけを行った場合と，認知行動療法だけを行った場合を比較すると，治療後の効果はどちらも高いですが，2年間の経過を観察すると，認知行動療法は効果が維持しているのに対して，睡眠薬治療は徐々に悪化してしまうことが指摘されています．××さんは今，睡眠薬を飲まれていますよね．

CL：はい．毎日飲んでも寝つけません．なんとか飲まずに眠りたいんです．

TH：睡眠薬治療に認知行動療法を併用した場合，認知行動療法だけを行った場合に比べて治療直後の効果は劣りますが，1年後には，同程度の治療効果が期待できます．また，認知行動療法を併用することで，減薬に成功する確率が高まることが報告されています．

CL：ふーん．

TH：このように，認知行動療法は，睡眠薬治療に勝るとも劣らない方法ですが，××さんが日常生活の中で継続して行えるかどうかが成功のカギを握ります．そのため，カウンセリングで話し合ったことは，毎回ホームワークとして，次回のセッションまで実践してもらうことが

前提となります．実践していただいたことを次のセッションで教えていただいて，修正したり，新たな方法をご説明していきます．
CL：わかりました．

1.2　ホームワークの設定

　説明：　毎日の睡眠状態をチェックするために，睡眠日誌（睡眠チェックシート）を配布し，記録してきてもらいます（ホームページよりダウンロード可）．例を使いながら，記録のしかたを説明します．質問1から10は朝起きたときに，質問11は夕方くらいに書いてもらうように伝えます．

　ポイント：　正確につけることが目的ではないことを強調します．時計を見ながら正確な時間を記録しようとすると不眠になってしまうので，あくまで朝起きたときに思い出して書いてもらうことを伝えます．

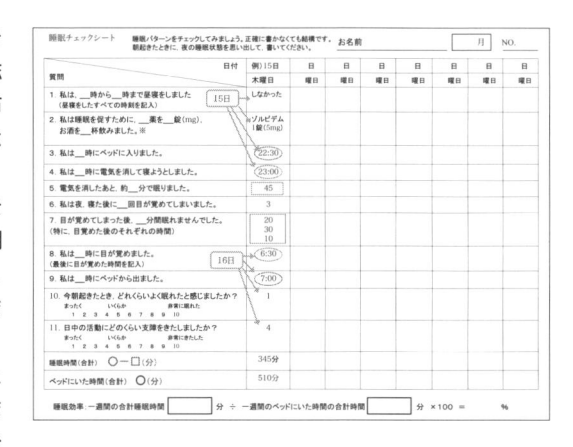

　また，最初から多くの記入をお願いすると，やってこない可能性が高まりますので，1〜11までの記録でよいことを伝えてもかまいません．そのように伝えても，睡眠時間を計算してきてくれる方は結構います．セッションの中で昨夜の睡眠を記入してもらうのもよい方法です．

ダイアログ

TH：まずは，××さんの睡眠状態を把握させていただくために，こちらの睡眠チェックシートに毎日の睡眠を記録してきていただけますか．

　書き方を説明しますと，例えば今日が15日だとすると，日中に昼寝をしたかどうかを書いてください（睡眠日誌の項目1）．夜寝る前に睡眠薬を何錠の飲まれたか（2），お酒を飲んだ場合はどのくらい飲まれたかを書きます．

　次に，何時にベッドに入り（3），何時に電気を消して寝ようとしたか（4）を書いてください．その後，だいたい何分くらいで寝ついたか（5），途中で何回目が覚めて（6），その都度どのくらいで寝つけたか（7）をこの欄に書きます．

　16日の朝何時に目が覚めて（8），何時にベッドから出たか（9）を書いてください．また，朝起きたときに「よく眠れたなぁ」と思ったら「10」，全然眠れなかったら「1」として，点数をつけてください（10）．夕方以降に，睡眠によって日中どのくらい支障が出たかも1から10の間で記録します（11）．

睡眠時間とベッドにいた時間については，ちょっと計算が面倒なので，とりあえず，質問の1から11までを記録してみてください．
CL：これをつけてたら，眠れなくなりそうですが（笑）．
TH：確かにそうですね（笑）．目が覚める度につけていたら，それだけで不眠になってしまうので，あくまで朝起きたときの感覚で結構です．「こんな感じかな」っていう感覚でつけてみてください．
CL：わかりました．
TH：カウンセリングでは睡眠チェックシートを見ながら，効果を確認していきますので，よろしくお願いします．

※ 睡眠日誌は，毎セッション，必ず確認して，睡眠の変化をチェックします．その中で，気づいた点はあるかどうか，睡眠状態と日中の支障度の関係性などについて確認していきます．

■2．不眠症を理解しよう（心理教育・睡眠衛生） セッション1
　目的：　「これをすれば眠れる」といった付け焼き刃な方法ではなく，よく寝るための仕組みを紹介し，睡眠の基礎知識を得ること．
アジェンダ
・睡眠日誌の確認　　　・睡眠時間，床上時間，睡眠効率の算出
・睡眠の基礎知識を理解する　　・ホームワークの設定
....

2.1　睡眠日誌の確認
　説明：　記録してきた睡眠日誌を見ながら，記録つけてみてどうだったか感想を聞いていきます．こちらからも，睡眠状態（寝つきにかかる時間，中途覚醒時間，中途覚醒回数，総睡眠時間，熟睡感）と日中の支障度との関係について質問したり，生活習慣（昼寝，飲酒）と睡眠の関係などについて質問します．
　ポイント：　確認しながら，患者さんの発言と矛盾する点があれば指摘し，患者さんの思い込みを揺るがせることを意識して話し合いましょう．

▶ ダイアログ
TH：（日誌を見ながら）睡眠日誌をつけてみていかがでしたか？
CL：面倒くさかったです（笑）．でも，つけてみたら，意外と日常生活に支障はないことがわかりました．
TH：確かに，よく寝た感じが「3」とつけたの日でも，「8」とつけた日でも日中の支障は「2」になっていることがありますね．
CL：そうなんです．思ったほど影響がないんですよ．
TH：それは，発見でしたね．ほかに気づかれた点はありますか？
CL：う〜ん．それ以外は特に．
TH：そうですか．では少し質問させてください．昼寝をされている日が何日かありますが，

付録2　不眠の認知行動療法実践マニュアル

記入例：

質問	日付	例)15日 木曜日	4日 木曜日	5日 金曜日	6日 土曜日	7日 日曜日	8日 月曜日	9日 火曜日	10日 水曜日
1. 私は，＿時から＿時まで昼寝をしました（昼寝をしたすべての時刻を記入）		しなかった	しない	16:20〜17:00	しない	しない	17:30〜18:40	しない	しない
2. 私は睡眠を促すために，＿薬を＿錠(mg)，お酒を＿杯飲みました。※		ゾルピデム1錠(5mg)	ブロチゾラム1錠	ブロチゾラム1錠	ブロチゾラム1錠	ブロチゾラム1錠	ブロチゾラム1錠	ブロチゾラム1錠	ブロチゾラム1錠
3. 私は＿時にベッドに入りました。		22:30	11:00	11:30	12:00	11:30	12:00	11:30	11:40
4. 私は＿時に電気を消して寝ようとしました。		23:00	11:15	11:45	12:15	12:40	12:15	11:45	12:00
5. 電気を消したあと，約＿分で眠りました。		45	45	55	270	10	20	10	10
6. 私は夜，寝た後に＿回目が覚めてしまいました。		3	2	1	1	2	2	2	1
7. 目が覚めてしまった後，＿分間眠れませんでした。（特に，目覚めた後のそれぞれの時間）		20 30 10	20 10	250	20	5 5	30 60	10 5	5
8. 私は＿時に目が覚めました。（最後に目が覚めた時間を記入）		6:30	7:30	8:30	8:50	8:30	7:00	7:00	6:50
9. 私は＿時にベッドから出ました。		7:00	8:10	9:00	9:30	9:00	7:20	7:40	7:00
10. 今朝起きたとき，どれくらいよく眠れたと感じましたか？ まったく　いくらか　非常に眠れた 1 2 3 4 5 6 7 8 9 10		1	6	3	3	8	4	5	7
11. 日中の活動にどのくらい支障をきたしましたか？ まったく　いくらか　非常にきたした 1 2 3 4 5 6 7 8 9 10		4	2	4	2	2	4	7	2
睡眠時間(合計) ○−□(分)		345分							
ベッドにいた時間(合計) ○(分)		510分							

睡眠効率：一週間の合計睡眠時間 ＿分 ÷ 一週間のベッドにいた時間の合計時間 ＿分 ×100＝ ＿％

※　実際は，質問「2」に一般名ではなく商品名を書いてもらいます．

昼寝した日としない日で夜の睡眠に違いはありましたか？
CL：特にないと思いますが……．
TH：昼寝をした日は，中途覚醒時間が長くなっていますか……そうですね．中途覚醒も起こりやすくなっているんですかね？　そんな感じはありましたか？
CL：（少し考えて）ああ，確かに言われてみるとウトウトしていた時間が長かったかな．寝つくまでの時間も若干遅くなってますね．眠気も来なかった気がします．
TH：そう考えると，今の睡眠状態では，昼寝はあまりよい影響を与えないかもしれませんね．

2.2　睡眠時間，床上時間，睡眠効率の算出

説明：　記録された睡眠日誌を用いて，睡眠時間，床上時間（ベッドにいた時間），睡眠効率の計算方法を一緒に行います．患者さんがすでに記録してきている場合も，算出方法を確認するために行います．床上時間と睡眠時間は，分単位で算出します．
ポイント：　睡眠日誌に記録するのは患者さんなので，電卓を患者さんに渡して計算してもらうとよいでしょう．

```
算出方法
床上時間（分）：ベッドを出た時間（睡眠日誌「9」）－ベッドに入った時間（睡眠日誌
 「3」）
睡眠時間（分）：〔目が覚めた時間（睡眠日誌「8」）－電気を消して寝ようとした時間
 （睡眠日誌「4」）〕－電気を消してから寝つくまでの時間（入眠潜時：睡眠日誌「5」）
 －中途覚醒時間（睡眠日誌「7」）
総睡眠時間（分）：1週間の睡眠時間の合計
総床上時間（分）：1週間の床上時間の合計
睡眠効率（％）：総睡眠時間÷総床上時間×100
―オプション―
1週間の平均睡眠時間（分）：総睡眠時間÷7
1週間の平均床上時間（分）：総床上時間÷7
```

ダイアログ

TH：では，××さんの睡眠時間と床上時間を計算してみましょう．電卓をお渡ししますので，一緒に確認していきましょう．
CL：わかりました．
TH：まず4日の床上時間を出しましょう．青丸〔睡眠日誌(3)と(9)〕で囲まれているところなので，ベッドに入った時間からベッドを出た時間になります．そうすると，11時から8時10分なので，9時間10分……これを分数に直すと9×60＋10なので，550分ですね．この枠（ベッドに入っていた時間）に550と記入してください．
CL：わかりました．
TH：では同じように5日もいきましょう―中略―次は睡眠時間を出しましょう．睡眠時間は赤丸〔睡眠日誌(4)と(8)〕で囲まれているところで，電気を消して寝ようとした時間から目覚めた時間になります．4日は23時15分から7時30分なので，8時間15分……なので495分ですね．そこから，寝つくまでにかかった時間と中途覚醒時間を引きます．495から45と20と10を引くと……何分ですかね．
CL：420分です．
TH：では，この枠（睡眠時間）に420と書いてください．
CL：書きました．
TH：では同じように5日も……―中略―では，計算した睡眠時間を合計して下の枠に記入してください．（記入したら）同様にベッドにいた時間も合計して下の枠に記入してください．（記入したら）そうしたら，合計した睡眠時間を床上時間で割って100をかけるといくらになりますか？
CL：67.07……．
TH：では，67％と書きましょう．これを睡眠効率と呼んでいます．どれだけ効率よく眠れているかを表しています．睡眠に問題を抱えていない人で90％以上だといわれています．

2.3 睡眠の基礎知識を理解する

2.3.1 不眠症について理解しよう

説明： 多くの方が「夜間睡眠の問題がある＝不眠症」だと考えているため，ここでは不眠症と不眠の違い，不眠症の原因について説明します．

ポイント： 夜間の症状だけならどんな人にも起こることを強調し，それが日中に支障をきたしている場合に「不眠症」と診断されることを伝えます．

ダイアログ

TH：世間で言われている「不眠症」と私たちの言っている「不眠症」がずれていることがありますので，まずはそこを確認させてください．
CL：はい．
TH：不眠症というと，なかなか寝つけない入眠困難，途中で何回も目が覚めてしまう睡眠維持困難，普段起きている時間よりも2時間以上前に目が覚めて，その後一睡もできない早朝覚醒，7,8時間寝たはずなのによく寝た感じがしない熟眠困難が主要な症状になります．××さんは，入眠困難が問題ということでしたが，その他に当てはまるものはありますか？
CL：ときどき，途中で目が覚めることはあるけど，そこまで問題ではありません．
TH：わかりました．多くの人はこのような夜の問題が出てくると「最近不眠なんだ」というようですが，それだけでは私たちは不眠症とはいいません．
CL：えっ？ そうなんですか？
TH：はい．このような夜の問題によって日中の眠気，集中力の低下，倦怠感，意欲の低下など，日中にも支障が出ている場合，「不眠症」と判断します．××さんは，日中にはどのような問題が生じていますか？
CL：倦怠感はありますね．あと，頭痛も出てきます．

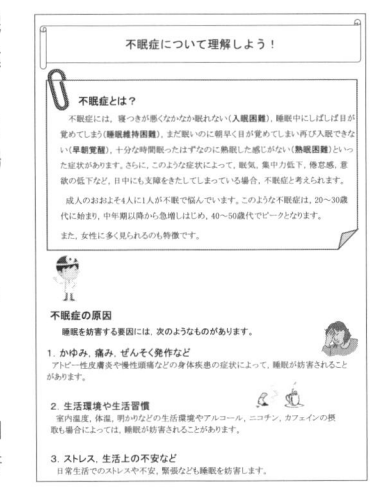

2.3.2 ストレスがきっかけによる不眠の発生と維持

説明： ここでは，ストレスによる不眠の発症とその後の経過について説明します．上図は，ストレスによる一過性の不眠と，慢性化（条件づけられた覚醒）について説明しています．下図は，それが時間の経過とともにどのように変化していくかを急性不眠と慢性不眠ということばで説明しています．

ポイント： 身体が覚えてしまう（条件づけられた覚醒）ということを比喩を使って説明します．ここでは歯磨きの比喩を使っています．

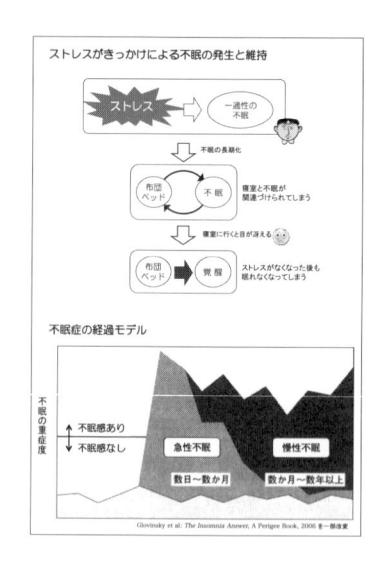

ダイアログ1（上図）

TH：何をストレスと感じるかは人それぞれ違いますが，ストレスを感じると誰でも一時的に眠れなくなります．それがしばらく続いてしまうと，ベッドに横になっても眠れないことを何度も繰り返してしまう．そうするとどうなるかというと，以前のようなストレスはないにもかかわらず，横になるとなぜか目が覚めてしまうといったように，身体が勝手に反応してしまいます．

CL：それよくわかります．そうなんですよね．

TH：たとえて言うと，歯磨きと同じです．現在は，歯を磨くときに，「上の歯を磨くときは歯ブラシをこう持って……」といった細かいことを考えなくても，まったく別のことを考えていても，意識せずに歯を磨けますよね？　不眠も同じで，習慣的になってしまったことで身体が眠らないことを覚えて反応している状態といえます．

CL：なるほど．

TH：カウンセリングではこの身体が覚えた「ベッドに入ると覚醒する」というつながりを切って，「ベッドに入れば眠る」という関係を取り戻すことを目的としています．

ダイアログ2（下図）

TH：この絵（上図）に時間軸を付け加えたのが下の図です．下の白い部分は，その人がもっている性格や疫学的なもので，例えば，男性よりも女性のほうが不眠になりやすいとか，心配症や完璧主義の人は不眠になりやすいといったものが当てはまります．

　ただ，それだけでは不眠症にならず，そこにストレスが加わると一気に不眠が上がっていきます．これを急性不眠といいます（灰色の部分）．急性不眠の状態はしばらくするとまた眠れるようになるはずですが，数カ月経っても眠れない場合，慢性不眠に入ってしまった可能性があります．

　慢性不眠はこの黒色のところで，ストレスによるというよりは，身体が不眠を覚えてしまった状態だったり，急性期にはうまくいっていた方法が，今はうまくいっていないけど続けてしまっている状態になります．

CL：私は今，慢性不眠に入ってますね．もう3年も不眠で悩んでますから．

TH：そうでしたね．このカウンセリングでは，寝るためにされていた方法をチェックしながら，眠れる環境に整えていったり，身体の反応を落ち着かせることを目的としています．

2.3.3　体温リズムと眠気の関係

　説明：　深部体温と眠気の関係について説明します．深部体温が下がる時間は眠気が上がる

付録2　不眠の認知行動療法実践マニュアル　　*221*

という逆のリズムになっていること，深部体温が下がるときは手足が温かくなること，冷え性の場合は深部体温が下がらないために寝づらいことを説明します．

　また，深部体温のメリハリ（頂点から底点への落差）をつけるためには，日中の運動が必要であること，寝る直前の入浴は避けること，寝る2,3時間前の軽い運動（散歩など）は深部体温の減少に効果的であることもつけ加えます．

　ポイント：　入浴時間の設定をただ伝えるだけではなく，深部体温と眠気の関係を説明してから入浴時間や運動の話をすると，ホームワークとして実践しやすくなるようです．高齢者や主婦の場合は，入床時間が早い（例：21時）ことが多いので，睡眠禁止時間帯の話を加えておくとよいでしょう．

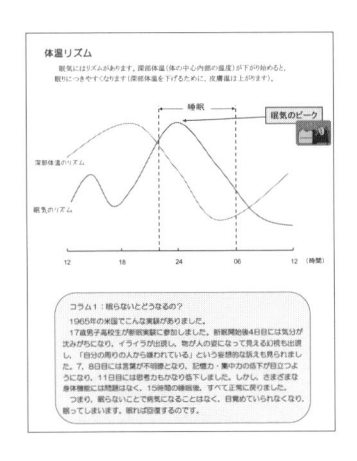

※　コラムは，あとで患者さんに読んでもらえるように掲載しているため，セッション内で取り上げなくてもかまいません．

ダイアログ

TH：深部体温という言葉はご存じですか？
CL：聞いたことありません．
TH：深部体温は手足などの皮膚温ではなくて，より心臓に近い身体の中心の温度です．こちらの絵を見ていただくと，深部体温が高いときは眠気が弱く，深部体温が下がってくると眠気が強くなるという逆のリズムになっています．
CL：へぇ！　そうなんですか．てっきりからだが暖かくないと眠れないのかと思っていました．
TH：そうなんです．深部体温を下げるためには手足から温度を抜いていくしかないので，赤ちゃんが眠くなると手足が温かくなるのは，深部体温が下がっていると考えられます．
CL：なるほど～．
TH：本とかネットに紹介されている「寝る直前に熱いお風呂に入るのは避けましょう」というのはこのメカニズムに基づいています．直前に入ってしまうとせっかく下がり始めた深部体温が上がってしまうので，なかなか寝つきにくい状態になってしまいます．××さんは，入浴時間は何時でしたっけ……．
CL：寝る直前に入っていました．身体を冷やさないようにと思って．
TH：では，寝る2時間くらい前に入浴は済ませておくとよいかもしれません．
CL：わかりました．
TH：また，深部体温のメリハリが良い睡眠と結びつくのですが，メリハリを弱くしてしまうのが運動不足です．ですので日中の運動も実は体温調節には必要になります．
CL：そうですか．たしかに不眠になってからは，家でごろごろしていることが多いです．

TH：日中の活動を高めるためにできることはありますか？
CL：う～ん．とりあえず，日中散歩に出てみようかな．
TH：それは良いアイディアですね．続けてみてどうなるか観察してみましょう．
CL：わかりました．

2.3.4 睡眠段階と年齢の関係

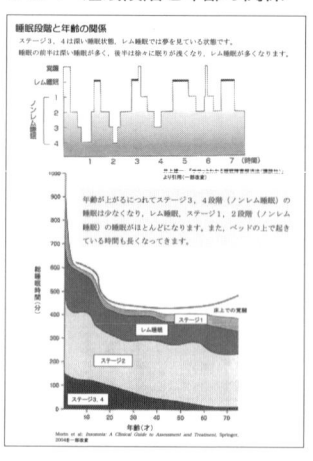

説明： 「レム睡眠」「ノンレム睡眠」という言葉を知っている人はいますが，睡眠段階（ステージ）を理解している人は少ないようです．①ノンレム睡眠には段階（1～4）があり，3,4がより深い睡眠であること，②ノンレム睡眠の後にレム睡眠が現れ夢を見ること，③深い睡眠は睡眠の前半に出てくること，④人は1晩に何十回も覚醒しているため，中途覚醒回数を数えることはあまり意味がないこと，⑤レム睡眠は覚醒とは違い，重要な睡眠であること（例：記憶の整理），を伝えます．続いて，年齢によって睡眠が変化すること，特に睡眠段階3,4は年齢とともに減っていくことを絵を見ながら説明していきます．

ポイント： 中途覚醒することが問題だと思っている患者さんには，中途覚醒することが問題ではなく，その後眠れないことのほうが重要だと伝えます．また，年齢によって睡眠状態が変わることを説明し，睡眠の評価を「昔のようによく眠れているかどうか」ではなく，「日中に支障がないかどうか」を基準にすることの重要性を話します．実年齢のところに直線を引くとわかりやすくなります．

ダイアログ1

TH：ちなみに，人は，1晩に何回くらい起きると思いますか？
CL：2,3回ですか？
TH：実は20～30回以上は起きているみたいです．
CL：そんなに？
TH：これは，頭にセンサーをつけて調べてみるとわかります．ほとんどの場合，覚醒してもすぐに眠りに落ちるので気づきませんが，トイレに行ったり，時計を見たりして，記憶に残ってしまうと「何回も起きちゃった」という不快感が残ります．でも，どんな人でも20～30回以上覚醒しているので，途中で起きてしまうことが問題というよりは，起きた後，寝つけないことのほうが問題といえるかもしれません．××さんはどうでしたっけ？
CL：私は，途中で目が覚めてもすぐに寝つけますね．そうか，みんなそうなんだ．
TH：そうするとあまり起きた回数を数えないほうがよいかもしれませんね．

ダイアログ2

TH：この睡眠段階が年齢によってどう変化していくかをみてみましょう．今，××さんは……．
CL：56（歳）です．
TH：では，このあたりですね．ここに線を引きます（縦軸と並行に）．線の右と左で大きく変わっていくものはありますか？
CL：うーん．一番下のステージ3,4ですかね．
TH：そうですね．これは，先ほどお話しした深い睡眠を表しています．今後も増えることなくむしろ減っていってしまいます．
CL：そうなんですね．じゃあもうぐっすり眠れないのか……．
TH：たしかに以前のような睡眠はとれなくなることも事実のようです．でも人は，例えば「30代の頃はもっとぐっすり眠れたのに」といったように，基準になる年齢があるようです．
CL：たしかに．私も30代はもっと眠れたと思っていますね．
TH：この絵に従えば，30代の頃の睡眠をとろうと思ってももうとれない．つまり，とろうとすればするほど不眠感が強くなってしまう可能性がありますね．
CL：本当にそうですね（笑）．
TH：そこで，もう1つ基準を設けていただくとよいかもしれません．たしかに以前よりは眠れないかもしれませんが，日中に支障がない程度であれば，今の身体にあった睡眠だと思っていただくとよいかもしれません．
CL：たしかにそうですね．

2.3.5　光と体内時計

説明：　不眠症患者さんの中には，概日リズムに問題がある方もいます．体内時計という言葉を知っている患者さんは多いですが，光の浴び方によって睡眠相がズレてしまうことがあることについては，知らない方が多いので，丁寧に説明します．

ポイント：　すでに朝日をしっかりと浴びているという人に対しては，「光を浴びる」のではなく，「光を目から取り入れる」必要性について説明してもかまいません（詳細は，睡眠スケジュール法，ダイアログ2，235ページ）

ダイアログ

TH：体内時計というのはご存じですか？
CL：はい．聞いたことがあります．24時間より若干長いとかってやつですよね？
TH：そうですね．では簡単に説明しますね．ご存じのように体内時計は25時間くらいだと

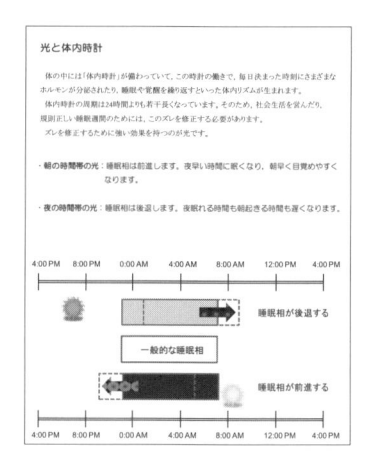

いわれています．それを社会の時間である24時間に合わせるために必要なのが光です．光にも「朝の光」と「夜の光」があって，朝の光は睡眠相を前倒しにします．睡眠相はご存じですか？
CL：初めて聞きました．
TH：ベッドに入っている時間ではなく，身体がふっと寝て，ふっと起きる時間だと思っていただければいいと思います．朝の光を浴びると，その時間が前倒しになっていつもより早い時間に眠気が来ます．
CL：へぇ．
TH：逆に夜遅い時間に強い光，例えば，コンビニで立ち読みしたりしていると，睡眠相が後ろにずれてしまい，いつも通りの時間にベッドに入っても眠れないことが起こります．ですので，なるべく朝の光と仲良くしておいたほうがいいでしょう．
CL：わかりました．
TH：ちなみに，現在は，朝日を浴びる生活をされていますか？
CL：いえ．朝は雨戸を開けるくらいで……．

2.3.6 日中の活動と睡眠の関係

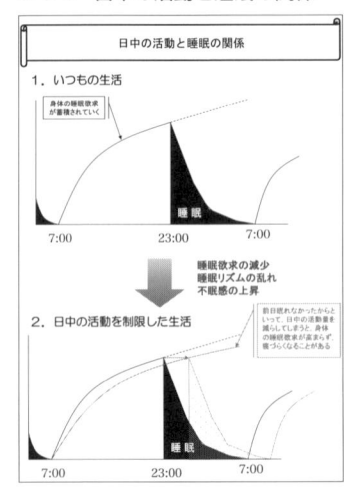

説明： ここでは，疲れと睡眠の関係と不眠による悪循環の説明をします．特に，日中の活動を制限した生活になるのは当然であること，しかし，その方法を続けている現在は，不眠症状がよくなっていないことに注目します．

ポイント： 「眠れなかったら翌日きつい」といった考えをもつ患者さんが多いため，そのことを認めつつ，それでも気持ちに従って日中の活動をセーブしてしまうと翌日も寝つけない可能性があることを指摘し，日中に疲れをためておけば次の日の睡眠にはプラスになり，悪循環から抜け出す可能性が高いことを強調します．

ダイアログ

TH：次は日中の活動と睡眠の関係についてです．まず上の図を見てください．人は身体を起こした瞬間から，「疲労感」や「疲れ」に似ているんですが，身体の睡眠欲求が貯まっていきます．あるポイントに来ると「もうダメだ眠い」というバタンキューのポイントが来ます（三角形の頂点）．睡眠欲求が解消されて，また，貯めていくという流れになっています．ここまではよろしいですか？
CL：はい．
TH：不眠の方は下の図になっていることが多いようです．眠れないと朝起きた時点で辛かったり，だるかったりすると，「今日は仕事休もうかな」「友人と会う予定があったけど体調悪い

からキャンセルしよう」といって1日ごろごろしていたりする……つまり，省エネモードに入ってしまいます．それがこの赤いラインです．
CL：（笑いながら）よくわかります．まさに省エネモードですね．
TH：そうするとどうなるかというと，身体の欲求が充分に貯まらないため，バタンキューのポイントが後ろにずれてしまいます．でも寝る時間はいつも一緒なので，結果的にベッドに入っても眠りづらい時間ができてしまいます．すると朝疲れが貯まっているので，また日中は省エネモードになる，といったように悪循環が生まれてしまいます．
CL：なるほど．私の場合は，疲れているので日中ゴロゴロしたり，いつもより早くベッドに入っていました．でも結局眠れないのは省エネモードが問題なんですね．
TH：そうかもしれません．ですが，眠れなければ省エネモードに入るのは当然だと思います．一方で，そのやり方ではなかなか不眠が改善しなかったのも事実ですよね？
CL：そうですね．もう3年も不眠で悩んでますから．
TH：そこで，もう1つの視点をもってもらうとよいかもしれません．それは，確かに夜眠れないと次の日きついですが，眠れなければ疲れは蓄積されているので，あえて日中はいつも通りの活動を続け，極力身体を楽にしないほうが，次の日の睡眠にはプラスになるかもしれません．でも翌日眠れる保証はありません．翌日も眠れなくても，いつも通り活動していれば，翌々日には眠れる可能性は高くなりますね．
CL：そうですね．たしかに眠れるかどうかはわからないし，疲れが貯まっているときは結構寝つきが良かった気がします．

2.3.7　不眠を維持する3つの特徴

　説明：　ここでは，不眠を維持する要因（特に，認知行動療法でターゲットとする要因）について話をします．行動，認知，身体の特徴について取り上げ，それぞれが独立しているわけではなく，連動していることを説明します．

　ポイント：　患者さんが実際にやっていることを取り上げ，歯車の比喩を使いながら説明します．特に，患者さんは眠れない時に時計を見ていることが多いので必ず確認しましょう．また，どれか1つの歯車を止めるのではなく，すべてを止める必要があることを説明し，やってみて効果がなくても悪化しない限りは続けてもらうことを促します．

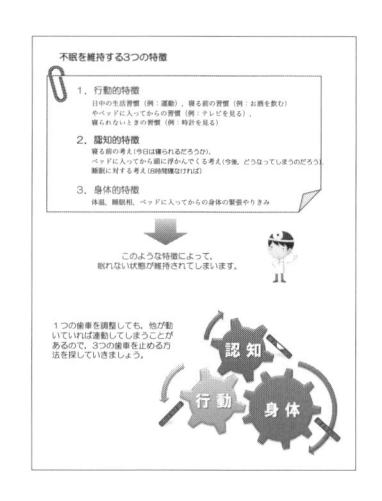

ダイアログ

TH：先ほどはどうして不眠が始まってしまうかの話をしました．今度は，どうして不眠が続いてしまうかについてご説明します．
　不眠を維持する特徴として，行動的な特徴，考え方の特徴，身体の特徴があります．行動的

特徴というのは飲酒や運動などの日中の生活習慣，寝る前の習慣やベッドに入ってからの習慣，また，見逃されやすいのは眠れないときの習慣です．××さんは，寝つけないときに時計を見ることはありますか？
CL：見てますね．途中で目が覚めたときは必ず見てしまいます．
TH：見るとどうですか？ 焦ったりすることはありますか？ それとも特に違いはないですか？
CL：焦ります．「もう寝つけないんじゃないか」とか「明日仕事だからちゃんと寝なくちゃ」とか……．
TH：なるほど．すると，時計を見ることがきっかけとなって，頭が覚醒してしまっている感じですかね．
CL：そうですね．
TH：それが，考えの特徴になります．「早く寝なくちゃ」と思うと，身体に力が入ったり緊張したりして身体の特徴も動き始めてしまいます．そうすると眠れないので，また時計を見て，「まだ寝れない」と考えて……つまり，この3つの特徴は独立しているのではなく歯車のように動いています．
CL：よくわかります．まさにそんな感じです．
TH：すると，きっかけである「時計を見ること」を止めてみるとよいかもしれません．時計は部屋のどこにありますか？
CL：枕元においています．いつでも見られるように．
TH：その時計をひっくり返して，見えないようにしてみましょうか．時計を見ても見なくても 7:00 は来ますね．
CL：たしかにそうですね（笑）．でも時間がわからないと起きられないんじゃないですか．遅刻しちゃうかも．
TH：では，目覚ましをかけましょう．今まで，目覚ましをかけて起きられなかったことはありますか？
CL：ありません．
TH：では，目覚ましを 7:00 にセットしたら時計を裏返してみましょうか．
CL：わかりました．

2.3.8 その循環は好循環？ 悪循環？

　説明： ここでは，セラピストが患者さんの行動の善し悪しをどう判断するかを伝えます．この方法は，「行動分析学[1,2]」という方法に基づいており，行動を一義的に判断する（例：寝床では本を読まない）のではなく，その行動の「結果」をみて，長い目でみた結果が良い循環になるような活動（例：寝床で本を読むとたいてい 30 分以内で寝つける）を選択していくことを強調します．患者さんは，すぐに得られる結果に飛びついており，その結果によって行動が維持されています．そのような行動を見つけ，最初はつらくても長い目でみて不眠症が改善する活動を続けることを促します．

　ポイント： すぐに得られる結果は，行動した直後に出てくるもので，現在の行動を維持さ

付録2　不眠の認知行動療法実践マニュアル

せるものになります（例：身体が楽になる，不安が下がる）．一方長い目でみた結果は，1週間，2週間……1カ月といったように，より長期的なスパンで説明します．患者さんの例に当てはめて説明すると理解が進みます．

ダイアログ

TH：では，××さんが寝るためにされている行動が良い循環か悪い循環かを，私がどのように判断するかについてご説明します．眠れない日が続けば気分も優れないですし（枠内を読んでいく）―中略― A さんの場合を図に表したのが下の図になります．

　眠れないとだるさなどの不快感が上がります．とても不快なのでなんとか解消しようと早めにベッドに入ると，すぐに得られる結果としては，身体が楽になったりして一時的に不快感は減少していますが，長い目でみると，入眠困難は改善していないですし，そうすると日中も楽しめなくて人生がつまらないものになり，結局不快感は続いてしまっています．しかも入眠困難は改善していないので，きっかけを自分でつくっているような循環になってしまっています．××さんの場合はいかがでしょう．

CL：まさにこれそのまんまです．でも眠れないと本当につらいんです．

TH：そうですよね．不眠症の方は，現状がつらすぎてすぐに得られる結果だけが目に入ってしまうようです．これも当然の流れですね．一方でそれを続けてもつらくなる．

CL：そうですよね．現に3年も不眠で悩んでますから．

TH：カウンセリングでは，すぐに得られる結果よりも，長い目でみた結果を良くするための活動を提案したり，探っていきます．ですので，カウンセリングの方法が結構面倒だったりきつかったりしますが，すぐに判断せず，1～2週間継続して，その結果，良い方向に向かっているかどうかを判断していきましょう．

CL：わかりました．じゃあ，ベッドに入る時間を22時よりも遅くした方がいいってことですね．

TH：それは良い方法かもしれませんね．ですが，良いか悪いかは結果をみてみないとわからないので，是非試していただいてどうなるか観察してみましょう．

CL：わかりました．

2.3.9　薬物療法による効用と慢性服用による悪循環

　説明：　ここでは，睡眠薬の慢性服用による悪循環について説明します．特に，カウンセリングに来る患者さんは無理な減薬を繰り返している方が多いようです．慢性的な服用の悪循環を説明するとともに，すぐに減薬に踏み切らないように伝えます．薬を飲んでいない方に対しては説明を省いてもかまいません．

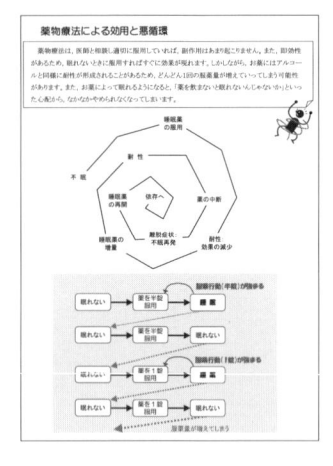

ポイント： 睡眠薬自体が悪いわけではなく，飲み方や薬に対する考え方が悪循環をもたらすことを説明します．また，すぐにでも服用を止めたいと思っている人も多いため，離脱症状（反跳性不眠）について説明し，カウンセリングの効果を確認しながら，様子をみて減薬することを強調します．

ダイアログ

TH：次はお薬を飲み続けることで起こる悪循環のご説明をします．まず下の図を見てください．眠れなくなったので病院に行き，お医者さんから薬を半錠処方されたとします．それを飲むと眠れるので，「良かった眠れた」という気持ちになり，しばらく半錠を飲み続けます．すると，薬が効かなくなったのか，たまたま暑い日が続いたのか，どんな理由かわかりませんが，半錠でも眠れない日が出てきます．すると，身体がきついので病院に行き，1錠処方されました．1錠にすると眠れるので「良かった眠れた」という気持ちになりしばらく1錠を飲み続けます．すると，理由はわかりませんが，また眠れない日が出てくる……そうやって徐々に薬が増えてきてしまいます．この点に関しては当てはまりますか？

CL：そうですね．最初は半錠でしかも，毎日飲まなくても眠れていたのに，最近は1錠を毎日飲んでも眠れない日があります．

TH：なるほど．そうなると，上の図のぐるぐる回りに入ってしまいます．眠れないと薬を飲む．すると身体が慣れてきて（耐性），薬が増える．しばらくするとそれにも慣れてきてしまう．そうすると，多くの人が，「このまま飲み続けて大丈夫だろうか．今日は疲れているし飲まなくても眠れる気がする」と思い，薬を中断してしまいます．

CL：私もこれやりました．でも薬を飲まないと一睡もできないんです．

TH：（うなづきながら）皆さん同じように，「薬を飲まないと眠れない身体なんだ」と思ってしまうようですが，実は，薬を突然止めたことによるリバウンド（離脱症状）が来て，今まで以上に眠れなくなることがあります．つまり，薬を急激に止めた副作用ですね．そうすると，皆さんすぐに薬を再開されて，「飲まないと眠れないけど，増やしたくない」というこころの依存が起こり，効いても効かなくても薬を一定量飲み続けてしまうといった常用量依存に入ってしまいます．これは当てはまりますか？

CL：まさに今の状態です．皆さん同じような経過をたどっているんですね．

TH：そうみたいですね．減薬される際も，リバウンドが起こりにくい方法があります．ですが，今止めると，止めたことによる副作用なのか，カウンセリングの効果がないからなのかがわからなくなってしまうので，しばらくは今の状態を続けて，カウンセリングの方法に慣れてきた頃に減薬方法の説明をしたいと思います．

CL：そうですね．わかりました．

2.3.10 適切な睡眠環境を整えましょう

説明： ここでは，睡眠環境を整えるための話を中心にして，患者さんが取り組めていないことについては，睡眠衛生指導を行います．

ポイント： たいていの場合，患者さんは睡眠衛生は徹底して調整しています．そのため，「これをしましょう」というような説明では，「そんなことはやっています！」というやりとりになってしまうため，注意が必要となります．患者さんは，すでに実践していることを前提に話を進めていくと，睡眠衛生の実践をホームワークにしやすくなります．

ダイアログ

TH：こちらに書いてあるのは，本とかインターネットとかによく載っていることなので，××さんは，すでに実践されていることばかりだと思います．確認程度に教えてください．
CL：はい，わかりました．
TH：（中略）たばこは吸われるんでしたっけ？
CL：あまり吸いませんが，なかなか寝つけないときは，いらいらして一服することがあります．
TH：ご存じだと思いますが，たばこは吸っているとリラックス効果があるんですが，吸い終わるとすぐに覚醒作用に変わってしまうみたいです．
CL：えっ！？　そうなんですか？　ずっとリラックス効果だけだと思っていました．
TH：そうなんですね．眠れないときに吸うと逆に目が冴えてしまう可能性がありますが，その点はいかがですか？
CL：たしかに，吸ったからといって眠れるわけではありません．これは，不眠だからだと思っていましたが，たばこの影響なんですね．
TH：そうかもしれませんし，そうじゃないかもしれません．どっちの影響かわからないので，ちょっと実験してみましょうか？
CL：実験ですか？
TH：次のカウンセリングまで，眠れなくても吸わずにいるとどうなるか確認してみましょう．余計眠れなくなるのであれば，××さんにとっては，寝つけないときに吸うほうがいいのかもしれません．でも，どっちがいいのかは比較してみないとわかりませんよね？
CL：確かにそうですね．じゃあ，次回まで眠れなくても吸わないようにしてみます．
TH：科学者になったつもりで，仮説を検証してみましょう．

2.4 ホームワークの設定

セッションで話した内容を振り返りながら，患者さんがこれまでやっていないもので，でき

そうなことを2,3個あげてもらい，ホームワークとします．また，それ以外にもできそうなことがあればやってもらいましょう．睡眠日誌は継続して記録してもらいます．高齢の患者さんは忘れてしまうことがあるので，ホームワークを紙に書いて渡してもいいでしょう．
　ホームワークの例：ベッドに入ったら，時計は裏返す，21時にお風呂に入る．

■3. 意識的に身体をリラックスさせよう（漸進的筋弛緩法）　セッション2

　目的：　漸進的筋弛緩法を行い，覚醒の沈静化をめざす．不眠症患者さんは夜間，および日中でも覚醒亢進が認められている．そのため，不眠症の覚醒亢進について説明し，リラクセーションの必要性を認識してもらう．
アジェンダ
・睡眠日誌／ホームワークの確認　　・筋弛緩法の実践　　・ホームワークの設定

3.1　睡眠日誌／ホームワークの確認

　前回と同様に，睡眠日誌を見ながら睡眠の変化を確認します．また，前回のホームワークを行ったかどうかを確認し，うまくいった点とうまくいかなかった点を検討します．患者さんは，1週間のうち5回できていても，毎日できなかったら「できなかった」と報告することが多いので，鵜呑みにせずに丁寧に聴いていく必要があります．

ダイアログ
TH：前回お話しした中で，ホームワークにした物がありましたね．まず，時計を見ないようにするというのはいかがでしたか？
CL：だめでした．やっぱり見てしまいますね．
TH：そうですか．ちなみに何回か試されましたか？　それとも試せませんでしたか？
CL：毎日試しています．最初は見ないでいけるんですが，途中で起きてしまうとどうしても……．
TH：あっ，毎日試されているんですね．（睡眠日誌を見ながら）寝つきのほうはいかがですか？
CL：寝つきは若干早くなった気がします．
TH：そのようですね．そう考えると，中途覚醒時も試してみると案外いけるかもしれませんね．
CL：実は途中で起きても1回も時計をみないでやってみた日が2,3日ありました．そのときは寝つきが早かった気がしますがどうしても気になって……．

3.2　筋弛緩法の実施

　説明：　筋弛緩法はマニュアル（朝倉書店ホームページよりダウンロード可）に沿って実施します．
　ポイント：　筋弛緩法は時間がかかるため，「面倒くさくてやれない（やれなかった）」という方がいます．不眠の状態（過覚醒）について比喩を使って説明すると筋弛緩法をする理由

を理解してもらいやすく，継続してもらえます．
　実際にセラピストがモデルを示すことで患者さんも力の抜き方がわかりやすくなるため，紙を渡すだけ，または紙を見ながら説明するだけでなく，一緒にやりながら進めるとよいでしょう．そのためにはセラピスト自身も日常の中で実践したり，進め方を覚えておくといいでしょう．

ダイアログ

TH：前回，身体的特徴として覚醒状態を落ち着かせる必要性についてご説明しましたね．
CL：はい．
TH：今日は，その身体のメンテナンス方法を実際にやっていきたいと思います．不眠症の方は，日中も夜も身体が過覚醒状態になっていることが知られています．昨夜眠れなかったのに，日中眠気が来ないことはありませんか？
CL：あります．いつもそうです．
TH：それが過覚醒状態といわれるものです．例えると，戦争に行った兵士のような状態だといえます．戦争でジャングルに入った兵士は，いつ敵が襲ってくるかわからないので，常に周りに気を張りながら眠ります．少しでも音がすれば反応できるような状態です．そんな状態でも日中は敵陣に向かうため，常に周りに気を張りながら進んでいきます．なので，横でカサカサっと音がすればすぐに反応できる臨戦態勢になっています．このような状態は戦争時には適応的ですが，そうでない状況でも起こっているのが不眠症といえるでしょう．つまり，何らかのきっかけによって，身体が危険な状態だと誤作動を起こしている状態が不眠症だと考えられます．
CL：なるほど．確かにそんな感じかもしれません．
TH：ですので，この過覚醒状態を鎮めるために，今日はリラクセーションを行おうと思います．
CL：わかりました．

3.3　ホームワークの設定

　筋弛緩法は寝る前に必ず1回することをホームワークとします．筋弛緩法をやったあとはすぐにベッドに横になれるように環境を調整します．また，服薬されている方であれば，「服薬→筋弛緩→横になる」という順で設定することで，薬が効くまでの時間を有効利用し，寝つく時間の短縮をねらいます．
　昼夜の過覚醒があるため，日中も最低1回は実施してもらうとよいでしょう．
　ホームワークの例：服用後，筋弛緩法をやってからベッドに入る，昼食後に1回筋弛緩法をやる．

■4．適切な睡眠パターンを取り戻そう（睡眠スケジュール法）　セッション3，4
　目的：　①実際に寝ている時間とベッドに横になっている時間のズレを修正すること，②規則的な睡眠覚醒リズムを再構築するために，睡眠スケジュール法を理解してもらうこと．

※睡眠スケジュール法は，セッション3で説明とホームワークの設定を行い，セッション4でホームワークの確認とトラブルシューティングを行います．

アジェンダ
・睡眠日誌／ホームワークの確認　　・総睡眠時間，睡眠効率の算出
・睡眠スケジュール法の実践　　　　・まとめとホームワークの設定

....

4.1　睡眠日誌／ホームワークの確認
　前回と同様に，睡眠日誌を見ながら睡眠の変化を確認します．また，前回のホームワークを行ったかどうかを確認し，うまくいった点とうまくいかなかった点を検討します．

4.2　総睡眠時間，睡眠効率の算出
　睡眠日誌を用いて，ここ1週間の総睡眠時間，総床上時間，睡眠効率を算出します（算出方法は218ページ参照）．

4.3　睡眠スケジュール法の実践
4.3.1　睡眠スケジュール法の手順

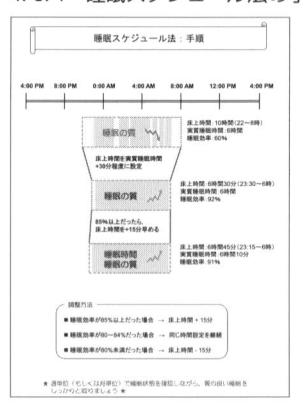

　説明：　はじめに睡眠スケジュール法の手順について説明します．①ベッドに入っている時間と実際に寝ている時間のズレが大きいと睡眠の質が低下すること，②総睡眠時間＋30分程度を床上時間に設定すること，③1週間の睡眠効率が85％以上なら床上時間を＋15分に，80～84％なら同じ時間で，79％以下なら－15分に設定することを説明します．
　ポイント：　睡眠の質の低下を説明する際，うどんの比喩を使い，うどん粉を丸めても伸ばしても質量は変わらないが，引き伸ばすとその分密度は薄くなることを睡眠密度の低下と重ねて説明します．また，いきなり睡眠時間を延ばすよりも，いったん圧縮して質を高めてから少しずつ延ばすことを強調します．

ダイアログ
TH：こちらの絵を見てください（上段）．点線はベッドに入っている時間，青色でぬられた部分は実際に寝ている時間を示しています．人の睡眠時間はだいたい決まっていて，それ以上寝ようと思ってベッドに入っていても睡眠時間は長くなりません．例えていうと，うどんをつくる過程と似ています．丸めても引き伸ばしても質量は変わりませんが，密度が変わり，引き伸ばしたほうが薄くなりますよね．睡眠も一緒で，引き延ばそうとすると，密度が薄くなって，寝つきが悪くなったり，途中で起きやすくなってしまいます．睡眠時間が同じでも，よく寝た感じがしなくなることがあります．
CL：あ～なるほど．

TH：（絵を見ながら）実際に眠れている時間が6時間の人が，10時間ベッドに入っていた場合，睡眠効率は60％となります．
CL：睡眠効率って，いつも書いている日誌のものと同じですか？
TH：そうです．60％という値は睡眠の質がかなり低下している状態です．そこで，ベッドに入っている時間を実際に眠れている時間プラス30分に設定して睡眠をぎゅっと圧縮します（中段）．この絵では，6時間30分ですね．それを1週間続けていくと，睡眠効率が92％になりました．睡眠効率が85％以上であれば，15分プラスして，6時間45分の設定にします（下段）．80～84％であれば，同じ時間でもう1週間継続します．もし80％未満であれば，15分引いて6時間15分の設定にします．これを繰り返しながら，そのときの身体にあった質の良い睡眠をしっかりと取っていく方法が睡眠スケジュール法です．
CL：いったん，睡眠を削って，うまく眠れてきたら延ばしていくってことですか？
TH：そうですね．もう少し正確にいうと，床上時間を短くして，実際の睡眠時間に近づけていき，睡眠の質が上がってきたら床上時間を延ばしていくということです．
CL：う～ん．できるかなぁ．
TH：いきなり長時間寝ようとしていたこれまでの方法では，なかなか眠れませんでしたよね？
CL：はい．確かにそうですが……．
TH：今までのやり方を続ければ，同じ状態が続くことは予想できます．別のやり方をすればいいかどうかはわかりませんが，現状を変化させることはできますよね．ちなみに，これまでこの方法を試されたことはありましたか？
CL：いいえ．初めて聞きました．
TH：そうでしたら，まずは1週間試してみて，データを集めてから判断してもいいかもしれませんね．

4.3.2 睡眠スケジュールの決定
　説明：　睡眠スケジュール法の手順を説明した後，睡眠日誌を見ながら患者さんの睡眠スケジュールを決定していきます．
　ポイント：　患者さんは早くベッドに入りたいと思っていることが多いため，就床時刻から決めるのではなく，起床時刻を決め，その時刻から逆算して就床時刻を決めます．

ダイアログ
TH：では，××さんの睡眠時間を考えてみましょう．睡眠日誌を見ると現在の睡眠効率が75％となっていますね．数字だけで判断するとあまり眠れた感じはないのかなぁと思いますがいかがですか？
CL：そうです．寝つきは以前よりも早くなってきましたが，途中で起きてしまうとその後寝つけない状態はまだ続いています．
TH：（電卓を使って）××さんの1週間の平均睡眠時間が362分ですので……だいたい6時間ですね．では，ベッドに入っている時間は6時間30分に設定しましょう．今，起きている

時間は7時頃が多いようですが，何時に起きるのがよろしいですか？
CL：そうですね．7時までには起きないと仕事に間に合わないので．
TH：7時に起きるとすると，ベッドに入る時間は0:30になります．いかがですか？
CL：その時間まで起きてるのはつらいですね．22時にはいつも寝ているので．
TH：22時に寝るとすると，起床時間は4:30になります．
CL：それは早いなぁ．
TH：いずれにしても6時間30分の間隔にしたいので，折り合いをつけるとすると何時頃がいいですかね．
CL：うーん．（しばらく悩んで）23時30分かな．
TH：では，23時30分—6時の設定にしましょうか．
CL：わかりました．
TH：この方法に身体が慣れるまで1週間くらいかかります．特に，最初の2,3日は身体が慣れないため，きついと感じることが多いようです．ですが，そこで止めてしまうと，今回の方法が以前の習慣よりも良いのか判断がつきにくいので，まずは1週間，続けていただくといいと思います．
CL：わかりました．やってみないとわかりませんもんね．

4.3.3 睡眠スケジュールを整えるために日中と夜間の活動を検討しよう

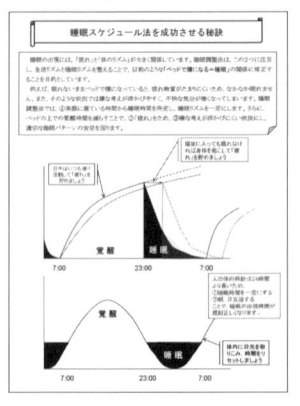

説明：この絵はボルベイの2プロセス仮説（二過程モデル）[3,4]に基づいています．どんなに夜の睡眠スケジュールを調整しても，日中横になっていたり，概日リズムがずれていれば成功しない可能性が高くなります．そこで，睡眠スケジュール法を説明する際に，「疲れたら寝るリズム（ホメオスタシス；上図）」と「夜になったら寝るリズム（概日リズム；下図）」について説明し，日中の活動，夜眠るまでの活動，眠れないときの活動，日光の取り込み方などについて再確認します．

ポイント：「睡眠スケジュールを成功させる秘訣」として，紹介するとよいでしょう．疲れたら寝るリズムに関しては，心理教育で紹介していますが，簡単に復習をかねて行いましょう．また，光を浴びるのではなく，目から取り入れることを強調しホームワークを設定します．

ダイアログ1

TH：睡眠スケジュール法を成功させるための秘訣を次にご説明しますね．こちらの絵（上図）は，以前ご説明しましたね．
CL：はい．疲れが貯まってきたら眠るっていうやつですよね．
TH：そうです．これを「疲れたら寝るリズム」といいます．睡眠スケジュール法をすると，

つらくて日中に横になりたくなります．ですが，せっかく貯めたので日中も省エネモードにならないようにしておくことが重要です．
CL：わかりました．
TH：また，日中だけでなく，夜の過ごし方も重要です．ベッドに入っても眠れないときに，ベッドに入ったままだと身体だけが休んでしまい，なかなかバタンキューのポイントが来ません．そこで，眠れないときはあえて身体を起こして疲れをためておいたほうが寝つきが早くなる可能性があります．現在はどうされてましたっけ？
CL：いったんベッドに入ったら眠れなくても横になっています．
TH：その時は身体を起こしておくとよいかもしれません．特にリラックスできるようなことがいいんですが，何かありますか？
CL：旅行雑誌を読むことかな．
TH：旅行雑誌を読むと先が読みたくなったりわくわくしたりして眠れなくなることはないですか？
CL：それはないですね（笑）．何回も見ているものなので．
TH：では寝つけないときは身体を起こしてそれを読みましょう．前回やった筋弛緩法もよいかもしれません．
CL：あぁそうですね．それもやってみます．

ダイアログ2

TH：秘訣その2は「夜になったら寝るリズム」を整えることです（下図）．これは朝，太陽を浴びることで調整します．××さんは朝光を浴びていますか？
CL：朝は洗濯物を干したり植木に水やりしたりするので浴びています．
TH：目から取り入れていますか？
CL：？？？
TH：光を「浴びる」というのは若干語弊がありまして，正確には「目から取り入れる」必要があります．
CL：へぇ．
TH：目の奥に眠気を引き起こすメラトニンという物質があり，光が目から入ってくるとメラトニンがぐっと抑えられます．そして，その十数時間後にその抑制が外れて眠くなっていくという仕組みになっています．
CL：そうなんですね！　てっきり浴びていればいいのかと思ってました．
TH：そうなんです．なので，せっかく外に出ていても目をつむっていたり，サングラスをかけているとその効果が弱くなってしまいます．朝日をしっかりと目から取り入れるとよいでしょう．
CL：どのくらい見たらいいんですか？
TH：30分〜1時間程度で効果があるといわれています．
CL：それは長いですね．
TH：現在は何分くらい外に出ていますか？

CL：せいぜい10分程度です．
TH：ほかに朝の光を目から取り入れる方法はありますかね．
CL：朝，散歩するといいのかな．
TH：それは良い方法かもしれませんね．疲れも貯まって一石二鳥ですね．曇りの日でも効果があるといわれていますので，雨が降っているとき以外は太陽のある方角の空を見るようにするとよいと思います．
CL：わかりました．やってみます．

4.4 まとめとホームワークの設定

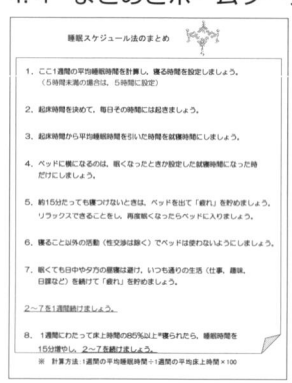

説明：これまで話してきた①就床―起床時刻の設定，②眠れないときの過ごし方，③日中の過ごし方について確認していきます．

ポイント：この睡眠スケジュールは毎日続けることを強調しましょう（平日と休日に関係なく）．ホームワークを設定するときは，具体的にいつ実践するかを検討することで，患者さんが実践しやすくなります．

悪い例：毎朝光を目から取り入れる
良い例：7:00～9:00までの間に，30分以上東の空を見るようにする

ダイアログ

TH：では最後に，今日お話ししたことをまとめますね．
CL：はい．
TH：まず，1週間の睡眠時間から，ベッドに入っている時間を6時間30分に設定しました．ベッドに入る時間は23時30分，ベッドから出る時間は6時でしたね？
CL：はい，そうです．
TH：ベッドに入る時間は，23時30分になってから，もしくは眠くなってからにしましょう．ただし，1時間以上前の眠気は，途中で起きてしまう可能性があるので，23時くらいであれば，ベッドに入ってもかまいません．
CL：その時もベッドから出る時間は6時でいいんですか？
TH：おそらく，今の身体では6時間で目が覚めると思いますが，6時でかまいません．ただし，「もう眠れないな」と思ったらベッドから出ましょう．
CL：わかりました．
TH：だいたい15分経っても寝つけないときは身体だけ楽にするのはもったいないのでベッドから出て疲れをためましょう．おそらく「眠れないな」という感覚があると思うので，そのときは，15分待たずにベッドから出ましょう．
CL：わかりました．

付録2　不眠の認知行動療法実践マニュアル　　237

TH：寝ること以外の活動をするときはベッドから出て，ベッドに入れば眠る"くせ"を身体に覚えさせていきます．日中は極力身体を楽にする活動は避けて，夜の睡眠のために疲れをためておきましょう．
CL：わかりました．
TH：このような方法に加えて，朝の光を目から取り入れましょう．先ほど「散歩するといいかも」とおっしゃっていましたが，何時頃から始められそうですか？
CL：そうですね．7時には（家を）出られると思います．往復で1時間くらいのコースがあるのでそこを歩きます．
TH：いいですね．ちなみにそのときは太陽はどの方角にありますか？
CL：右側に太陽があるので，往きは右側の空，帰りは左側の空を見るようにします（笑）．
TH：いいですね（笑）．そうすると，「夜になったら寝るリズム」と「疲れたら寝るリズム」が整う可能性が高くなりそうですね．この方法は毎日続けることで効果が出てきますので，平日，休日に関係なく，設定した時間で試してみてください．次回まで続けてみて，結果を教えてください．
CL：わかりました．

■5. ホームワークがうまくいかないとき（オプション）

　目的：　セッション全体を通して，ホームワークをやってこない，もしくは，やろうと思ってもうまくできない患者さんに対して，目標に向けた行動を実践してもらうこと．
　患者さんは，「わかっちゃいるけどやめられない」状態になっているため，どうしても，眠れないつらさや不安が先行してホームワークを実践できないことがある．その時は，「励ます」よりも，患者さんの「目標」を中心に据えて，それに向かっていくためにはどうすべきかを話し合う．
アジェンダ
・睡眠日誌／ホームワークの確認　　・目標の再確認と現在の行動の検討
・ホームワークの設定

・・・

5.1　睡眠日誌／ホームワークの確認
　睡眠日誌を見ながら睡眠の変化を確認します．また，前回のホームワークを行ったかどうかを確認し，うまくいった点とうまくいかなかった点を検討します．睡眠効率を確認しながら，睡眠スケジュールの調整も行います．

5.2　目標の再確認と現在の行動の検討
5.2.1　日常生活の科学者になろう
　説明：　現在の行動の善し悪しを，「メリット，デメリット」と「すぐに得られる結果，長い目で見た結果」の2次元から検討します．これは，心理教育の「(2.3.8) その循環は好循環？　悪循環？」に基づいてつくられています．
　行動には，①すぐに効果が出てそのまま持続する行動（細い青線），②すぐに悪い結果が出

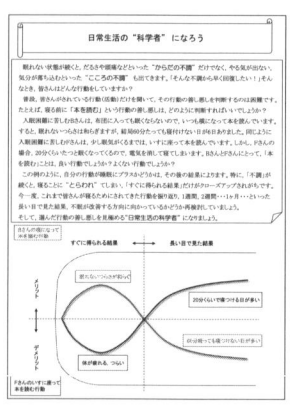

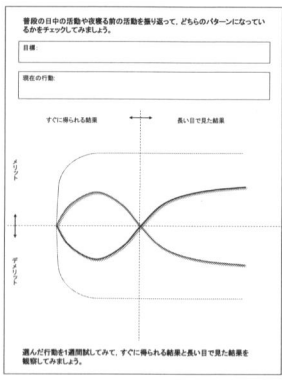

てきて，何回やっても悪い結果になる行動（細い赤線），③最初はつらいが長い目でみると効果が出てくる行動（太い青線），④最初は効果あるようにみえるが，長い目でみるとうまくいっていない行動（太い赤線），があることを説明します．ここでは，「本を読む」行動を行っているBさんとFさんを例にあげています．

　ポイント：　行動の善し悪しは，治療者側が決めるのではなく，あくまで患者さんが判断しながら決めていく必要があることを強調します．そのために，「日常生活の科学者になれるように，カウンセリングはお手伝いします」と伝えるといいでしょう．

5.2.2　普段の行動を確認してみよう

　説明：　患者さんがカウンセリングであげた目標を再確認し，現在の行動がどの線に乗っているかを検討していきます．

　ポイント：　実際に目標と行動を書き出してもらうと，ホームワークで見直しやすくなります．

ダイアログ

CL：1時間以上寝つけないときは，やっぱり追加服用してしまいます．やっぱり薬は減らせないんですかね．
TH：そうですか．やはり翌日のことを考えると不安になって飲んでしまうんですね．
CL：そうです．
TH：では，今日は追加服用について考えてみましょうか．
　　―(5.2.1)の説明を行う（中略）―
TH：××さんの目標はなんでしたか？
CL：睡眠薬なしで寝つけるようになることです．
TH：そうでしたね．ではここに書きましょう（「5.2.2」の目標の欄）．
ここで取り上げるのは追加服用についてでしたね．では，現在の行動の欄に「追加服用する」と書いてください．（書いたら）では，追加服用がどの色の線になるかを考えてみましょう．追加服用することですぐに得られる結果はなんでしょうか．
CL：う～ん．安心することかな．あとすぐに寝つけることです．
TH：それはメリットになりそうですね．では，長い目でみるとどうでしょうか？
CL：起きたときに「また飲んじゃった」と落ち込みます．あと薬が止められません．
TH：なるほど．確かに目標は薬を飲まないことですが，結果的には追加服用することで薬が増えてますね．

CL:（笑いながら）確かにそうですね．逆のことをやってますね．
TH：そう考えるとどうも真ん中の赤い線に乗ってますね．
CL：そう思います．
TH：では，青い線に乗るためにはどんな行動ができるでしょうか？
CL：そうですねぇ．眠れないときは身体を起こして筋弛緩法をするかな．
TH：そうすると眠れないかもしれませんよ？
CL：そうかもしれませんが，長い目でみると薬を増やすことはなさそうです．現に筋弛緩法をやると，寝つきやすくなることが多くなりましたから．
TH：では，寝つけないときは，追加服用の代わりに，「追加筋弛緩法」をやってみましょうか．
CL：わかりました．追加筋弛緩法ですね（笑）．

5.3 ホームワークの設定

今回取り上げた行動をホームワークとします．また，取り上げた行動以外もこの絵に当てはめて観察するように伝えます．

ホームワークの例：寝つけないときは身体を起こして筋弛緩法をする，追加服用はしない．

〔岡島　義〕

●文　献
1) 杉山尚子ほか：行動分析学入門，産業図書，1998．
2) 松見淳子ほか：臨床行動分析の ABC，日本評論社，2009．
3) Daan S et al.: Timing of human sleep recovery process gated by a circadian pacemaker. *Am J Psysiol*, **242**: 161-183, 1984.
4) Germain A, Buysse DJ: Brief behavioral treatment of insomnia. *Behavioral Treatments for Sleep Disorders: A Comprehensive Primer of Behavioral Sleep Medicine Interventions* (Perlis M et al. Eds.), Academic Press, 2011.

索　　引

欧　字

actigraphy　43
advanced sleep phase disorder
　（ASPD）　185
afternoon dip　29
apnea hypopnea index（AHI）
　56, 145, 178
Athens Insomnia Scale（AIS）
　42, 45, 88, 206
attention deficit hyperactivity
　disorder（ADHD）　126

benzodiazepine receptor
　agonist hypnotics（BZRA）
　108, 112
brief Behavioral Therapy for
　insomnia（bBTi）　140

central sleep apnea syndrome
　（CSAS）　177
cheyne-stokes breathing（CSB）
　179
circadian rhythm　3
circadian rhythm sleep
　disorder（CRSD）　125
Cognitive Behavioral Therapy
　（CBT）　137, 139, 175
Cognitive Behavioral Therapy
　for Insomnia（CBT-I）
　86, 94, 213
Combined Cognitive
　Behavioral Therapy for
　Insomnia（c-CBT-I）　107
cyclical alternating pattern
　（CAP）　65, 68, 171

delayed sleep phase disorder
　（DSPD）　101, 185
Diagnostic and Statistical
　Manual of Mental
　Disorders-IV（DSM-IV）
　138
diphenhydramine　80
dual process hypothesis　7
Dysfunctional Beliefs and
　Attitudes about Sleep
　Scale（DBAS）　46, 207

FM　173
forbidden zone　31
Ford Insomnia Respone to
　Stress Test（FIRST）　42,
　46, 62, 208

GABA$_A$, GABA$_B$ アゴニスト
　84
GABA$_A$ 受容体複合体　117

Hamilton Depression Scale
　（HAM-D）　139
hypothalamic pituitary adrenal
　axis（HPA）　65, 96

ICSD-2　39, 177
IL-1　58
inability to awaken　187
Insomnia Severity Index（ISI）
　42, 45, 88, 205

LED 照明　17

multiple sleep latency test
　（MSLT）　39, 54, 64

nasal continuous positive
　airway pressure（n-CPAP）
　101, 161, 179, 196
NaSSA　163
National Sleep Foundation　28
neurokinin-1 受容体アンタゴ
　ニスト　85
NHK による国民生活時間調査
　28
NK 細胞　65
Nocturia Quality-of-Life
　Questionnaire（N-QOL）
　195

obstructive sleep apnea（OSA）
　124, 166
obstructive sleep apnea
　syndrome（OSAS）　101,
　145, 177, 195
orexin 受容体アンタゴニスト
　85
OTC 医薬品　101

paradoxical insomnia（PI）
　67
periodic limb movement
　disorder（PLMD）　148,
　156, 181
periodic limb movements
　during sleep（PLMS）
　166, 181
pervasive developmental
　disorders（PDD）　126
PET　66, 69
phase response curve（PRC）
　24
Pittsburgh Sleep Quality Index
　（PSQI）　42, 45, 88

polysomnography (PSG) 1, 37, 39, 44, 54, 86, 162, 171, 177
posttraumatic stress disorder (PTSD) 76, 96, 199

QOL 38, 82, 164, 195

ramelteon 80
randomized controlled trial (RCT) 139
REM sleep behavior disorder (RBD) 156
restless legs syndrome (RLS) 119, 124, 147, 156, 173, 179, 195

SCN 17
sequential hypothesis 7
sleep apnea syndrome (SAS) 173
sleep-related breathing disorders (SRBD) 177
slow wave activity (SWA) 4
SMH 42
SNRI 157, 162, 174
Spielman 62, 63
SSRI 157, 162, 174
STAR*D 138
stepped care 96
St. Marry's Hospital sleep questionnaire (SMH) 42
suprachiasmatic nucleus 17
synaptic homeostasis hypothesis 7

The International Classification of Sleep Disorders, 2nd ed. (ICSD-2) 39, 177
TNFα 58

ア 行

悪性腫瘍 164
アクチグラフィ 43, 86, 111
悪夢 202
朝型-夜型傾向 189
アテネ不眠尺度 42, 45, 88
アルコール 160
アルコール依存 200
アルツハイマー病 131, 181
α波干渉 174
安全性 18

位相前進作用 186
位相反応曲線 24, 184
依存関連現象 82
痛み閾値 55
一次ストレス 198
一般診療における不眠マネジメントに関するコンセンサスレポート 110
遺伝学的背景 64
遺伝的要因 72
いびき 178
医療連携ガイドライン 110
インスリン感受性 58
インスリン感受性指数 146
インスリン感受性低下 58
インスリン抵抗性 6, 146
インターロイキン6 65

ウェブ版CBT-I 95
うつ 182
うつ病 55, 96, 135, 173, 202
——に伴う不眠 136
うつ病発症の危険因子 75
温経湯 103

疫学 46
疫学調査 47, 150
エタノール 160
遠隔効果 201
塩酸ジフェンヒドラミン製剤 102
炎症性サイトカイン 58

オピオイド 161
ω_1選択性 79
ω_1選択的薬剤 82
温度傾斜 16
温熱環境 13

カ 行

概日リズム 3, 20, 183
概日リズム睡眠障害 125, 131, 183
外傷後ストレス障害 76, 199
海馬 66
過活動性膀胱 193
覚醒維持時間帯 185
仮想現実体験 200
カバ 105
カフェイン 162
仮眠 192
 中高生の帰宅後の―― 30
過眠症 37
加齢 10, 128
加齢変化 132
簡易版CBT-I 95
がん患者 164
環境 13
間脳下垂体副腎皮質（視床下部―下垂体―副腎皮質系） 65, 76
鑑別診断 41
緩和ケア 166

奇異反応 82, 163
記憶 53
記憶固定機能 7
機能分析 92
逆説性不眠 39, 67, 70, 99, 107
急性ストレス反応 198
急性悲嘆 199
急性不眠 199
急速眼球運動 2
虚血性心疾患 55, 149
筋弛緩作用 82
筋弛緩法 230
筋弛緩薬 161

グリシン 105
グレリン 57, 144

索 引

クロナゼパム　181
クロミプラミン　163

携帯型脳波計　44
経鼻的持続陽圧呼吸　101, 161, 179, 196
血圧コントロール　153
血圧日内変動異常　150
血管障害　56
血管内皮抵抗　56
月経周期　116
血中コルチゾール値　146
倦怠感　164
原発性不眠症　195
健忘　82

抗うつ薬　163, 176
交感神経　152
交感神経活動　56, 65
高強度のCBT-I　98
抗けいれん薬　175
高血圧　56, 150
高血糖　147
高照度光　121, 185, 191
高照度光療法　101
抗精神病薬　163
向精神薬　134
交代勤務　19, 188
交代勤務障害　189
交通事故　162
行動性不眠症　123
行動分析学　226
更年期　120
　——の不眠　121
広汎性発達障害　126
抗ヒスタミン薬　163
抗不安薬　163, 204
高齢者　11
　——の睡眠衛生　31
　——の不眠　73, 128
骨折　133
子どもの睡眠衛生　29
5P　61, 193
コルチゾール量　65

サ 行

災害　198
柴胡加竜骨牡蛎湯　103
再同調　17
サーカディアンリズム　3
作業能率　18
サプリメント　102
残遺症状　138
残遺不眠　138
三環系抗うつ薬　163, 174
産後うつ病　120
酸棗仁湯　103

時間認知　68
自記式質問票調査　47
刺激制御法（刺激コントロール法）　87, 89, 140
視交叉上核　17
時差障害　19, 190
思春期前　12
事象関連電位　65, 68
施設入居の高齢者　32
しつけ不足症候群　124
児童の不眠　74
シナプス恒常性仮説　7
ジフェンヒドラミン　80
死亡率　57
社会構造　19
周期性四肢運動　174, 181
周期性四肢運動障害　119, 148, 156, 181
自由継続型　125
集団形式　95
縦断研究　51
集団認知行動療法　107
周辺症状　137
熟眠障害　171
準備因子　137
床上時間　218
小児の不眠　48, 122
女性ホルモン　11
徐波活動　4
徐波睡眠　3, 10, 15, 152, 174
徐波睡眠障害　150

徐波睡眠抑制作用　81
自律神経系　16, 55
自律神経系の嵐　2
人為的環境　13
心因性無反応　187
新規睡眠薬候補物質　84
神経症　202
心血管系　55
心血管疾患発症　149
寝室の温度　32
身体疾患治療薬　157
診断基準　39
深部体温　10, 14, 44, 68, 220
深夜〜早朝のラジオ　31
心理学的防御　187
心理教育　216

遂行機能　53
睡眠　13
　——の持続障害　129
睡眠衛生　26, 87, 88, 108, 111, 140, 197, 216
　子どもの——　29
睡眠改善薬　159
睡眠覚醒障害　37
睡眠覚醒スケジュール　2
睡眠覚醒パターン　9
睡眠覚醒リズム　16, 183
睡眠環境　200
睡眠関連運動障害　156
睡眠関連呼吸障害　119, 177
睡眠関連こむらがえり　119
睡眠関連食行動異常　163
睡眠休養不足　47
睡眠禁止帯　4, 31
睡眠構造　4, 9, 64
睡眠効率　141, 218
睡眠呼吸障害　152
睡眠時間　218
　必要な——　27
　短い——　152
睡眠時周期性四肢運動　166
睡眠時随伴症　156
睡眠時無呼吸　166

睡眠時無呼吸症候群 131, 173, 177
睡眠時遊行症 156
睡眠障害国際分類 47
睡眠障害国際分類第 2 版 39, 72, 177
睡眠障害をきたす薬剤 158
睡眠スケジュール法 (睡眠スケジューリング) 89, 140, 231
睡眠制限法 87, 89, 140
睡眠相後退型 125
睡眠相後退障害 101, 185
睡眠相前進障害 185
睡眠促進物質 36
睡眠段階 222
睡眠日記 140
睡眠日誌 43, 87, 111
睡眠脳波 36, 69
睡眠負債 54
睡眠不足 6, 33
睡眠不足症候群 33
睡眠物質 35
睡眠保健 51
睡眠ポリグラフ検査 1, 37, 44, 54, 86, 162, 171, 177
睡眠薬 78, 108, 114, 163, 175
　　──の安全性 82
　　──の開発上の課題 83
　　──の有効性 81
睡眠薬依存 200
睡眠薬減量 96
ストレス 198

性差 11
青少年の不眠 74
精神健康 203
精神疾患治療薬 157
精神障害の診断と統計の手引き第 4 版 138
精神生理性不眠 (症) 35, 39, 67, 107
成人の不眠 49, 73
生物時計 8, 20
性ホルモン 116

生理学的研究 61
世界の不眠 50
セルフヘルプ 94, 95
セルフメディケーション 102
セレギリン 163
セロトニン受容体関連薬物 85
セロトニン・ノルアドレナリン再取り込み阻害薬 157, 174
線維筋痛症 173
遷延 201
遷延要因 63
漸進的筋弛緩法 91
選択的セロトニン再取り込み阻害薬 157, 174
全断眠 6, 33
セントジョーンズワート 104
セントマリー病院睡眠質問票 42
せん妄 131, 156, 199
前立腺肥大症 193

素因 62
総床上時間 218
総睡眠時間 218
双生児 72
早朝覚醒 38, 46
促進因子 62, 137
ソリフェナシン 196

タ 行

体温調節 14
大規模災害後 198
大柴胡湯 103
胎児危険度分類 118
代謝系 57
対処行動 63
耐糖能異常 57
体内時計 223
脱同期状態 19
段階的治療 96
短期睡眠行動療法 140
単極性うつ病 136
断眠 6
断眠実験 52

チェーン・ストークス呼吸 179
注意欠陥・多動性障害 126
中核症状 137
中学生高校生の不眠 48
中高生の帰宅後の仮眠 30
中枢神経系 53
中枢神経疾患治療薬 157
中枢性睡眠時無呼吸症候群 177
中性温域 14
中途覚醒 10, 38, 171
長時間睡眠者 29
治療効果発現最小必要症例数 141
鎮静薬 161

低強度の CBT-I 97
転換反応 186
転倒 133
転倒リスク 134

同調 8
疼痛 168, 170
　　──や慢性疼痛の危険因子 172
糖尿病 143
特発性不眠症 107
時計遺伝子 25

ナ 行

内的脱同調 21, 191
内分泌系 57

二過程モデル 3
ニコチン 162
二次ストレス 199
二次性不眠症 96, 131
二重過程仮説 7
24 時間社会 18
2 振動体仮説 22
日中の過剰な眠気 47
日中の環境照度 32
日中の機能障害 52
2 プロセス仮説 3, 22

索　引

乳がん患者　165
入眠過程　16
入眠関連障害　124
入眠困難　171, 174
入眠障害　38, 46
入眠促進作用　186
ニューロステロイド　117
尿失禁　193
妊娠中の不眠　117
認知行動療法　26, 69, 86, 94,
　　132, 137, 139, 175, 213
認知症　131, 133
認知心理学的研究　61
認知的介入　91

熱放散過程　15
眠気　53

脳活動　3
脳機能イメージング法　3
脳血管障害　178
脳代謝　17
脳波　36
ノンレム睡眠　1

ハ　行

排尿日誌　197
歯ぎしり　156
パーキンソン病　181
発症閾値　62
発達　8
発達障害　126
ハミルトンうつ病評価尺度
　　139
早寝早起き朝ごはん運動　29
バルビツレート　78
バレリアン　104
反復睡眠潜時検査　39, 54, 64

光環境　16
微小構造　64
ヒスタミン受容体アンタゴニス
　　ト，逆アゴニスト　85
ピッツバーグ睡眠質問票　42,
　　45, 88, 209

必要な睡眠時間　27
非ベンゾジアゼピン系睡眠薬
　　132, 148, 163
肥満　144
昼寝　9
疲労感　164

不安障害　55
不安性障害　76
副作用　82
部分断眠　6, 33
不眠
　　うつ病に伴う――　136
　　更年期の――　121
　　高齢者の――　73, 128
　　児童の――　74
　　小児の――　48, 122
　　成人の――　49, 73
　　世界の――　50
　　中学生高校生の――　48
　　妊娠中の――　117
　　――と疾病　51
　　――の慢性化　201
不眠重症度質問票　42, 45, 88
不眠症　33
不眠症研究　34
不眠症状　27
不眠症の診断・治療・医療連携
　　ガイドライン　108
プラミペキソール　180
『プラムとポスナーの昏迷と
　　昏睡』　187
フリーラン　21
プロゲステロン　117
プロスタグランジンD_2　36
閉塞性睡眠時無呼吸　124
閉塞性睡眠時無呼吸症候群
　　101, 145, 177, 195
ベンゾジアゼピン　68, 78, 132
ベンゾジアゼピン系睡眠薬
　　204
ベンゾジアゼピン系薬剤　163
ベンゾジアゼピン受容体作動型
　　睡眠薬　108

保育所　30
保健機能食品　102
保護者　29
ポジトロン断層撮影法　66
ホットフラッシュ　167
ホームワーク　215
ホルモン補充療法　121, 167

マ　行

マインドフルネス　93
麻酔薬　161
マタニティーブルー　120
末梢皮膚温　15
慢性疼痛　171

短い睡眠時間　152

無呼吸低呼吸指数　56, 145,
　　177
無作為割り付け対象試験　139
むずむず脚症候群　124, 147
メタ解析　75
メタボリックシンドローム　57
メラトニン　15, 25, 32, 44, 80,
　　132, 150, 153, 183, 196
メラトニンアゴニスト　186
メラトニン受容体アゴニスト
　　84
免疫機能　58

持ち越し効果　82
モーニングサージ　152
問診　39

ヤ　行

夜間覚醒　46
夜間頻尿　147, 193
夜間頻尿診療ガイドライン
　　194
薬剤性睡眠障害　156
薬物依存　76
薬物離脱症候群　118
薬物療法　78, 108, 113
『病草紙』　34

『養生訓』 35
抑肝散 103
抑肝散加陳皮半夏 103
四環系抗うつ薬 163

ラ 行

ライフスタイル 18

ラメルテオン 80, 132
卵巣腫瘍 165

リズム障害 19
リズム同調 23
リラクセーション 87, 91

レストレスレッグス症候群
　　119, 124, 131, 147, 156,
　　169, 173, 179, 195
レプチン 6, 57, 144
レム睡眠 1, 153, 174
レム睡眠行動障害 156
連続処理仮説 7

編集者略歴

井上　雄一（いのうえ　ゆういち）

1956年　鳥取県に生まれる
1986年　鳥取大学大学院医学研究科博士課程修了
現　在　東京医科大学睡眠学講座・精神医学講座教授
　　　　（公財）神経研究所附属睡眠学センター長
　　　　睡眠総合ケアクリニック代々木理事長
　　　　医学博士

岡島　義（おかじま　いさ）

1979年　東京都に生まれる
2008年　北海道医療大学大学院心理科学研究科博士課程修了
現　在　東京医科大学睡眠学講座兼任助教
　　　　（公財）神経研究所附属睡眠学センター研究員
　　　　睡眠総合ケアクリニック代々木心理士
　　　　博士（臨床心理学）

不眠の科学

定価はカバーに表示

2012年6月30日　初版第1刷
2012年9月20日　　　第2刷

編集者　井　上　雄　一
　　　　岡　島　　　義
発行者　朝　倉　邦　造
発行所　株式会社　朝　倉　書　店

東京都新宿区新小川町6-29
郵便番号　162-8707
電　話　03(3260)0141
ＦＡＸ　03(3260)0180
http://www.asakura.co.jp

〈検印省略〉

© 2012〈無断複写・転載を禁ず〉

新日本印刷・渡辺製本

ISBN 978-4-254-30112-0　C 3047　　Printed in Japan

JCOPY ＜(社)出版者著作権管理機構　委託出版物＞

本書の無断複写は著作権法上での例外を除き禁じられています．複写される場合は，そのつど事前に，(社)出版者著作権管理機構（電話 03-3513-6969，FAX 03-3513-6979，e-mail: info@jcopy.or.jp）の許諾を得てください．

理研 甘利俊一・前京医大 外山敬介 編

脳　科　学　大　事　典

10156-0　C3540　　　　B 5 判 1032頁 本体45000円

21世紀, すなわち「脳の世紀」をむかえ, 我が国における脳研究の全貌が理解できるよう第一線の研究者が多数参画し解説した"脳科学の決定版"。〔内容〕総論(神経科学の体系と方法, 脳の理論, 脳の機能マップ, 脳の情報表現原理, 他)／脳のシステム(認知, 記憶と学習, 言語と思考, 行動・情動, 運動, 発達と可塑性, 精神物理学と認知心理学)／脳のモデル(視聴覚系・記憶系・運動系のモデル, 認知科学的アプローチ, 多層神経回路網, パターン認識と自己組織化, 応用, 最適化, 他)

理研 加藤忠史著
脳科学ライブラリー1

脳　と　精　神　疾　患

10671-8　C3340　　　　A 5 判 224頁 本体3500円

うつ病などの精神疾患が現代社会に与える影響は無視できない。本書は, 代表的な精神疾患の脳科学における知見を平易に解説する。〔内容〕統合失調症／うつ病／双極性障害／自閉症とAD/HD／不安障害・身体表現性障害／動物モデル／他

東北大 大隅典子著
脳科学ライブラリー2

脳　の　発　生　・　発　達
―神経発生学入門―

10672-5　C3340　　　　A 5 判 176頁 本体2800円

神経発生学の歴史と未来を見据えながら平易に解説した入門書。〔内容〕神経誘導／領域化／神経分化／ニューロンの移動と脳構築／軸索伸長とガイダンス／標的選択とシナプス形成／ニューロンの生死と神経栄養因子／グリア細胞の産生／他

富山大 小野武年著
脳科学ライブラリー3

脳　と　情　動
―ニューロンから行動まで―

10673-2　C3340　　　　A 5 判 240頁 本体3800円

著者自身が長年にわたって得た豊富な神経行動学的研究データを整理・体系化し, 情動と情動行動のメカニズムを総合的に解説した力作。〔内容〕情動, 記憶, 理性に関する概説／情動の神経基盤, 神経心理学・行動学, 神経行動科学, 人文社会学

理研 二木宏明著
シリーズ〈脳の科学〉

脳　と　心　理　学　（普及版）
―適応行動の生理心理学―

10242-0　C3040　　　　A 5 判 308頁 本体3800円

適応行動の生理学的基礎に的をしぼり, 生理心理学の基礎的事実を平易に解説。〔内容〕脳の研究の歩み／行動と脳の関係の研究法／摂食行動／飲水行動／情動行動／睡眠／情動行動／学習と記憶／脳の左右非対称と言語行動／連合野と行動／他

元東大 朝長正徳・前老人研 佐藤昭夫編
シリーズ〈脳の科学〉

脳・神経系のエイジング　（普及版）

10232-1　C3040　　　　A 5 判 312頁 本体3600円

〔内容〕神経系・神経内分泌・運動調節系・感覚機能・自律神経機能・脳血流の神経性調節の加齢変化, 培養と神経成長因子, 高齢者の脳循環障害・精神機能・言語機能・脳波・睡眠・中枢神経系と薬物, パーキンソン病, アルツハイマー病, 他

前阪大 下河内稔著
シリーズ〈脳の科学〉

脳　と　性　（普及版）

10244-4　C3040　　　　A 5 判 216頁 本体3800円

比較動物学的アプローチでヒトの性行動を統御する脳の働きを探る。〔内容〕性／脳の性分化／性行動の特徴／ホルモンと生殖／性行動とステロイドホルモン／性行動に及ぼす神経化学物質／性行動の神経機構／性行動に及ぼす外部的諸要因／他

笠原 嘉・松下正明・岸本英爾編

感　情　障　害　―基礎と臨床―（普及版）

32224-8　C3047　　　　B 5 判 560頁 本体25000円

感情障害(躁うつ病)研究の最新の成果を臨床精神病理学と生物学的精神医学の両面からまとめ, 筆者の考えを自由に展開させたオリジナルな書。〔内容〕臨床研究の動向／年代と感情障害／基礎研究／診断／治療／社会・文化的諸問題

東北福祉大 佐藤光源・福島県立医大 丹羽真一・
高知大 井上新平編

統　合　失　調　症　の　治　療
―臨床と基礎―

32229-3　C3047　　　　B 5 判 576頁 本体24000円

統合失調症は, 一定の原因や症状, 経過, 転帰で規定された疾患ではなく, 特徴的な精神症状と行動障害が一定期間続くことにより規定される。本書は, その治療に焦点を当て, 日常臨床の場で治療計画を立て, 見直す際に役立つ実践的な内容

元東洋英和大 河野友信・
国立精神・神経センター 石川俊男編

ストレスの事典

30059-8 C3457　　　B5判 376頁 本体15000円

今日の社会において質量ともに深刻化しつつあるストレスの諸相を，医科学と医療医学を中心にすえて，基礎と臨床の両面から多角的・実践的に解説。〔内容〕ストレス研究の歴史と展望／ストレス研究の現状／疾患とストレス（がん，感染症など）／ストレス研究の方法論／臨床に必要なストレスの知識／ストレス臨床の実際（温泉療法,海洋療法など）／ストレス病・ストレス関連疾患／ストレスコントロールの必要な領域／ストレスと健康問題のトピックス／他

東大 松島綱治・京府医大 酒井敏行・
東大 石川　昌・富山大 稲寺秀邦編

予防医学事典

30081-9 C3547　　　B5判 464頁 本体15000円

「炎症・免疫，アレルギー，ワクチン」「感染症」「遺伝子解析,診断,治療」「癌」「環境」「生活習慣病」「再生医療」「医療倫理」を柱として，今日の医学・医療において重要な研究テーマ，研究の現状，トピックスを，予防医学の視点から整理して解説し，現在の医療状況の総合的な把握と今後の展望を得られるようにまとめられた事典。
医学・医療・保健・衛生・看護・介護・福祉・環境・生活科学・健康関連分野の学生・研究者・実務家のための必携書

高野健人・伊藤洋子・河原和夫・川本俊弘・
城戸照彦・中谷陽二・中山健夫・本橋　豊編

社会医学事典

30068-0 C3547　　　B5判 420頁 本体13000円

現在の医療の状況を総合的に把握できるよう，社会医学において使用される主要な用語を見開き2頁で要領よく解説。衛生学・公衆衛生学・法医学・疫学・予防医学・環境医学・産業医学・医療情報学・保健計画学・地域保健学・精神衛生学などを包括したものである社会医学の内容を鮮明に描き，社会医学内の個々のジャンルの関連性，基礎医学・臨床医学との接点，境界領域の学際的知見をも解説。医療・看護・介護・保健・衛生・福祉分野の実務者・関係者，行政担当者の必携書

早大 中島義明編

現代心理学［理論］事典

52014-9 C3511　　　A5判 836頁 本体22500円

心理学を構成する諸理論を最先端のトピックスやエピソードをまじえ解説。〔内容〕心理学のメタグランド理論編（科学論的理論／神経科学的理論他3編）／感覚・知覚心理学編（感覚理論／生態学的理論他5編）／認知心理学編（イメージ理論／学習の理論他6編）／発達心理学編（日常認知の発達理論／人格発達の理論他4編）／社会心理学編（帰属理論／グループダイナミックスの理論他4編）／臨床心理学編（深層心理学の理論／カウンセリングの理論／行動・認知療法の理論他3編）

早大 中島義明編

現代心理学［事例］事典

52017-0 C3511　　　A5判 400頁 本体8500円

『現代心理学［理論］事典』で解説された「理論」の構築のもととなった研究事例，および何らかの意味で関連していると思われる研究事例，または関連している現代社会や日常生活における事象・現象例について詳しく紹介した姉妹書。より具体的な事例を知ることによって理論を理解することができるよう解説。〔目次〕メタ・グランド的理論の適用事例／感覚・知覚理論の適用事例／認知理論の適用事例／発達理論の適用事例／臨床的理論の適用事例

東京医大 井上雄一・広島大 林 光緒編 **眠気の科学** ―そのメカニズムと対応― 30103-8 C3047　　A5判 244頁 本体3600円	これまで大きな問題にもかかわらず啓発が不十分だった日中の眠気や断眠（睡眠不足）について，最新の科学データを収載し，社会的影響だけでなく脳科学や医学的側面からそのメカニズムと対処法に言及する。関係者必読の初の学術専門書
日本睡眠学会編 **睡眠学** 30090-1 C3047　　B5判 760頁 本体28000円	世界の最先端を行くわが国の睡眠学研究の全容を第一線の専門家145名が解説した決定版。〔内容〕睡眠科学（睡眠の動態／ヒトの正常睡眠他）／睡眠社会学（産業と睡眠／特殊環境／快眠技術他）／睡眠医歯薬学（不眠症／睡眠呼吸障害／過眠症他）
前リヨン大 北浜邦夫著 **脳と睡眠** 10215-4 C3040　　A5判 224頁 本体4500円	本書は，ヒトや動物にとって重要な生理現象である睡眠・覚醒を司る脳の仕組みを，最新の知見も含めてわかりやすく解説する。〔内容〕睡眠・覚醒の系統発生／睡眠物質と神経メカニズム／視床下部と睡眠・覚醒／オレキシンと覚醒／他
前東京医歯大 井上昌次郎著 **眠りを科学する** 10206-2 C3040　　A5判 224頁 本体3800円	眠り（睡眠）を正しく理解するためその本質を丁寧に解説。〔内容〕睡眠論のあらまし／睡眠と覚醒はいつ芽生えるか／二種類の脳波睡眠／生物はどのように眠るか／睡眠が乱れるとどうなるか／眠りは人生を豊かにする／睡眠とうまく付き合う他
前京大 早石 修監修　前医歯大 井上昌次郎編著 **快眠の科学** 30067-3 C3047　　B5判 152頁 本体6800円	ライフスタイルの変化等により，現代人の日常生活において睡眠の妨げとなる障害がますます増えつつある。本書では，各種の臨床実験を通して，いかにして快適な睡眠を確保するかについて豊富なカラー図版を用いてわかりやすく解説する
前東邦大 鳥居鎮夫編 **睡眠環境学** 10158-4 C3040　　B5判 232頁 本体8500円	「良い眠りをどのように作り出すか」をテーマとして，睡眠をとりまく環境と諸問題を解説。〔内容〕睡眠の生理心理／リズム／眠りの質を高める／生活リズム／ストレス／高齢者の眠り／幼児の眠り／寝室／寝具／音楽／アルコール／入浴／香り
産総研 石田直理雄・北大 本間研一編 **時間生物学事典** 17130-3 C3545　　A5判 340頁 本体9200円	生物のもつリズムを研究する時間生物学の主要な事項を解説。生理学・分子生物学的な基礎知識から，研究方法，ヒトのリズム障害まで，幅広く新しい知見も含めて紹介する。各項目は原則として見開きで解説し，図表を使ったわかりやすい説明を心がけた。〔内容〕生物リズムと病気／生物リズムを司る遺伝子／生殖リズム／アショフの法則／レム睡眠／睡眠脳波／脱同調プロトコール／社会性昆虫／ヒスタミン／生物時計の分子システム／季節性うつ病／昼夜逆転／サマータイム／他
広島大 山崎昌廣・電通大 坂本和義・神奈川大 関 邦博編 **人間の許容限界事典** 10191-1 C3540　　B5判 1032頁 本体38000円	人間の能力の限界について，生理学，心理学，運動学，生物学，物理学，化学，栄養学の7分野より図表を多用し解説（約140項目）。〔内容〕視覚／聴覚／骨／筋／体液／睡眠／時間知覚／識別／記憶／学習／ストレス／体罰／やる気／歩行／走行／潜水／バランス能力／寿命／疫病／体脂肪／進化／低圧／高圧／振動／風／紫外線／電磁波／居住スペース／照明／環境ホルモン／酸素／不活性ガス／大気汚染／喫煙／地球温暖化／ビタミン／アルコール／必須アミノ酸／ダイエット／他

上記価格（税別）は 2012 年 8 月現在